OBJECTIF CONCOURS

ÉPREUVES D'ENTRÉE AUX ÉCOLES DE FORMATION

FRANÇAIS

ÉDITION 2016

MÉTHODOLOGIE

ERGOTHÉRAPIE PSYCHOMOTRICITÉ

Les annales / Le cours / Les exercices

Philippe PERRINE

Editions Vernazobres-Grego | 99 bd de l'Hôpital
75013 PARIS - Tél. 01 44 24 13 61
www.vg-editions.com

SEPTEMBRE 2015 - ISBN : 978-2-8183-1428-9

TABLE DES MATIÈRES

LE RÉSUMÉ DE TEXTE

INTRODUCTION

Le résumé de texte figure désormais dans bon nombre de concours et possède un fort coefficient. Il permet de comprendre un texte et d'en donner la substance. Son enseignement représente une nécessité dans le domaine paramédical. Il permet de juger les qualités de l'esprit du candidat.

En effet, le candidat est souvent sollicité, et ce de plus en plus rapidement, par les nouvelles technologies. S'arrêter sur un texte offre une bonne maîtrise de la compréhension de la pensée d'autrui, une fidélité et une agilité intellectuelle.

Le résumé de texte forme tout candidat à la lecture critique. Il va ainsi discerner l'essentiel de l'accessoire, l'importance des nuances, de la tonalité, du fond... Le candidat révèlera ainsi ses capacités d'analyse et de restitution du texte.

Cette restitution du texte n'apparait pas de prime abord facile. Le candidat devra comprendre la pensée d'autrui et percevoir les intentions de l'auteur. Ensuite le candidat s'appropriera ce raisonnement, comprendra les arguments de l'auteur et revisitera sans le modifier son plan.

Le résumé de texte demande donc beaucoup de précision et d'objectivité. Avec du courage mais aussi un bon entrainement, tout candidat pourra réussir cette épreuve de sélection.

PRINCIPES GÉNÉRAUX

L'épreuve du résumé de texte repose sur la notion de mot écrit. Selon le Bulletin officiel de l'Éducation nationale, N°27-07/83, **on entendra par mot l'unité typographique limitée par deux blancs, par deux signes typographiques, par un signe typographique et un blanc ou l'inverse. Les lettres euphoniques ne sont pas comptées pour des mots.**

Ceci implique très justement que tout signe de ponctuation n'est pas considéré comme mot.

Une lettre euphonique correspond à une lettre placée dans une phrase pour améliorer ou favoriser l'harmonie des sons qui la composent. Généralement cette lettre est placée entre deux tirets.

Exemple : A-**t**-il acheté le pain ?

Pour aider les candidats novices, certains concours ajoutent même quelques explications. Il n'est pas rare de lire les indications suivantes :

Tous les articles, pronoms, prépositions, (etc.), même sous la forme « l' », « s' », « d' », comptent pour un mot,

- les mots composés comptent pour un mot lorsqu'ils sont séparés par un tiret (sinon pour 2 mots),
- une date ou un nombre, écrits exclusivement en chiffres, comptent pour un mot, de même qu'un sigle,
- un nombre écrit sous forme mixte (ex : « 60 millions ») compte pour 2 mots,
- un pourcentage (ex : « 20 % ») compte pour deux mots.

La définition de l'Éducation nationale conditionne le corps de votre devoir. Le résumé de texte doit impérativement être construit en un nombre de mots écrits impartis par le sujet. Ce nombre de mots est limité ; il faut donc en faire bon usage.

FICHE RÉCAPITULATIVE DES PRINCIPALES DIFFICULTÉS

✓ LES NOMBRES ET LES DATES

Tout chiffre, toute date ou toute année est comptabilisé de la façon suivante :

67	un mot
0,95	un mot
Le 7 avril	trois mots
Le 29 février 2456	quatre mots

✓ LES MOTS COMPOSÉS

La difficulté avec les mots composés peut être aisément contournée. En effct, tous les mots sont comptabilisés s'ils possèdent un sens à part entière.

Exemples :	quart-monde	deux mots
	Quartier-maître	deux mots

Attention certains mots n'existent pas seuls ! Ils ne sont donc pas comptabilisés.

Exemples :	sino-japonais	un mot (sino est un élément qui ne peut exister seul)
	socio-économique	un mot

✓ LES ABRÉVIATIONS

Les abréviations sont selon la définition de l'Éducation nationale considérées comme des mots à part entière.

Exemples : Melle, Mme et M. quatre mots (n'oubliez pas dc compter le et)

✓ LES MOTS MONOSYLLABIQUES ET ÉLIDÉS

Un mot monosyllabique (a ou à, de, le...), un mot élidé (d', l', s', c',...) comptent chaque fois pour un mot.

✓ LES SIGLES

Les sigles comptent pour un mot.

Attention : l'épreuve de résumé est une épreuve de français, préférez toujours les sigles français. Néanmoins si l'auteur utilise les sigles étrangers, libre à vous de les reprendre ou non.

Tout sigle développé par l'auteur puis utilisé ensuite doit aussi être expliqué ou développé dans votre résumé.

Exemples :	U.S.A.	Un mot
	United States of America	Quatre mots
	C.S.A.	Un mot
	C.C.N.E.	Un mot

✓ LES POURCENTAGES

Ecrits sous la forme « cinquante pour cent », ils comptent pour trois mots. En revanche, écrits sous la forme simplifiée 27% ils comptent pour deux mots : un mot pour le nombre et un mot pour le sigle.

Méfiez-vous des pourcentages que vous seriez amenés à utiliser dans vos écrits. En effet, il n'est jamais bon de reprendre des nombres dans son résumé car vous ne reformulez pas l'idée mais la paraphrasez.

✓ LES SIGNES MATHÉMATIQUES

Les signes mathématiques (+, -, /, ! etc.) comptent pour un mot. Ne confondez pas le signe mathématique des factorielles ! avec le point d'exclamation.

✓ LES PETITS MOTS PROBLÉMATIQUES

- Les mots celui-ci, celui-là, celle-ci, celle-là, ceux-ci, celles-ci, celles-là sont des pronoms. Ils comptent pour un mot et un seul.

- Aujourd'hui compte-t-il pour un ou deux mots ?

  Selon le dictionnaire, « aujourd'hui » compte pour un mot et un seul. Cependant certaines méthodes comptabilisent « aujourd'hui » pour deux mots. Face à cette difficulté, le candidat veillera à utiliser ce mot avec parcimonie, voire à préférer des synonymes plus ou moins proches (actuellement, désormais…).

LE CALCUL DES MARGES DU RÉSUMÉ

✓ Avec des marges données

Dans bon nombre de résumés de texte, il vous est demandé d'écrire votre résumé en un nombre limité de mots ± une marge d'erreur notée en pourcentage.

Par exemple, imaginons un résumé de texte à écrire en 140 mots ± 10%. Votre Résumé de Texte devra être compris entre :

140 - (140 x 10/100) ≤ Résumé de Texte ≤ 140 + (140 x 10/100)

140 - 14 ≤ Résumé de Texte ≤ 140 + 14

126 mots ≤ Résumé de Texte ≤ 154 mots.

En conclusion, pour cet exemple, le nombre de mots de votre résumé de texte devra être compris entre 126 et 154 mots inclus.

Pour vous éviter de mauvaises surprises (une erreur de votre part dans le décompte du nombre de mots de votre résumé), je vous conseille de préférence de ne pas viser les limites. Evitez donc d'écrire ici dans cet exemple un résumé en 126 mots ou en 154 mots.

En ergothérapie ou en orthophonie, les marges peuvent être de 5%. Imaginons un résumé de texte à écrire en 175 mots ± 5%. Votre Résumé de Texte devra être compris entre :

175 – (175x5/100) ≤ Résumé de Texte ≤ 175 + (175 x 5/100)

175 – 8,75 ≤ Résumé de Texte ≤ 175 + 8,75

166,25 ≤ Résumé de Texte ≤ 183,75 mots

167 mots ≤ Résumé de Texte ≤ 183 mots.

✓ Avec des marges à calculer

Certains concours ne vous donneront pas obligatoirement un nombre de mots fixés avec une marge. Mais, ils vous demanderont de lire un texte et de le résumer au quart ou au cinquième, par exemple.

Ne paniquez pas et choisissez vingt lignes pleines au hasard.

Comptez le nombre de mots de ces vingt lignes. Additionnez-les puis divisez ce nombre obtenu par vingt (vingt lignes choisies).

Le nombre obtenu correspond au nombre moyen de mots par ligne. Gardez le résultat avec les deux chiffres après la virgule.

Comptez les lignes pleines du texte. Pour les lignes incomplètes essayez de les additionner entre elles pour créer des lignes pleines. Multipliez par le nombre précédemment obtenu. Votre calcul vous permet ainsi d'obtenir le nombre total de mots du texte.

Ce nombre divisez-le par trois pour un résumé au tiers, par quatre pour un résumé au quart, par cinq pour un résumé au cinquième, etc.

Attention : certains concours peuvent vous poser une telle consigne et vous indiquer à la fin du texte le nombre de mots du texte.

Cela vous évite les premiers calculs. Il suffit de diviser le nombre par trois, quatre, cinq, etc.

✓ Les interdits du résumé

Dans le résumé de texte, deux signes ne sont pas autorisés. Vous aurez au début tendance à vouloir les intégrer dans votre résumé. Prenez dès à présent le pli et forcez-vous à ne plus les employer dans le résumé de texte.

- **Le Guillemet «» ou ‘’ ‘’**

Valeur grammaticale

Les guillemets sont fréquemment utilisés pour mettre en valeur une ou plusieurs phrases, un groupe de mots, qui sont empruntés à une tierce personne, un auteur... Leur utilisation nécessite une fidélité rigoureuse au texte ou paroles d'origine.

Néanmoins, les guillemets peuvent encadrer un mot ou un groupe de mots pour souligner un mot répétitif ou important d'un texte, un mot étranger ou à consonance particulière.

Application au résumé

L'utiliser revient à recopier un mot ou un passage du texte d'origine. Le faire revient donc à plagier d'une façon ou d'une autre ce que l'auteur a lui-même écrit. Cela s'appelle une paraphrase et le correcteur sanctionnera cette erreur durement.

- **La parenthèse ( )**

Valeur grammaticale

Elles permettent d'ajouter une réflexion, des idées... sans aucun lien avec la syntaxe de la phrase. Certains auteurs utilisent même les parenthèses à des fins d'énumération ou d'explication de mot ou groupe de mots.

Application au résumé

Les parenthèses cassent souvent le rythme d'une phrase. Plus ce qui est encadré par les parenthèses est long, plus le sens de la phrase se perd.

DÉFINITION DU RÉSUMÉ

Résumer consiste à rédiger par vous-même un texte original et qui dégage l'essentiel du document d'origine. Il s'agit ici de faire ressortir le thème, les idées principales et l'organisation du texte d'une façon précise et concise tout en respectant la pensée de l'auteur.

D'une façon simpliste, un **RÉSUMÉ** c'est :

R endre de façon plus courte un texte.

É viter toute interprétation, commentaire, paraphrase...

S avoir distinguer l'essentiel de l'accessoire (thème et idées principales).

U tiliser l'essentiel en respectant les consignes (nombre de mots, forme...).

M odeler un nouveau texte cohérent à partir du texte d'origine.

É viter de soulever des questions (signe d'oublis...).

Résumer un texte c'est aussi respecter le texte d'origine tant sur le fond que sur la forme. Vous ne devez surtout pas y intégrer vos idées personnelles, opinions... Le texte que vous écrirez avec vos propres mots devra donc respecter l'esprit de l'auteur, son vocabulaire et sa tonalité.

II. LES QUALITÉS REQUISES

L'épreuve de résumé permet de prendre en compte dans les critères de correction certaines qualités des candidats.

Vous devrez donc être capable de :

Bien gérer votre temps : il est primordial d'avoir la durée de l'épreuve en tête pour pouvoir la maîtriser.

Bien comprendre le texte : avant de débuter l'analyse du texte, vous devez être capable de percevoir l'intégralité du texte, son fil conducteur où toutes les idées s'articulent. Pour la compréhension du texte, seule une bonne culture générale enrichie de lectures quotidiennes vous fournira les bases de cette compréhension globale.

Savoir analyser le texte : vous devrez être à même de trouver l'organisation d'un texte. Vous mettrez en évidence l'articulation des idées les unes par rapport aux autres, éliminer celles qui sont sans intérêt...

Pouvoir facilement restructurer le texte : on vous demande de faire preuve d'un esprit de synthèse. Vous recomposerez alors les idées du texte en les abrégeant, mais aussi en respectant scrupuleusement l'ordre d'apparition des idées dans le texte de départ.

Rester fidèle au texte d'origine : vous ne devez pas interférer avec la pensée de l'auteur en ajoutant des opinions, des idées ou des commentaires personnels. Votre ton doit être neutre. Vous éviterez aussi d'oublier des idées afin de respecter le texte d'origine. En bref, vous devez être objectif.

Savoir rédiger au propre en respectant les consignes : phase essentielle de votre travail, la rédaction de votre résumé exige des qualités tant sur le plan de l'orthographe, de la grammaire, de la concision... En outre, votre texte doit être compréhensible pour une personne qui n'aurait pas eu connaissance du texte d'origine. Vous devez aussi respecter l'équilibre du texte d'origine.

Être lisible : ce dernier aspect est primordial.

BIEN ABORDER LE TEXTE

Avant de commencer toute lecture de texte, voici quelques indices importants qui vous feront gagner du temps.

- **Numérotation des paragraphes**

  Numérotez dans la marge droite du texte et assez visiblement le numéro de chaque paragraphe. Ceci vous permettra de vous repérer plus facilement et facilitera par la suite votre travail d'analyse.

- **N'utilisez jamais de surligneur**

  Préférez toujours le crayon à papier qui se gomme aisément en cas d'erreur. Le surligneur éclaire très bien le texte, mais, en cas d'erreur, vous garderez immanquablement en mémoire ce qui ne doit pas l'être.

- **Comprendre le titre du texte s'il existe**

  Attention, si certains titres peuvent vous apporter des idées sur le texte, sachez cependant que certains titres peuvent vous orienter sur des chausse-trappes lorsqu'ils manquent de pertinence. Un titre n'est pas toujours une indication fiable.

- **Le début et la fin du texte**

  Ces deux endroits représentent en général l'instant où les thèses défendues par l'auteur sont exposées. Attention, les textes courts peuvent être de parfaits contre-exemples.

- **L'auteur**

  Le nom de l'auteur peut vous être précieux. Il vous apportera de sérieux indices quant à l'orientation du texte (littéraire, philosophique, médical, scientifique...). Il pourra vous rappeler certains souvenirs d'école ou lectures personnelles.

- **Le titre de l'œuvre**

  De même que le nom de l'auteur, le titre de l'œuvre (surtout si vous l'avez lue) vous enrichira de certains souvenirs qui pourront même peut-être éclairer le morceau choisi que vous devrez résumer.

- **La date de publication de l'œuvre**

  Cette clef peut paraître anodine, elle est au contraire primordiale. Vous ne pourrez pas employer certains mots contemporains dans le résumé d'un texte de 1750. La valeur historique de la date d'un texte peut vous rappeler un contexte historique, littéraire, politique, philosophique...

- **Les sous-titres et les chapeaux**

  Ils orientent votre lecture et doivent être lus en priorité. Ils ont tendance à souligner des idées importantes du texte.

LA COMPRÉHENSION DU TEXTE EN DEUX LECTURES

AVANT TOUTE LECTURE, VOUS DEVEZ IMPERATIVEMENT COMMENCER PAR NUMÉROTER LE NOMBRE DE PARAGRAPHES DE VOTRE TEXTE D'ORIGINE.

✓ LA PREMIÈRE LECTURE OU LECTURE GLOBALE

La lecture globale consiste à lire le texte qui vous est fourni et à le comprendre, si possible, dès la fin de la première lecture.

Pour ce faire, vous devez vous attacher à lire doucement le texte SANS vous arrêter ou revenir en arrière et SANS vous bloquer sur un mot difficile ou inconnu, une expression etc.

La lecture globale consiste donc à lire « non-stop » (ou d'un trait) un texte de A à Z et d'être capable d'en tirer les éléments essentiels.

Pour se préparer à cet exercice, la lecture quotidienne d'un article de presse est nécessaire. Je vous conseille d'acheter principalement Le Monde Diplomatique, Le Monde, Le Monde des Débats ou Manière de Voir, Le Figaro, Sciences et Vie…

Essayez après avoir choisi un article de noter ce que vous avez compris du texte.

Refaites ensuite une deuxième lecture et vérifiez alors la justesse de votre prise de notes.

La qualité de votre première lecture doit vous permettre d'entrevoir l'intérêt d'un texte dans sa globalité (d'où le nom de ce chapitre).

Néanmoins, certains textes pourront être difficiles d'accès. Une deuxième lecture globale pourra être nécessaire.

Dans tous les cas, vous devrez être capable de comprendre le texte à la fin de cette étape.

- **<u>DÉGAGER LE THÈME DU TEXTE</u>**

L'intérêt d'un entraînement à la lecture globale réside dans le fait de dégager le thème d'un texte le plus rapidement possible.

Le thème est aussi appelé le fil rouge du texte. En effet, ce thème ou ce fil rouge va insuffler tout au long du texte une certaine unité au texte d'origine. Pour le trouver, il vous suffit de répondre à cette question :

Quel est le sujet abordé dans ce texte ?

Ce thème va devenir primordial pour votre résumé ; il en assurera la cohérence.

En effet vous allez, grâce au thème, pouvoir décider de ce qui est important ou non pour la suite de votre travail. Vous allez pouvoir déterminer ce qui est directement lié à la portée du thème et donc du texte.

- **<u>DÉGAGER L'ORGANISATION DU TEXTE</u>**

Il s'agit de trouver comment le texte s'organise autour du thème, ou plus simplement comment les idées principales et le thème sont construits selon un plan.

Il existe deux types principaux de plans :

- *Le plan logique.*

  Le plan dit logique utilise des éléments d'articulation tels que : en effet, par conséquent, donc…

- *Le plan chronologique.*

  Le plan chronologique utilise des articulations telles que : en premier lieu, en second lieu, à cette première règle, enfin, ensuite…

L'organisation du texte et le thème vont donner le mouvement au texte. Une fois découverts, vous pourrez passer à la lecture analytique ou deuxième lecture.

✓ LA DEUXIÈME LECTURE OU LECTURE ANALYTIQUE

Vous avez, lors de votre première lecture ou lecture globale, dégagé le thème du texte ainsi que la visée ou portée du texte. Par ce biais, vous avez fait ressortir le mouvement du texte. Il vous a permis d'entrevoir le lien entre les divers paragraphes. Ce lien est une progression logique ou chronologique de la pensée de l'auteur. C'est ce qu'il vous faudra traduire dans votre résumé écrit.

• POURQUOI UNE DEUXIÈME LECTURE ?

La deuxième lecture ou lecture analytique est une lecture qui va vous permettre de décortiquer le texte afin de trouver la progression logique du texte entrevue auparavant.

- **Vous allez donc être capable de déceler toutes les idées essentielles d'un texte, afin de pouvoir les reformuler plus tard dans votre résumé écrit.**

- **Vous allez ensuite reconnaître les répétitions d'idées. Le résumé les bannit. En effet, une idée exprimée dans un résumé n'est jamais répétée car le nombre de mots impartis est limité.**

- **Vous allez suivre de façon chronologique la pensée de l'auteur, et trouver le mouvement général du texte pour arriver à relier les divers paragraphes.**

La deuxième lecture est donc primordiale. Vous allez l'effectuer crayon de papier à la main et suivre doucement le texte paragraphe par paragraphe. L'essentiel de ce que vous soulignerez vous permettra par la suite de faire un bon résumé.

• SOULIGNER QUOI ?

✓ Souligner l'idée principale ou essentielle

Pour ce faire vous allez souligner les mots clefs qui rendent cette idée importante. Vous devez grâce à cette lecture savoir dégager l'importance ou non d'une idée. Il est primordial de s'entraîner pour ne pas cocher ou souligner des idées sans intérêt.

✓ **Supprimer ou non les éléments inutiles**

Les éléments entre parenthèses dans un texte, en aparté ou sous forme de renvoi peuvent être supprimés sauf s'ils énoncent une définition d'un mot ou d'un groupe de mots.

✓ **Encadrer les mots d'articulation**

Les mots d'articulation vont vous permettre de suivre la pensée de l'auteur et de découvrir de quelle manière le texte est organisé. Par la suite, cette indication vous permettra de regrouper certains paragraphes.

✓ **Commencer une retranscription du texte**

Dans la marge du texte, vous commencerez à reformuler ce qui est dit par l'auteur. Cette démarche est importante car elle va vous permettre d'échafauder une analyse de texte.

✓ **Être capable de donner des titres aux paragraphes**

De façon générale, le premier paragraphe correspond à une introduction ; le dernier à une conclusion.

Pour les autres, c'est à vous de les regrouper en fonction des idées formulées.

Cependant, certains textes sont volontairement coupés et cette règle générale ne s'applique alors pas. Décelez les indices syntaxiques et les articulateurs logiques.

QUE FAIRE DES EXEMPLES ?

✓ CAS GÉNÉRAL

Le résumé, épreuve où la concision est de rigueur, nous oblige généralement à ne pas tenir compte de l'exemple. Les exemples font par conséquent rarement partie du résumé de texte.

Néanmoins, à toute règle subsistent des exceptions. Pour les comprendre, nous devons nous interroger sur la fonction de l'exemple rencontré dans le texte. Puis, avec l'entraînement, la difficulté sera aisément contournée.

✓ LA FONCTION D'UN EXEMPLE

L'exemple est en fait un support au texte qui permet d'enrichir celui-ci dans la continuation d'une idée développée.

L'exemple peut être placé avant l'idée voire après cette dernière. Mais dans tous les cas, il ne peut pas être placé seul.

✓ LE RÔLE D'UN EXEMPLE

L'exemple peut posséder plusieurs rôles. En voici quelques-uns :

✓ *Confirmation de l'idée*

L'exemple qui confirme une idée est le plus fréquent. Il est souvent placé après l'idée.

L'idée amène l'exemple et explique sa présence.

L'exemple possède ici une fonction illustrative. Son intérêt pour le résumé est nul.

✓ ***Soutien de l'idée***

L'exemple soutenant une idée se reconnaît facilement, car il se situe avant l'idée. Il sert à l'introduire, à la rendre plus explicite.

L'exemple prend alors une valeur d'argument et va renforcer en quelque sorte l'idée soutenue.

L'exemple est donc ici important à reprendre dans notre résumé. Reformulé, il introduira l'idée.

✓ ***Précision de l'idée***

Ce type d'exemple se situe généralement après l'idée. Il constitue une sorte d'explication de l'idée avancée par l'auteur.

Il sert à simplifier l'idée. Il n'est pas obligatoire de le garder dans son résumé.

✓ ***Moyen d'interpeller le lecteur***

Par l'utilisation de ce genre d'exemple, l'auteur tente de convaincre le lecteur de la véracité de ses propos.

Cette manière d'interpeller le lecteur peut être une volonté de séduire, de critiquer, de nier quelque chose.

✓ ***Les exemples ritournelles***

Certains auteurs n'hésitent pas à reprendre tout du long de leur argumentation les mêmes exemples introduits dès le début de leur texte.

Les exemples ritournelles font partie de l'idée. Leur répétition marque l'attachement de l'auteur : ils prennent une valeur argumentative.

✓ ***Les symboles***

Comme le nom l'indique, l'exemple symbole retranscrit la thèse de l'auteur, le message qu'il souhaite nous transmettre. Un tel exemple doit obligatoirement être repris dans le résumé.

✓ *Conclusion*

Si l'exemple ne doit pas être repris par simple souci d'économie de mots, vous devez garder en mémoire que certains exemples peuvent prendre un tour différent dans le contexte étudié.

Votre jugement vous permettra à force d'entraînement de choisir la bonne solution.

LES CITATIONS ET AUTRES RENVOIS

✓ LES CITATIONS

✓ Cas général

Les citations dans un résumé ne reproduisent que rarement la pensée de l'auteur.

Elles servent bien souvent d'illustration.

Elles sont donc à proscrire de votre résumé. Idem, pour tout ce qui pourrait être mis entre parenthèses.

✓ Les exceptions

Certains concours vous proposent des extraits de journaux, des articles...

Lorsque ces derniers intercalent de nombreuses citations, il vous appartient d'en dégager l'intérêt. Vous choisirez de les utiliser en fonction de leur opportunité et de leur but réel. Vous pourrez ainsi reformuler une idée sans pour autant avoir à utiliser la citation et l'auteur en question. Vous interviendrez comme vous l'auriez fait pour un exemple.

Lorsqu'un écrivain, toujours le même, est cité plusieurs fois, vous pourrez reprendre son nom dans votre résumé. Il dénote un intérêt de la part de l'auteur du texte.

✓ LES RENVOIS

✓ Cas général

Les renvois, exprimés par un astérisque ou un nombre placé entre parenthèses, sont toujours à supprimer sauf s'ils représentent une définition d'un mot ou d'un terme important.

Dans ce dernier cas, votre résumé devra faire apparaître en apposition (entre deux virgules) cette définition. Bien évidemment, cette dernière sera résumée.

✓ Les renvois spéciaux

2) Les renvois expliquant un terme en langue étrangère

L'épreuve étant une épreuve de français, les termes étrangers ne faisant pas partie de nos dictionnaires français doivent être bannis.

3) L'explication de citations latines ou grecques

Les expressions latines ou grecques sont à éviter dans votre résumé.

Vous devez retranscrire dans un français correct et si nécessaire l'idée transmise si elle est majeure.

LES ARTICULATIONS D'UN TEXTE

✓ LES CONJONCTIONS ET LOCUTIONS DE SUBORDINATION

✓ Les conjonctions de subordination

- *Rappel grammatical* : La conjonction de subordination possède une fonction grammaticale importante. Elle va permettre d'articuler deux phrases ou des propositions dépendant les unes des autres.

- *Exemples* : Dominique espère sincèrement **que** Francine ira mieux.

  Francine est malade **parce qu'**elle a mangé trop de chocolats.

  Francine a tant et **si bien** mangé de friandises **qu'**elle a attrapé une crise de foie.

  Bien que Dominique ait goûté aux confiseries de Francine, il n'est pas tombé malade.

✓ Les locutions de subordination

- Rappel grammatical : La locution de subordination est un groupe de mots ayant valeur de mot simple qui, grammaticalement, correspond à un tout unique, inséparable et invariable. Elle permet d'articuler des phrases et introduit l'idée de but, de cause, de temps... Sa forme est simple : il s'agit d'une préposition et d'une conjonction de subordination.

- Exemples : Pour que...
  Bien que...
  De manière à ce que...
  Parce que...
  Afin que...

✓ LES CONJONCTIONS ET LOCUTIONS DE COORDINATION ET ADVERBES

✓ Les conjonctions de coordination

- *Rappel grammatical* : La conjonction de coordination possède une fonction grammaticale importante. Elle va permettre de relier deux mots ou groupes de mots de même nature et fonction.

  Pour se les remémorer :

  Mais ou et donc or ni car ?

- *Exemples* : Irène est malade **car** elle a trop mangé.

✓ Les locutions de coordination

- *Rappel grammatical* : La locution de coordination peut être soit prépositive soit adverbiale.

  La locution prépositive : sa forme est simple. Il s'agit d'une proposition suivie d'une autre proposition. Elle introduit toujours un complément circonstanciel de lieu.

  La locution adverbiale : elle se forme de plusieurs façons :

  D'un adverbe et d'un adjectif

  De deux prépositions

  D'une préposition et d'un nom

- *Exemples* :

  La locution prépositive : Irène avait emmené Marc **le long de** la Seine, **près d'**Herblay, où elle l'avait invité à manger des bonbons.

  Les plus connues sont : **le long de, près de, en haut de, en bas de, du dessous de, en dessous de, au-dessus de, à côté de…**

  La locution adverbiale :

  D'un adverbe et d'un adjectif : **là-bas**

  De deux prépositions : **dessus, dessous**…

  D'une préposition et d'un nom : **à côté**

✓ **Les adverbes**

Rappel grammatical : C'est un mot (ou une locution !) qui modifie ou complète un adjectif, un autre adverbe ou même un verbe.

✓ **LES PREPOSITIONS**

- Rappel grammatical : Les prépositions sont des mots ou des locutions invariables servant à introduire un groupe nominal, un pronom, un infinitif…

- Exemples :
  À défaut de
  Contre
  À l'exception de
  De crainte de

	Conjonctions et Locutions de coordination et adverbes	Conjonctions et Locutions de subordination	Prépositions	Verbes et expressions
Introduction Point de départ	D'abord, premièrement, en premier lieu, autrefois, au tout début…			Commençons par, pour commencer, dans un premier temps, en telle année, il était une fois…
Conclusion Fin	Bref, en somme, enfin, donc, pour, en définitive, par conséquent, en dernier lieu, au fond, en conclusion, en résumé, finalement…			Pour finir, pour conclure, pour toutes ces raisons, ceci démontre que, pour résumer, pour en terminer…
Analogie	Ainsi, de même, et, aussi, soit, de plus, c'est à dire…	Comme, parce que, ainsi que, de même que, de même, plus… plus, moins… moins, autant… autant, comme si, plutôt que…	En plus, en sus de, outre, en comparaison de, sur l'initiative de, à l'exemple de, à l'instar de, à la manière de…	
Cause	Car, en effet, de fait, plutôt, ainsi….	Parce que, de ce que, puisque, du fait que, étant donné que, sous prétexte que, d'autant que, vu que, du moment que, c'est d'autant plus que…	A cause de, à la suite de, en raison de, à défaut de, faute de, grâce à, sous l'effet de, étant donné, à force de…	Cela explique, ceci vient de, cela résulte de, vu…

	Conjonctions et Locutions de coordination et adverbes	Conjonctions et Locutions de subordination	Prépositions	Verbes et expressions
Conséquence	Donc, aussi, c'est pourquoi, par conséquent, en conséquence, par suite, de ce fait, dès lors, d'où, de là…	De telle façon que, de telle manière que, si bien que, au point que, si… que, trop… pour que, de telle sorte que, tant…que, tel que, tellement que, afin que, pour que, de crainte que…	De peur de, de crainte de, afin de, pour, au point de, dans l'intention de, quitte à….	Ceci amène, cela entraîne, ceci cause, cela implique, ceci donne lieu à, cela se traduit par, il s'ensuit que, cela provoque, ceci favorise…
Opposition	Mais, or, cependant, toutefois, néanmoins, pourtant, au contraire, en revanche, a contrario, par contre, non, du moins, seulement, en tout cas, en fait, en vérité, en réalité, en contrepartie, inversement, justement…	Tandis que, si… que, alors …que, au lieu que, même si, encore que, quoique, quand, si, là où, quand même, quelque …que, quel que…	Contre, en dépit de, loin de, malgré, en opposition avec, sans, hormis, sauf, au lieu de, à part, à l'exception de, à l'inverse de…	Ceci interdit, cela contredit, ceci va à l'encontre de, cela s'oppose à…
Illustration	Aussi, en outre, par ailleurs, également, encore, puis, de plus, du reste, de surcroît, a fortiori, au surplus, ensuite, et, même, voire, c'est-à-dire, par exemple, en ce sens…	Outre que, d'autant plus que, sans compter que	Quant à, outre, en plus de	Ceci se double de, cela s'accompagne de, ceci s'ajoute à, prenons un exemple, prenons une analogie, pour illustrer, imaginons que, savez-vous que, voyons le cas de…

L'ANALYSE DE TEXTE

L'analyse d'un texte permet de mettre en évidence la progression logique d'un texte. Elle va vous aider à comprendre ce que l'auteur a voulu dire et la façon dont il a mis le texte en forme.

✓ DÉFINITION DE L'ANALYSE DE TEXTE

L'analyse de texte met en relief le thème du texte et les rapports qu'entretiennent les idées principales avec les idées secondaires.

L'analyse de texte va vous permettre de découvrir l'ossature d'un texte.

Elle va vous faire souligner les articulations d'un texte afin ensuite de les respecter.
Elle va vous permettre de reconnaître les démarches suivies par l'auteur, la visée et la portée de ses idées principales.

Les idées secondaires vont permettre à l'auteur de donner une ou plusieurs illustrations, d'aborder certaines thèses, d'en nier d'autres…

L'analyse de texte peut se permettre à tout moment de s'éloigner de l'ordre linéaire du texte. Mais pour la suite, il sera préférable de le respecter.

L'analyse de texte en général n'est pas limitée. Elle intervient juste pour vous aider à faire la suite.

Pour faire une analyse de texte, vous utiliserez certaines indications telles que :

- L'auteur montre que…
- Il se dégage du texte…
- L'auteur dit que…
- L'auteur s'oppose à…
- L'idée que…
- Il est dit que…

Ces indications en revanche seront obligatoirement à proscrire dans votre résumé.
Mais, nous y reviendrons…

DE L'ANALYSE AU RÉSUMÉ

Nous avons vu que l'analyse de texte peut s'écarter à tout moment de l'ordre linéaire du texte.

Elle souligne les enchaînements du texte et peut utiliser à la troisième personne les démarches de l'auteur.

Elle va mettre en évidence les rapports entre les idées. Elle va expliquer nettement les notions d'argumentation, d'atténuation, d'illustration, etc.

L'analyse vous permet de représenter le diagramme du texte, c'est-à-dire l'organisation du texte.

Lorsque vous aurez l'habitude de le faire, et dans le but de gagner du temps au concours, visualisez ce diagramme en marge du texte, si cela vous est, bien entendu, possible.

✓ LES DIFFÉRENCES FONDAMENTALES DU RÉSUMÉ

Par opposition, le résumé va impérativement suivre le texte, dans le même ordre du premier au dernier mot.

Il consiste à redire en un nombre de mots limités en respectant le fond et la forme du texte d'origine le thème et les idées principales.

Cette reformulation doit être la vôtre, en d'autres termes, elle doit être faite avec vos propres mots.

Le résumé va donc se concentrer sur l'essentiel du texte et bannir certaines idées accessoires que votre analyse aurait pu garder.

Il interdit les formules de l'analyse telles que : « l'auteur dit que... », « l'auteur montre que... », etc.

Le résumé de texte doit redonner une image concise, précise et fidèle du texte original.

Si le texte d'origine possède huit (8) paragraphes, l'analyse peut les conserver et donc les respecter. Néanmoins, le résumé doit vous permettre d'arriver à les regrouper.

L'analyse vous y a déjà préparé !

Le premier paragraphe est bien souvent une introduction, le dernier une conclusion. Les autres paragraphes vous ont permis de les relier grâce à l'organisation de leurs idées.

✓ LE NOMBRE DE PARAGRAPHES ET L'INTÉRÊT DU REGROUPEMENT

Retenons les règles suivantes :

- Lorsque le résumé de texte est à faire en moins de 80 mots, vous pouvez faire votre résumé en un seul paragraphe.

- Lorsque le texte possède ***n*** paragraphes, votre résumé ne doit surtout pas garder le même nombre de paragraphes. Vous devez impérativement les regrouper.

- Il ne faut jamais scinder un paragraphe du texte original.

Regrouper correctement les paragraphes d'un texte permet de montrer au correcteur votre compréhension de la logique suivie par l'auteur.

LA REFORMULATION

✓ UNE DÉFINITION PLUS OU MOINS PERSONNELLE

La reformulation signifie ici l'action de formuler quelque chose (de déjà écrit, dit...) d'une manière plus personnelle et plus concise.

Le texte que vous allez devoir résumer est généralement clairement et correctement écrit. La difficulté que vous allez rencontrer consiste à réécrire un texte en respectant ce que l'auteur a signifié.

Pour ce qui est de la compréhension de votre résumé, il doit être écrit dans un français purement académique et doit rendre clairement le fond du texte d'origine, sa chronologie, sa logique interne.

En réalité, ce que l'on entend par une reformulation d'un texte, c'est le respect de :

- l'auteur ;
- ce qui est dit ;
- l'ordre et l'enchaînement des idées ;
- du style.

La reformulation ne doit pas apparaître comme une vulgaire paraphrase ou une reproduction de citations.

La reformulation doit vous être propre : c'est donc un véritable effet de style qui vous est demandé et que vous devez entreprendre. Cela doit venir de vous ! ! ! Pour cela, l'analyse vous y aide car elle vous permet de comprendre la trame du texte ; elle vous éloigne du texte d'origine.

Rester trop proche du texte d'origine ne vous permettra pas de le reformuler sans avoir tendance à reprendre de ci de là des tournures propres au texte et donc à l'auteur.

De plus, utiliser le même vocabulaire que l'auteur peut vous être préjudiciable; certains auteurs utilisent en effet des néologismes. Les reprendre équivaut à faire de la paraphrase maladroite. Votre épreuve vous invite à réécrire le texte de façon plus concise en bon français. Ne reprenez pas les mots qui n'existent pas ! ! ! Gardez-en juste l'idée.

Néanmoins, vous vous apercevrez souvent que les mots difficiles disséminés dans le texte ne sont pas toujours des mots qui englobent une idée importante. Il vous sera alors facile de les délaisser. Pour vous aider à les comprendre, un lexique est nécessaire ainsi que des lectures quotidiennes.

Votre analyse, nous l'avons vu, est faite. A vous de savoir vous en servir. Redites en vos propres mots ce que vous avez compris du texte. Sachez regrouper les idées qui se poursuivent et s'illustrent. Utilisez des mots de liaison pour changer ou classer les idées.

Faites un écrit au brouillon concis, clair, structuré et bien écrit.

Le vocabulaire d'un texte peut être réemployé s'il appartient à votre vocabulaire. Dans le cas contraire, vous devez le reformuler.

✓ QUELQUES CONSEILS RÉCAPITULATIFS

- Soyez simple dans vos formulations.
- Utilisez de préférence des phrases courtes. Fuyez les phrases longues, elles alourdissent votre style et freinent la compréhension.
- Une phrase est constituée d'une majuscule, d'un sujet, d'un verbe, d'un complément et d'un point.
- Surveillez votre ponctuation.
- N'oubliez pas les accents : ils sont aigus, graves ou circonflexes. Un accent n'est pas vertical ou horizontal ! ! !
- Surveillez votre orthographe et votre grammaire. (d'où l'importance d'un lexique et de lectures).
- Vérifiez la cohérence de vos phrases. Elles doivent se dérouler de manière logique.
- Le correcteur ne doit pas se poser de questions sur ce que vous avez écrit.

  Exemple : « Jean-Marie D. revenait de son marché dominical. Il rapportait des oranges fraîches, son journal où foisonnaient les informations locales sur la pêche au gros, et une rame de papier. D'un format américain, cette rame était pour lui la bouffée d'oxygène de ses vacances. Il allait enfin pouvoir retaper sur la Favorite de son arrière-grand-père : une de ces vétérantes de laquelle l'ordinateur avait sonné le glas et qui dormait bien souvent sous cloche dans des musées dédiés à l'imprimerie. »

Ne résumez pas ainsi : « Du marché, il s'en revenait avec ses achats pour pouvoir taper sur une vieille machine à écrire. »

Certes, c'est à peu près ce qui était dit, mais le correcteur va s'interroger sur les points suivants qui étaient précisés dans le texte :

- qui ? => Il ? ? ?
- quoi ? => Achats ? ? ?
- laquelle ? => vieille machine à écrire ? ? ?

- Vous devez être lisible.

- Finalement, et c'est là le plus difficile, essayez de respecter la ton employé par l'auteur.

  Celui-ci peut être neutre, satirique, moqueur, ironique, malicieux, indifférent, pathétique, émouvant, tragique, dramatique, condescendant, burlesque, circonspect, badin, touchant, héroïque, grandiloquent, objectif...

  Si vous n'y arrivez pas, optez pour une tonalité neutre.

L'ÉNONCIATION

▪ INTRODUCTION

Il apparaît primordial mais aussi banal de comprendre :

- qui dit quoi ? ;
- ce qui est dit ;
- à qui est-ce dit ?

En quelque sorte, il s'agit de suivre et de percevoir le jeu des voix d'un texte ou tout simplement le système de communication (ici l'émetteur, le message et le récepteur).

Ceci paraît simple voire évident. Mais, dans l'exercice du résumé, cette compréhension est indispensable pour bien appréhender le texte et capitale pour la reformulation.

▪ EXEMPLE

Nous allons utiliser un exemple afin de mieux percevoir l'intérêt du système d'énonciation.

Dans ses Souvenirs, le comte Alexis de Tocqueville évoque les premières élections au suffrage universel dans son village normand, qui porte le nom de Tocqueville.
« Presque tous » les électeurs voteront pour Tocqueville…

« …L'époque des élections générales approchait, et, chaque jour, l'aspect de l'avenir devenait plus sinistre ; toutes les nouvelles qui arrivaient de Paris nous représentaient cette grande ville comme étant sur le point de tomber sans cesse dans les mains des socialistes armés. On doutait que ceux-ci laissassent faire les électeurs, ou du moins qu'ils se soumissent à l'Assemblée nationale. Déjà, de toutes parts, on faisait jurer aux officiers de la garde nationale de marcher contre l'Assemblée s'il élevait un conflit entre celle-ci et le peuple. Les provinces s'alarmaient de plus en plus, mais aussi s'affermissaient à la vue du péril.

Je fus passer à mon pauvre et cher Tocqueville les derniers jours qui précédèrent la lutte électorale ; j'y revenais pour la première fois depuis la révolution ; peut-être allais-je le quitter pour toujours ! Je fus saisi, en y entrant, d'une tristesse si grande et si particulière, qu'elle a laissé dans mon souvenir des traces qu'aujourd'hui encore je retrouve marquées et visibles, parmi tous les vestiges des événements de ce temps-là. J'arrivai sans être attendu. Ces salles vides, dans lesquelles je ne rencontrai pour m'accueillir que mon vieux chien, ces fenêtres détendues, ces meubles entassés et poudreux, ces foyers éteints, ces horloges arrêtées, tout en parut annoncer l'abandon et présager la ruine. (...)

Je venais de voir tomber la monarchie ; j'ai assisté depuis aux scènes les plus sanglantes ; et bien, je le déclare, aucun de ces grands tableaux ne m'avait causé et ne me causa une émotion aussi poignante et aussi profonde que celle éprouvée par moi, ce jour-là, à la vue de l'antique demeure de mes pères et au souvenir des jours paisibles et des heures heureuses que j'y avais passés sans connaître leur prix. Je puis dire que ce fut là et ce jour-là que je compris le mieux toute l'amertume des révolutions. La population m'avait toujours été bienveillante, mais je la retrouvai cette fois affectueuse, et jamais je ne fus entouré de plus de respect que depuis que l'égalité brutale était affichée sur tous les murs.

Nous devions aller voter ensemble au bourg de Saint-Pierre, éloigné d'une lieue de notre village. Le matin de l'élection, tous les électeurs (c'est-à-dire toute la population mâle au-dessus de vingt ans) se réunirent devant l'église. Tous ces hommes se mirent à le file deux par deux, suivant l'ordre alphabétique ; je voulus marcher au rang que m'assignait mon nom, car je savais que, dans les pays et dans les temps démocratiques, il faut se faire mettre à la tête du peuple et ne pas s'y mettre soi-même. Au bout de la longue file, venaient sur des chevaux de bât ou dans des charrettes, des infirmes ou des malades qui avaient voulu nous suivre ; nous ne laissions derrière nous que des enfants et les femmes ; nous étions en tout cent soixante-dix. Arrivés au haut de la colline qui domine Tocqueville, on s'arrêta un moment ; je sus qu'on désirait que je parlasse. Je grimpai donc sur le revers d'un fossé, on fit cercle autour de moi et je dis quelques mots que la circonstance m'inspira.

Je rappelai à ces braves gens la gravité et l'importance de l'acte qu'ils allaient faire ; je leur recommandai de ne point se laisser accoster ni détourner par ceux, qui, à notre arrivée au bourg, pourraient chercher à les tromper ; mais de marcher sans se désunir et de rester ensemble, chacun à son rang, jusqu'à ce qu'on eût voté. « Que personne, dis-je, n'entre dans une maison pour prendre de la nourriture ou pour se sécher [il pleuvait ce jour-là] avant d'avoir accompli son devoir. » Ils crièrent qu'ainsi ils feraient, et ainsi ils firent. Tous les votes furent donnés en même temps, et j'ai lieu de penser qu'ils le furent presque tous au même candidat [à Tocqueville].

Aussitôt après avoir voté moi-même, je leur dis adieu, et, montant en voiture, je partis pour Paris. »

Tocqueville, Souvenirs, coll. « Bouquins », Robert Laffont, Paris, 1986, pp. 781-782.

Prenons le passage suivant :

« …Arrivés au haut de la colline qui domine Tocqueville, on s'arrêta un moment ; je sus qu'on désirait que je parlasse. Je grimpai donc sur le revers d'un fossé, on fit cercle autour de moi et je dis quelques mots que la circonstance m'inspira. (…) »

Dans ce passage, vous êtes capable de répondre aux questions suivantes :

- Qui dit quoi ?
- Qu'est-ce qui est dit ?
- A qui est-ce dit ?

La réponse à la question « Qui dit quoi ? » est « Je » pour le Comte Alexis de Tocqueville.

La réponse à la question « Qu'est-ce qui est dit ? » est « quelques mots » ; ces derniers seront explicités plus loin dans le texte.

La réponse à la question « A qui est-ce dit ? » est à « on » ; ce « on » est placé ici dans le texte pour les braves gens qui le suivent jusqu'au lieu de l'élection.

Le « je » et le « on » sont donc à reprendre dans le cadre de votre résumé. Si vous aviez à reformuler ce passage, il deviendrait :

En surplomb de Tocqueville, **je** fis un discours et l'**on** m'écouta.

Le « je » et le « on » possèdent une relation principale dans le système de l'énonciation.

▪ LES JUGEMENTS DE L'AUTEUR

Il vous faudra ensuite faire attention à l'attitude de l'auteur vis-à-vis de ce qu'il soutient, explique, commente…

Tous les jugements de valeur exprimés par l'auteur sont des indices que vous devez collecter pour parfaire votre résumé. En effet, ces derniers peuvent à bien des égards donner un ton, fournir une certaine distance, une insistance…

Il faut donc prendre garde aux idées, aux opinions, aux prises de position, à la forme du discours…

- **<u>RETOUR A L'EXEMPLE</u>**

Reprenons l'extrait suivant :

« [...] Je rappelai à ces braves gens la gravité et l'importance de l'acte qu'ils allaient faire ; je leur recommandai de ne point se laisser accoster ni détourner par ceux, qui, à notre arrivée au bourg, pourraient chercher à les tromper ; mais de marcher sans se désunir et de rester ensemble, chacun à son rang, jusqu'à ce qu'on eût voté. « Que personne, dis-je, n'entre dans une maison pour prendre de la nourriture ou pour se sécher [il pleuvait ce jour-là] avant d'avoir accompli son devoir. »

Tocqueville, <u>Souvenirs</u>, coll. « Bouquins », Robert Laffont, Paris, 1986, pp. 781-782.

Nous pouvons nous poser les questions suivantes :

Qui parle ?
A qui ?
Que dit-il ?
A quelle distance ?
Avec quelle intensité ?

Les réponses sont :

Qui parle ?	Le « je » (ou le Comte Alexis de Tocqueville)
A qui ?	« Ils » ou les « braves gens »
Que dit-il ?	Discours sur le vote
A quelle distance ?	Proche, mais chacun à son rang
Avec quelle intensité ?	Gravité et solennité de l'instant. Les indices qui nous le prouvent sont les citations, l'importance de l'acte, recommander de ne point se séparer, chacun à son rang jusqu'à ce qu'on eût voté.

Pour le résumé, vous devrez garder un vocabulaire marquant ces différents aspects du texte.

L'essentiel ici est de constater que l'auteur ne se mélange pas à ces braves gens et qu'il garde son rang. A cet égard, dans ce passage, il n'emploie pas le nous.

Le « nous » est employé dans la démarche qui consiste à aller vers le lieu du vote. Ce sera le seul temps où l'auteur se mélangera aux autres dans l'action.
Respectez ces différences dans l'énonciation.

LES TRUCS ET ASTUCES DE LA REFORMULATION

Nous allons revoir ensemble quelques techniques apprises en classe de quatrième et de troisième visant à l'amélioration de votre style. Nous allons nous attacher à réviser toutes ces techniques de réduction que nous utilisons tel Monsieur Jourdain sans le savoir.

✓ L'ADJECTIVATION

- **Définition**

Comme son nom l'indique, l'adjectivation consiste à remplacer une portion de phrase par un adjectif voire même plusieurs.

- **Exemples**

Jean-Pascal est **empreint d'une certaine forme de maladresse** qui le rend adorable et touchant.

Réponse : Jean-Pascal est gauche ce qui le rend adorable et touchant.

Ces plantes **qui croissent en hiver malgré la neige** ne doivent pas être ramassées.

Réponse : Ces plantes hiémales ne doivent pas être ramassées.

Victorine **qui avait le teint rouge violacé** semblait **totalement dévouée** au groupement de la Croix-Rouge de Bordeaux Sud.

Réponse : Victorine, au teint lie-de-vin, semblait lige à la Croix-Rouge de Bordeaux Sud.

Edmond et Charles-Henri aimaient **fréquenter le beau monde et les politesses conventionnelles**.

Réponse : Edmond et Charles-Henri aimaient les mondanités.

✓ L'ADVERBIALISATION

- **Définition**

De même, l'adverbialisation consiste à remplacer un groupement de mots par un adverbe ou une locution adverbiale.

- **Exemples**

Ici est enterré Jean-Baptiste Poquelin dit Molière.

Réponse : Ci-gît Jean-Baptiste Poquelin dit Molière.

Vous trouverez la référence recherchée **un peu plus bas dans le texte**.

Réponse : Vous trouverez la référence recherchée ci-dessous.

Il y a des choses **que l'on n'a pas besoin de dire entièrement pour les comprendre**.

Réponse : Il existe des choses à demi-mot.

Agnès redoutait ses instants où elle devait y aller **sans réfléchir, sans la moindre hésitation**.

Réponse : Agnès redoutait ses instants où elle devait y aller franchement (ou franco).

L'artiste avait copié Monet **sans la moindre élaboration, avec un manque certain de finesse et de doigté**.

Réponse : L'artiste avait grossièrement copié Monet

En ce qui concerne son aspect physique, elle satisfait aux normes exigées par Air-France pour être hôtesse de l'air.

Réponse : Physiquement, elle satisfait aux normes exigées par Air-France pour être hôtesse de l'air.

✓ LA NOMINALISATION

- **Définition**

La nominalisation consiste à remplacer une partie de phrase par un nom.

- **Exemples**

Il lui donnait **un petit coup** sur la joue, **appliqué avec le doigt replié et brusquement détendu**.

Réponse : Il lui appliquait une chiquenaude (ou pichenette) sur la joue.

Avec **un petit appareil de radio émetteur et récepteur**, elle entendait son nouveau-né dormir dans la chambre voisine.

Réponse : Avec un talkie-walkie, elle entendait son nouveau-né dormir dans la chambre voisine.

Le professeur ne s'arrêterait pas sur **cette chose insignifiante**.

Réponse : Le professeur ne s'arrêterait pas sur une vétille (ou une bagatelle).

Ce **nouveau café** allait révolutionner Paris. **Il met en effet à disposition de ses consommateurs des ordinateurs permettant d'aller circuler sur internet et de chater avec différentes personnes**.

Réponse : Ce cybercafé allait révolutionner Paris.

Le fondeur **venait d'extraire la pièce du moule en sable où elle venait d'être coulée**, et s'apprêtait à réparer les défauts potentiels.

Réponse : Le décrochage effectué, le fondeur s'apprêtait à réparer les défauts potentiels.

✓ EXERCICES

A vous de raccourcir les phrases suivantes en utilisant les notions vues précédemment.

1) Un animal, qui montre les crocs en hurlant après les passants, terrorisait Magalie.

   Réponse :

2) Avec tous les produits pétroliers on utilise un mélange qui permet d'en améliorer les caractéristiques.

   Réponse :

3) Pour arriver à ses fins, il a fallu qu'il progresse pas à pas.

   Réponse :

4) Dans l'Antiquité grecque, des jeux étaient donnés à Corinthe, en l'honneur du dieu Poséidon.

   Réponse :

5) En philosophie, notre professeur nous enseignait le lundi 23 septembre quelques notions sur cette doctrine niant l'existence d'un quelconque absolu et pouvant amener à dénier tout fondement aux valeurs morales, tout sens à l'existence.

   Réponse :

6) Rien ne nous prédit que nous arriverons à nos fins, en devenant célèbre.

   Réponse :

7) Elle dansait toujours de la même façon : sans aucune grâce et avec lourdeur.

   Réponse :

8) Les deux groupes parlementaires, en s'opposant violemment, ont démontré que tous ne partageaient pas les mêmes points de vue sur les exclus de l'activité professionnelle.

Réponse :

9) C'est avec acharnement et persévérance que Stéphanie a décroché son nouveau job d'été.

Réponse :

10) Il avait arrêté les deux balais qui s'agitaient sur le pare-brise de sa nouvelle voiture et était sorti s'acheter un paquet de chewing-gum.

Réponse :

SOLUTIONS :

1) Un animal méchant terrorisait Magalie.
2) Avec les produits pétroliers on utilise des additifs.
3) Pour arriver à ses fins, il a progressé lentement.
4) Des jeux isthmiques existaient.
5) Le 23 septembre, notre professeur nous enseignait quelques notions sur le nihilisme.
6) La gloire n'amène pas toujours le succès.
7) Elle dansait pesamment.
8) A l'Assemblée, la question du chômage est devenue une pomme de discorde.
9) Stéphanie a décroché son job d'été d'arrache-pied.
10) Il avait arrêté les essuie-glaces avant de sortir acheter du chewing-gum.

FORMES ACTIVE ET PASSIVE, INFINITIF ET GÉRONDIF

Cette partie va vous permettre de jouer avec le verbe et de revoir quelques évidences très utiles dans les résumés.

✓ LA FORME ACTIVE ET LA FORME PASSIVE.

▪ La voix active

Prenons l'exemple suivant :

« Le renard attrape une poule au nez et à la barbe du chien. »

Le sujet « le renard » fait l'action, c'est donc lui qui est l'élément actif.

Le verbe attraper est donc ici un verbe à la voix active.

▪ La voix passive

Reprenons notre exemple en le modifiant quelque peu :

« Une poule est attrapée par un renard au nez et à la barbe du chien. »

Le sujet « une poule » subit l'action. Le sujet de cette phrase ne provoque pas l'action : il est donc passif.

Le verbe attraper a ici une forme verbale passive : « est attrapée ».

La voix passive utilise entre autre l'auxiliaire être suivi du participe passé du verbe conjugué.

▪ Passer de la voix active à la voix passive

Le Complément d'Objet Direct, ou C.O.D., de la construction active devient sujet du verbe dans la construction passive.

Le sujet du verbe de la construction active devient le complément d'agent du verbe de la construction passive.

Le complément d'agent peut-être exercé par un nom, un groupe nominal, une proposition subordonnée…

Deux propositions sont souvent utilisées :

- « par » pour les verbes d'action ;
- « de » pour les verbes exprimant un état.

- **Application au résumé**

Il est évident que pour l'exercice du résumé nous utiliserons le passage de la voix passive à la voix active.
Nous y gagnerons des mots.

- **Exemples**

La voiture rouge et blanche qui a provoqué l'accident était conduite par notre voisin.

Réponse : Notre voisin conduisait la voiture rouge et blanche responsable de l'accident.

Les soupirs de l'assistance ponctuaient le discours d'Hélène.

Réponse : Le discours d'Hélène était ponctué des soupirs de l'assistance.

✓ L'INTÉRÊT DE L'INFINITIF.

Pour gagner des mots dans vos résumés vous pourrez utiliser l'infinitif des verbes.

- **Exemples :**

Le résumé de texte est une épreuve qui n'est pas facile.

Réponse : Résumer un texte n'est pas facile.

La course à pied, le jogging, le cross sont de bons moyens pour entretenir votre forme physique.

Réponse : Courir entretient votre forme physique.

✓ LA SUPPRESSION DU VERBE PRONOMINAL.

Le verbe pronominal est un verbe qui se conjugue avec deux pronoms de la même personne.
Leur suppression lorsqu'elle est possible vous permet de gagner des mots.

- **Exemples de verbes pronominaux :**

  - Se laver ;
  - Se prononcer ;
  - Se promettre ;
  - Se flatter ;
  - S'avancer ; etc.

✓ L'EMPLOI DU GÉRONDIF.

Le gérondif est utilisé principalement pour décrire une action.
Il est caractérisé par l'emploi d'un verbe avec la terminaison verbale *–ant*, et d'une préposition *en* placée en tête de verbe.

Exemple : Lorsque j'étais petit, j'allais à l'école en chantant.

Son utilisation vous permettra d'économiser des mots.
Cependant, le gérondif est à utiliser avec parcimonie.

D'AUTRES ASTUCES POUR ALLER PLUS VITE

✓ LES « DEUX POINTS » OU « : »

Les deux points sont très utiles dans le résumé. Ils vous permettent d'éviter les « par exemple », d'enchaîner une phrase avec une autre la justifiant, explicitant des causes ou des conséquences...

Il est utile de les placer judicieusement avant une citation, un développement explicatif, une explication de buts...
Ils sont toujours suivis d'une minuscule sauf si l'on fait une citation entre guillemets.

Dans le résumé, les deux points seront utilisés mais soigneusement évités dans le cadre des citations.

✓ LE « TIRET » OU « - »

Le tiret permet de réduire considérablement le texte par une incision.
Il permet de signaler dans un dialogue le changement d'interlocuteur.
Il met en valeur un mot ou une expression.
Il renforce une virgule.
Un tiret peut ne pas être répété s'il isole un groupe de mots situé en fin de phrase.
Le tiret double possède la même valeur que la parenthèse.

✓ LES ELLIPSES

Les ellipses permettent dans la syntaxe ou dans le style d'omettre un ou plusieurs éléments de la phrase.

Les ellipses permettent de gagner des mots en évitant de répéter des mots ou des verbes déjà cités.

LA RÉDACTION

✓ RAPPELS

- Vous avez dégagé le thème, la thèse et le plan du texte.
- Vous avez fait attention à l'énonciation.
- Les prises de position de l'auteur sont-elles respectées ?
- Vous avez en mémoire la marge de mots imposés.
- Certains pourront, pour aller plus vite au brouillon, pour compter les mots, tracer dix traits verticaux (séparés de deux centimètres). Ils écriront ainsi leur texte en plaçant un mot par case (une case étant délimitée par la ligne horizontale et deux traits verticaux).
- Attention à votre écriture, vous devez être lisible.
- Si vous utilisez du blanc, n'oubliez pas d'écrire dessus après séchage ! Le mieux est de l'éviter !
- Si vous raturez un mot, faites le proprement d'un et d'un seul trait horizontal !
- Utilisez votre analyse.
- Evitez les synonymes qui ne reflètent pas toujours le véritable sens du mot utilisé par l'auteur.

✓ PREMIÈRE RÉDACTION

- Commencez par faire un texte cohérent, au brouillon.
- Suivez bien la structure du texte : vous n'avez pas le droit de la changer !
- Le style de votre résumé doit être simple, clair et compréhensible.
- Préférez les phrases courtes, liées entre elles.
- Les mots de liaison facilitent la fluidité du texte.
- Vérifiez la présence de toutes les idées essentielles.
- Restez fidèle au texte.

✓ <u>RÉDACTION DÉFINITIVE</u>

- Tracez une marge à gauche, sauf si elle existe déjà !
- Relisez bien soigneusement les consignes.
- Ecrivez proprement, en respectant les consignes données.
- Relisez votre copie.
- Vérifiez l'orthographe et la grammaire.
- Vérifiez la ponctuation.

✓ <u>LES CASES</u>

Certains concours vous demanderont d'écrire un mot et un seul par case. Essayez de vous entrainer à cet exercice qui peut être difficile si vous perdez du temps lors des étapes précédentes.

Evitez certains mots ou tournures (Ex. : aujourd'hui, c'est-à-dire, il y a...). Ecrivez proprement, rayez d'un trait horizontal.

Si la consigne exige un mot par case, essayez de la respecter et si vous rayez un mot, pensez à réécrire un mot dans la case pour ne pas la laisser vide.

LES QUESTIONS LES PLUS POSÉES

Q.1 : Je n'arrive pas à rédiger convenablement mes résumés. Pourquoi ?

4) La réponse va vous surprendre, mais en réalité, vous arrivez à résumer facilement ce que vous avez compris. Or, bien souvent, par manque d'habitude (lectures peu fréquentes, problèmes de vocabulaire, peu d'intérêts pour les quotidiens...), vous ne comprenez pas ce que vous lisez.
5) Vous devez passer plus de temps à lire le texte et à tenter d'en découvrir la trame et le sens. N'essayez pas immédiatement d'écrire votre résumé. Comprenez d'abord le texte.
6) Entraînez-vous à lire des textes et discutez-en avec vos parents, amis... Essayez de voir si vous avez tout compris du texte. L'épreuve de résumé demande une concentration importante sur le texte.

Q.2 : Ai-je le droit de répéter plusieurs fois la même idée ?

7) Le résumé de texte étant un travail de concision et de précision, vous n'avez pas le droit de vous répéter, même si l'auteur se répète.
8) Gardez l'idée lorsqu'elle arrive une première fois et ensuite passez à l'idée suivante.

Q.3 : Dois-je garder le style de l'auteur ?

9) Le résumé de texte vous demande la fidélité dans le fond et dans la forme au texte d'origine, à l'exception du style de l'auteur.
10) Néanmoins, vous devez avoir un style cohérent avec l'époque de l'auteur, un style personnel et passe-partout. En aucun cas, vous ne devez utiliser un style oral ou familier.

Q.4 : Les « je » d'un texte ont-ils tous la même valeur, et sont-ils à reprendre dans le résumé ?

11) Un auteur qui s'exprime avec un « je » dans son texte devra être repris dans votre résumé. Il s'agit de la voix énonciative de l'auteur. Elle doit être respectée.

12) Votre professeur de philosophie de Terminale, par exemple, a pu utiliser un « je » qui ne l'impliquait pas. L'exemple le plus connu est « Je pense donc je suis. » Le « je » possède une valeur universelle. Ce type d'exemple peut-être très judicieusement remplacé par la troisième personne du singulier. Ce « je » n'est pas à conserver dans un résumé.

Q.5 : Peut-on changer l'ordre des paragraphes d'un texte dans son résumé?

13) Vous ne pouvez pas et vous ne devez pas changer la structure du texte dans votre résumé. Changer l'ordre des paragraphes, c'est changer le plan du texte, c'est ne plus répondre à l'exercice.

14) Cependant, vous devez regrouper les paragraphes en fonction du plan dégagé et des idées.

Q.6 : Peut-on changer l'ordre des idées d'un texte dans son résumé ?

15) Vous pouvez exceptionnellement changer l'ordre des idées à l'intérieur d'un même paragraphe. Dans ce cas précis, vous avez remarqué que l'auteur énonçait (ceci est un exemple) plusieurs solutions et qu'il intercalait des buts. Vous pouvez dans ce cas-là faire des regroupements.

16) Néanmoins, retenez que si votre logique n'apparaît pas claire au correcteur, vous serez sanctionné.

17) Dans tous les cas, il vaut mieux respecter la logique de l'auteur.

Q.7 : Dois-je garder la même proportion que l'auteur pour chaque paragraphe ?

18) Non, vous ne devez surtout pas garder une même proportion.

19) Le résumé vous permet de trouver la démarche de l'auteur. Vous aller donc opérer des regroupements et aussi privilégier certaines parties ou idées essentielles du texte. Vous ne garderez pas des idées sans intérêt.

20) Moralité : vous ne retrouverez pas les mêmes proportions du texte d'origine.

Q.8 : Quels sont les mots du texte qui peuvent être repris dans mon résumé ?

21) Vous pouvez reprendre les mots d'usage courant dans un texte.

22) Vous ne devez pas reprendre des expressions ou des portions de phrase.

23) Retenez que vous pouvez utiliser le vocabulaire qui vous est connu.

24) Vous pouvez reprendre d'un texte, une expression et une seule, si et seulement si, cette dernière ne peut être reformulée en moins de mots. Ce cas arrive heureusement très peu dans les textes de concours.

Q.9 : Lorsque j'utilise des synonymes cherchés dans le dictionnaire, le correcteur me les souligne presque systématiquement. Pourquoi ?

25) Rechercher des synonymes est positif. Vous enrichissez votre vocabulaire et votre niveau de langue.

26) Cependant, l'utilisation des synonymes doit être faite à bon escient. Un synonyme d'un mot peut vous être donné pour l'un des multiples sens du mot. Le mot possède plusieurs sens (sens classique, figuré, etc.). Le sens peut ne pas convenir du tout avec votre texte.

27) Evitez d'utiliser le dictionnaire des synonymes pour l'épreuve de résumé. Faire du collage de synonyme est assez mal vu et ne vous permettra pas d'avoir de bonnes notes.

28) Retenez que les synonymes peuvent être approximatifs et peuvent souvent générer des faux sens. Il est donc important de se constituer son propre lexique.

Q.10 : Peut-on user de métaphores dans son résumé pour traduire une idée du texte ?

29) Malheureusement non, les métaphores et autres figures de style sont subjectives et ne rendent pas l'opinion de l'auteur. Vous vous devez d'éviter toute fantaisie.

Q.11 : Doit-on préférer les phrases courtes ou les phrases longues ?

30) La réponse est simple, le résumé doit être clair et cohérent. Le mieux est donc d'opter pour des phrases compréhensibles ni trop longues, ni trop courtes.

Q.12 : Mon résumé possède beaucoup trop de mots (plus de vingt mots). Que dois-je faire ?

31) Vous devez reprendre votre résumé et chercher à voir :

32) Si vous n'avez pas développé une ou plusieurs idées trop longuement ;

33) Si vous n'avez pas gardé des idées accessoires, des exemples inutiles ;

34) Si vous n'avez pas fait de redites…

35) Bref, vous devez reprendre votre résumé avec votre analyse et essayer de trouver vos erreurs.

Q.13 : Mon résumé possède des mots en trop (moins de vingt mots). Que dois-je faire ?

36) Vous devez reprendre vos efforts de reformulation et gagner en concision.

Q.14 : Mon résumé manque cruellement de mots (plus de vingt mots). Que dois-je faire ?

37) Vous avez dû oublier des idées du texte. Reprenez votre analyse.

38) Vous n'avez pas assez développé les idées du texte. Reprenez-les et essayez de les détailler plus avant.

Q.15 : Mon résumé ne possède pas assez de mots (moins de vingt mots). Que dois-je faire ?

39) Il suffit de reprendre son texte et d'essayer d'améliorer sa rédaction, de développer une idée.

LES ERREURS À ÉVITER

Lorsque vous allez commencer à faire vos premiers résumés de texte, inconsciemment ou non, vous serez tentés de vouloir franchir quelques interdits. Ces derniers sont rédhibitoires dans cette épreuve. Autant donc les expliquer et les comprendre afin d'éviter toute tentation d'utilisation.

✓ LE HASARD

Le candidat qui ne s'est pas assez entraîné ou qui se trouve confronté pour la première fois à l'épreuve de résumé de texte, va avoir tendance « à prendre » ce qui vient du texte en fonction de sa lecture.

Il ne réfléchira pas du tout à ce que l'auteur essaie d'expliquer, c'est-à-dire sa vision des choses par le biais de l'enchaînement de ses idées.

Par conséquent, le candidat ne respectera pas la cohésion du texte.

L'épreuve de résumé de texte est une épreuve rigoureuse. Elle ne laisse pas la place à la moindre hésitation, à l'improvisation et à la chance de trouver ou non les bonnes idées.

✓ LA PARAPHRASE

La paraphrase est systématiquement rencontrée. Elle consiste en une reprise de mots, termes ou expressions du texte d'origine par le candidat dans son résumé.

L'importance de la reformulation est essentielle. Vous devez faire de votre texte un élément original respectueux du texte de départ.

Néanmoins, il est clair que certains mots du langage courant utilisés par l'auteur peuvent être réutilisés, car ils appartiennent aussi à votre vocabulaire !

Mais, l'épreuve de résumé de texte est aussi un test portant sur la richesse de votre français et de la maîtrise de votre écrit. Il est important de rappeler que vous devez lire un ou plusieurs quotidiens pour vous familiariser avec différents styles.

✓ LA REPRODUCTION DE CITATIONS

Le candidat qui s'abaisse à reproduire intégralement des citations du texte d'origine, ne satisfait pas l'attente du correcteur.

Il est important, on ne le répétera jamais assez, de construire son propre texte en ses propres mots.

Faites votre original !

Souvent les personnes qui s'adonnent à cette erreur le font parce qu'elles n'ont pas saisi le sens d'une phrase. Vérifiez avant tout la pertinence de cette partie du texte dans le résumé global.

✓ LE COMMENTAIRE DE TEXTE

Certains candidats confondent souvent l'épreuve de résumé de texte avec celle du commentaire de texte.

En effet, il n'est pas rare de voir certains candidats se délecter dans le développement d'un ou de plusieurs points du texte, d'idées ou même d'exemples.

Certains poussent le vice très loin et arrivent à en oublier l'épreuve de résumé de texte ! Dans ces cas extrêmes, l'erreur est éliminatoire.

Cette erreur aboutit généralement à l'explication, l'appréciation ou non, voire à l'interprétation d'un point du texte.

D'autres opposeront directement une idée contraire à celle de l'auteur afin de rectifier une idée qui leur paraît à tort ou à raison fausse.

Mais là n'est pas le but d'un résumé de texte... En effet, vous devez vous garder de tout avis et de tout commentaire personnel.

De plus, si le texte vous déplaît ou si vous n'êtes pas d'accord avec une idée énoncée, ne l'écrivez pas dans votre texte. Vous devez dans tous les cas savoir rester neutre face à ce qui est dit par l'auteur.

Si vous le faites, vous allez perdre beaucoup de mots, donc de place et par la suite vous ne pourrez plus exprimer toutes les autres idées du texte.

- ✓ **LA DIGRESSION**

Cette autre erreur est commune. Le candidat qui a mal souligné dans son texte les idées principales va être amené à développer un point de détail d'une façon longue et sans intérêt pour le résumé de texte.

La digression gaspille un nombre énorme de mots et va empêcher le candidat de développer des idées principales.

En outre, elle va à l'encontre de l'esprit de l'auteur et fait perdre beaucoup de points au candidat.

Un seul moyen pour l'éviter : il faut se concentrer dès la lecture analytique pour séparer l'accessoire de l'essentiel.

C'est seulement à cette seule condition que vous arriverez à éviter cet écueil.

- ✓ **LA FANTAISIE**

Beaucoup de candidats aiment tout particulièrement développer leur sens littéraire et ne respectent pas ainsi le style de l'auteur.

Certains adoptent même un style fleuri, usant de métaphores et autres figures de style qui sont ici hors sujet. L'exercice doit rester neutre dans le fond comme dans la forme.

Il ne s'agit pas de restituer le style de l'auteur mais de reformuler convenablement dans un registre de langue écrite correct.

A l'inverse, il vous faut donc éviter tout usage d'expression familière ou argotique.

- ✓ **L'ANALYSE**

Nous l'avons vu précédemment l'analyse du texte vous permet de découvrir les idées essentielles d'un texte.

Néanmoins, ce passage obligé dans le raisonnement ne doit pas ressurgir dans le corps de votre résumé. Il vous est donc formellement déconseillé d'utiliser des phrases indiquant un semblant d'analyse (L'auteur explique que… ; L'auteur montre que les vérités…)

✓ PARTIR BILLE EN TÊTE

Vous commencez à le comprendre, le résumé est un exercice difficile qui ne laisse pas la place à l'improvisation.

Pour cela, le texte doit être lu et relu avant d'être passé à la loupe.

Beaucoup de candidats ne prennent pas le temps de lire l'intégralité du texte et résument le texte paragraphe par paragraphe.

✓ LA GRANDILOQUENCE

Le style que vous devez utiliser dans votre résumé correspond à celui utilisé par l'auteur du texte d'origine.

Certains élèves changent le style des textes en usant de tournures empreintes d'emphase ou tout simplement un vocabulaire pompeux.

Une règle simple :

> **« Ce qui se conçoit bien s'énonce clairement et les mots pour le dire arrivent aisément. »**
>
> **Boileau, L'art poétique.**

La langue que vous allez utiliser dans votre résumé doit être simple, claire et compréhensible pour un lecteur profane.

✓ L'ÉNUMÉRATION

Dans certains textes longs ou journalistiques, les candidats seront tentés de vouloir énumérer les idées afin de gagner des mots.

Sachez que le texte que vous avez à résumer est un texte construit. Vous devez, dans tous les cas, évitez de passer les idées en revue les unes après les autres, en usant ou non de tirets.

L'énumération vous évite certes les mots de liaison, mais elle casse le rythme du texte.

Elle est à proscrire, car bien souvent le correcteur considérera que vous ne remplissez pas les conditions de l'épreuve et que vous êtes en train de faire une analyse des idées du texte.

✓ LE JARGON

C'est devenu une mode, pour certains, qui ont tendance à abuser de termes impropres ou de termes appartenant à un domaine particulier mais hors de propos avec le texte d'origine.

- **Les termes impropres**

  Souvent par manque de connaissances de la langue française, vous placez dans votre résumé, ce qui se voit de plus en plus, des abréviations (tt, dt, ds, cqfd, G1taf, qq1, etc.), des néologismes, et autres bizarreries de la langue orale...

  Vous avez pris l'habitude de prendre vos cours avec des notes rapides et personnelles ; vous avez l'habitude de « chater » sur le net ; vous aimez les SMS (Système de Messages Spontanées), l'écriture phonétique ... C'est bien ! Mais l'épreuve de résumé de texte vous demande durant le temps de l'épreuve de les bannir.

  Habituez-vous le plus vite possible à écrire correctement. Les automatismes que vous utilisez sont difficiles à perdre.

- **Les termes d'un domaine particulier**

  De nombreux étudiants passant les concours bénéficient désormais d'une formation autre. Ils ont tendance à introduire des notions juridiques, médicales, etc. dans les résumés de texte.

  Certes, vous devez profiter de vos expériences mais vous ne devez pas changer le vocabulaire utilisé par l'auteur.

✓ L'INCOHÉRENCE

L'incohérence consiste à écrire des phrases :

- sans avoir compris les idées du texte d'origine ;
- sans queue, ni tête ;
- en contradiction avec le texte d'origine.

✓ LA BANALITÉ

La banalité consiste à reprendre dans un texte certains, voire tous les éléments qui ne présentent aucun intérêt dans le texte.

La banalité traduit ou découle du manque d'analyse, du peu de discernement entre idées principales et idées accessoires.

Avec vos différentes lectures du texte, vous devez être capable de trouver les idées essentielles des textes.

✓ CHANGER DE SYSTÈME D'ÉNONCIATION

Un texte, entièrement rédigé à la deuxième personne du pluriel (par exemple), devra être reformulé à la deuxième personne du pluriel. Vous devez absolument respecter la voix énonciative.

Il en va de même pour les textes rédigés à la première personne du singulier. Certes, vous pourrez rencontrer des difficultés à le faire, mais c'est l'une des originalités de l'épreuve. Vous devez rester fidèle au texte d'origine dans le fond mais aussi dans la forme.

L'EXPLICATION DE VOCABULAIRE

Afin de cerner le candidat, des questions de vocabulaire sont fréquemment posées dans les divers concours.
Elles permettent d'évaluer la qualité de la compréhension du texte faite par le candidat.

L'explication lexicale correspond donc à l'explication d'un mot ou d'une expression. Le candidat devra ainsi expliquer de manière claire et précise, sous forme rédigée, le mot ou l'expression. Puis, il s'attardera à l'expliciter dans le contexte.

Il n'est nullement attendu un synonyme en guise de réponse. Le candidat devra faire des phrases pour répondre à ce genre de questions.

Souvent, le résumé terminé, le candidat ne soigne plus trop son orthographe, sa grammaire et sa syntaxe. Ceci est une erreur ! Vous devez être vigilant jusqu'au bout de votre copie.

✓ L'EXPLICATION D'UN MOT OU D'UN TERME

Vous devez expliquer le mot ou terme dans son sens général puis dans le contexte.

Pour vous aider à trouver le sens général, vous pouvez avoir recours à :
- l'étymologie,
- les mots de la même famille,
- les expressions ou proverbes, etc.

Une fois le sens trouvé, vous devez expliquer le sens du mot dans le contexte. Expliquez ce que l'auteur a voulu signifier.

L'explication du mot ou du terme peut vous remémorer des souvenirs historiques, politiques, médicaux… N'hésitez pas à compléter votre définition de ces ajouts, vous y gagnerez !

✓ L'EXPLICATION D'UNE EXPRESSION

Dans une expression, vous devez expliquer de façon générale le terme le plus important de l'expression ou le plus compliqué, puis vous devez expliquer ensuite l'intégralité de l'expression dans son contexte.

Il ne s'agit donc pas pour vous d'expliquer chaque mot de l'expression, ce qui serait une perte de temps mais aussi complètement inutile.

Certaines expressions peuvent :

Faire référence à des figures de style : métaphore, comparaison…

- Citez toujours la figure de style utilisée.

Faire référence à un proverbe ou une citation célèbre en le ou la détournant.

- Notez que vous avez vu le trait d'esprit en expliquant la provenance de la phrase et en expliquant le sens réel de la citation, du proverbe, etc.

Faire référence à la mythologie grecque ou romaine.

Dans ce cas, vous devrez apporter vos connaissances sur le personnage mythologique en question. Les personnages les plus en vogue (à connaître sur le bout de votre lexique) sont :

- Narcisse,
- Prométhée,
- Thanatos,
- Esope,
- Œdipe,
- Sisyphe,
- Hercule,
- Léto ou Latone,
- Artémis,
- Hadès ou Pluton,
- Arès ou Mars…

EXERCICES CORRIGÉS

EXERCICE 1

Le style n'est que l'ordre et le mouvement qu'on met dans ses pensées. Si on les enchaîne étroitement, si on les serre, le style devient ferme, nerveux et concis...

Mais avant de chercher l'ordre dans lequel on présentera ses pensées, il faut s'en être fait un autre plus général et plus fixe, où ne doivent entrer que les premières vues et les principales idées : c'est en marquant leur place sur ce premier plan qu'un sujet sera circonscrit et que l'on en connaîtra l'étendue ; c'est en se rappelant sans cesse ces premiers linéaments qu'on déterminera les justes intervalles qui séparent les idées principales et qu'il naîtra des idées accessoires et moyennes qui serviront à les remplir. Ce plan n'est pas encore le style, mais il en est la base ; il le soutient, il le dirige, il règle son mouvement et le soumet à des lois : sans cela, le meilleur écrivain s'égare, sa plume marche sans guide, et jette à l'aventure des traits irréguliers et des figures discordantes...

C'est faute de plan, c'est pour n'avoir pas assez réfléchi sur son objet, qu'un homme d'esprit se trouve embarrassé, et ne sait par où commencer à écrire. Il aperçoit à la fois un grand nombre d'idées ; et, comme il ne les a ni comparées ni subordonnées, rien ne le détermine à préférer les unes aux autres ; il demeure donc dans la perplexité ; mais, lorsqu'il se sera fait un plan, lorsqu'une fois il aura rassemblé et mis en ordre toutes les pensées essentielles à son sujet, il s'apercevra aisément de l'instant auquel il doit prendre la plume ; il sentira le point de maturité de la production de l'esprit ; il sera pressé de la faire éclore ; il n'aura même que du plaisir à écrire : les idées se succéderont aisément, et le style sera naturel et facile ; la chaleur naîtra de ce plaisir, se répandra partout, et donnera de la vie à chaque expression ; tout s'animera de plus en plus, le ton s'élèvera, les objets prendront de la couleur, et le sentiment, se joignant à la lumière, l'augmentera, la portera plus loin, la fera passer de ce que l'on dit à ce que l'on va dire, et le style deviendra intéressant et lumineux...

Pour bien écrire, il faut donc posséder pleinement son sujet ; il faut y réfléchir assez pour voir clairement l'ordre de ses pensées, et en former une suite, une chaîne continue, dont chaque point représente une idée ; et, lorsqu'on aura pris la plume, il faudra la conduire successivement sur ce premier trait, sans lui permettre de s'en écarter, sans l'appuyer inégalement, sans lui donner d'autre mouvement que celui qui sera déterminé par l'espace qu'elle doit parcourir. C'est en cela que consiste la sévérité du style ; c'est aussi ce qui en fera l'unité et ce qui en réglera la rapidité ; et cela seul aussi suffira pour le rendre précis et simple, égal et clair, vif et suivi. A cette première règle, dictée par le génie, si l'on y joint encore de la défiance pour son premier mouvement, du mépris pour tout ce qui n'est pas brillant, et une répugnance constante pour l'équivoque et la plaisanterie, le style aura de la gravité, il aura même de la majesté. Enfin, si l'on écrit comme l'on pense, si l'on est convaincu de ce que l'on veut persuader, cette bonne foi avec soi-même, qui fait la bienséance pour les autres et la vérité du style, lui fera produire tout son effet, pourvu que cette persuasion intérieure ne se marque pas par un enthousiasme trop fort, et qu'il y ait partout plus de candeur que de confiance, plus de raison que de chaleur. Le ton n'est que la convenance du style à la nature du sujet : il ne doit jamais être forcé ; il naîtra naturellement du fond même de la chose...

Les ouvrages bien écrits seront les seuls qui passeront à la postérité. La quantité des connaissances, la singularité des faits, la nouveauté même des découvertes, ne sont pas de sûrs garants de l'immortalité ; si les ouvrages qui les contiennent ne roulent que sur de petits objets, s'ils sont écrits sans goût, sans noblesse et sans génie, ils périront, parce que les connaissances, les faits et les découvertes s'enlèvent aisément, se transportent, et gagnent même à être mis en oeuvre par des mains plus habiles. Ces choses sont hors de l'homme, le style est l'homme même. Le style ne peut donc ni s'enlever, ni se transporter, ni s'altérer : s'il est élevé, noble, sublime, l'auteur sera également admiré dans tous les temps ; car il n'y a que la vérité qui soit durable, et même éternelle. Or, un beau style n'est tel en effet que par le nombre infini des vérités qu'il présente.

Buffon, Discours à l'Académie Française ou Discours sur le Style (1753)

Faire un résumé de ce texte en 150 mots plus ou moins 10 %

RÉPONSES :

Avant de se préoccuper du style, ordre et mouvement conférés à la pensée, il convient de distinguer les idées principales des autres : base du style, le plan est essentiel ; il traduit la maturité de la pensée, permet l'aisance du style ainsi que l'expressivité du langage.

Outre la maîtrise du sujet et l'ordonnancement de la pensée, il importe de suivre scrupuleusement l'ordre déterminé : la rigueur du mouvement fait la sévérité du style, son unité, son rythme, sa clarté. Gravité, voire majesté, s'obtiennent en rejetant la complaisance, le médiocre, l'équivoque et la plaisanterie. Enfin, honnêteté et conviction constitueront la vérité du style à condition de trouver le ton juste, l'adéquation du style au sujet.

Tandis que tout sujet mal écrit, devenant contingent, versera dans l'oubli, un ouvrage composé avec style perdurera : car le beau style, reflet de l'homme même, est l'expression de vérités infinies et éternelles.

Nombre total de mots : 154
Résumé d'après un texte de Buffon de 1753

EXERCICE 2

Il est entendu que le premier devoir de la famille et du médecin est de dissimuler à un malade condamné la gravité de son état. Le malade ne doit plus jamais savoir (sauf cas exceptionnels) que sa fin approche. L'usage nouveau exige qu'il meure dans l'ignorance de sa mort. Ce n'est plus seulement une habitude introduite naïvement dans les mœurs. C'est devenu une règle morale. JANKELEVITCH (1) l'affirmait sans ambages, dans un récent colloque de médecins sur le thème : « Faut-il mentir au malade ? » Le menteur, déclarait-il, « est celui qui dit la vérité... Je suis contre la vérité, passionnément contre la vérité... Pour moi il y a une loi plus importante que toutes, c'est celle de l'amour et de la charité ». On y aurait alors manqué jusqu'au XXe siècle, tant que la morale obligea d'informer la malade ? On mesure à cette opposition l'extraordinaire renversement des sentiments et, ensuite, des idées ! Comment s'est-il produit ? On aurait trop vite fait de dire que, dans une société du bonheur et du bien-être, il n'y avait plus de place pour la souffrance, la tristesse et la mort. C'est prendre le résultat pour la raison.

Il est remarquable que cette évolution soit liée aux progrès du sentiment familial, et au quasi-monopole affectif de la famille dans notre monde. Il faut en effet chercher la cause du changement dans les relations entre le malade et sa famille. La famille n'a plus toléré le coup qu'elle portait à un être aimé et qu'elle se portait aussi à elle-même en rendant la mort plus présente, plus certaine, en interdisant toute simulation et toute illusion. Combien de fois n'avons-nous pas entendu dire d'un époux, d'un parent : "J'ai du moins la satisfaction qu'il (ou elle) ne s'est jamais senti mourir ? " Le "ne pas se sentir mourir" a remplacé dans notre langage commun le "sentant sa mort prochaine" du XVIIe siècle.

En réalité, il devait arriver souvent, mais les morts ne font plus de confidences, que le malade savait bien à quoi s'en tenir, et faisait semblant de ne pas savoir, par pitié pour l'entourage. Car, si la famille a vite répugné à jouer le nuntius mortis (2) qui, au Moyen Age et au début des temps modernes, n'était pas choisi dans ses rangs, le principal intéressé a aussi, de son côté, abdiqué. Par peur de la mort ? Mais celle-ci avait toujours existé. Seulement on en riait : "Que vous êtes pressante, ô déesse cruelle ! " ; et la société avait imposé au mourant terrifié de jouer quand même la grande scène des adieux et du départ. On dit cette vieille peur ancestrale ; mais son refoulement est tout aussi ancestral ! La peur de la mort n'explique pas le renoncement du mourant à sa propre mort. C'est encore dans l'histoire de la famille qu'il faut chercher l'explication.

L'homme du second Moyen Age et de la Renaissance (par opposition à l'homme du premier Moyen Age, de ROLAND, qui se survit chez les paysans de TOLSTOÏ) tenait à participer à sa propre mort, parce qu'il voyait dans cette mort un moment exceptionnel où son individualité recevait sa forme définitive. Il n'était le maître de sa vie que dans la mesure où il était le maître de sa mort. Sa mort lui appartenait, et à lui seul. Or, à partir du XVIIe siècle, il a cessé d'exercer seul sa souveraineté sur sa propre vie, et, par conséquent, sur sa mort. Il l'a partagée avec sa famille. Auparavant, sa famille était écartée des décisions graves qu'il devait prendre en vue de la mort, et qu'il prenait seul.

C'est le cas des testaments. Du XIVe siècle au début du XVIIIe siècle, le testament a été pour chacun un moyen spontané de s'exprimer, et c'était en même temps une marque de défiance - ou d'absence de confiance - à l'égard de sa famille. Aussi le testament a-t-il perdu son caractère de nécessité morale et de témoignage personnel et chaleureux quand, au XVIIIe siècle, l'affection familiale a triomphé de la méfiance traditionnelle du testateur envers ses héritiers. Cette méfiance a été, au contraire, remplacée par une confiance absolue qui n'a plus besoin de textes écrits. Les dernières volontés orales sont devenues, bien tard, sacrées pour les survivants qui s'estiment désormais engagés à les respecter à la lettre. De son côté, le mourant est convaincu qu'il peut se reposer sans inquiétude sur la parole de ses proches. Cette confiance, née au XVIIe et XVIIIe siècle, développée au XIXe siècle, est devenue au XXe siècle une véritable aliénation. A partir du moment où un risque grave menace un membre de la famille, celle-ci conspire aussitôt à le priver de son information et de sa liberté. Le malade devient alors un mineur, comme un enfant ou un débile mental, que l'époux ou les parents prennent en charge, séparent du monde. On sait mieux que lui ce qu'il doit faire et savoir. Il est privé de ses droits et en particulier du droit jadis essentiel de connaître sa mort, de la préparer, de l'organiser. Et il se laisse faire parce qu'il est convaincu que c'est pour son bien. Il s'en remet à l'affection des siens. Si, malgré tout, il a deviné, il fera semblant de ne pas savoir. La mort d'autrefois était une tragédie - souvent comique - où on jouait à celui qui va mourir. La mort d'aujourd'hui est une comédie - toujours dramatique - où on joue à celui qui ne sait pas qu'il va mourir.

Philippe ARIES, Essais sur l'histoire de la mort en Occident du Moyen Âge à nos jours, 1975.

1) JANKELEVITCH : philosophe contemporain.
2) Nuntius mortis : annonciateur de la mort.

Philippe ARIÈS (1914-1984), l'un des historiens français de la" nouvelle histoire" des plus renommés, a écrit notamment "Histoire des populations françaises et de leurs attitudes devant la vie depuis le XVIIIe siècle", "L'enfant et la vie familiale sous l'Ancien Régime" et "Essais sur l'histoire de la mort en Occident du Moyen Âge à nos jours". Dans ce livre paru en 1975, l'auteur a offert le résultat de ses recherches sur l'histoire des attitudes de l'homme occidental devant la mort ; il montre comment on est passé, lentement, progressivement, de la mort familière, "apprivoisée" (au Moyen Age), à la mort refoulée, maudite, "interdite" (aujourd'hui).

QUESTIONS :

1. Analysez le texte.
2. Donnez un titre au texte.
3. Expliquez le sens du mot « testateur ».

RÉPONSES :

1. Actuellement, notre société (famille, proches et spécialistes de la santé) considèrent nécessaire sur le plan moral et de la charité de taire la réalité de l'imminence de la mort à un patient/parent. Ce changement d'avec les siècles précédents est lié à notre jugement familial qui préfère laisser le malade dans l'ignorance plutôt que de le traumatiser. Jadis, le malade savait mais feignait l'ignorance. Désormais le malade joue le jeu pour ne pas chagriner sa famille. Cette attitude correspond à un changement social : pendant la Renaissance et le Moyen-âge, la mort représentait un accomplissement de la vie, mais au XVIIe la famille est intervenue. Le testament est sur ce point crucial. D'antan, il représentait une forme de méfiance envers la famille, puis un témoignage de la confiance envers ses héritiers. Les deux derniers siècles transforment cette confiance en une infantilisation du malade qui abandonne toute initiative à ses proches. Ses derniers décident à sa place et cachent même sa mort. S'il n'est pas dupe, il pense que ces agissements sont bons. La mort d'autrefois s'oppose à la mort actuelle.

2. La mort.

3. Un testateur est un terme de droit qui signifie l'auteur d'un testament (Acte unilatéral, révocable jusqu'au décès de son auteur, par lequel celui-ci dispose de tout ou partie des biens qu'il laissera en mourant).

EXERCICE 3

La grande nouveauté - de vocabulaire - depuis deux ou trois ans est bien entendu l'intelligence artificielle, dont on nous rebat les oreilles pour deux raisons. D'abord, et c'est peut-être le moins grave, pour des raisons commerciales. Ce terme semble conférer automatiquement une qualité et une puissance mythiques à des programmes d'ordinateur, un peu plus évolués peut-être que ce qu'ils étaient il y a dix ou quinze ans, et les faire passer pour ce qu'ils ne sont pas dans le but de les vendre plus cher. C'est l'enveloppe marketing qui donne confiance, exactement de la même manière qu'à une époque les lessives devaient toutes avoir des enzymes gloutons. L'autre raison, c'est qu'il semble plus que jamais que nos contemporains ont besoin de croire en une puissance supérieure qui ne se tromperait jamais, qu'on ne prendrait jamais en défaut et qui, ultimement, prendrait les décisions difficiles à leur place.

Or, cela ne devrait normalement donner lieu à aucune sorte de débat tant c'est évident : il ne peut y avoir d'intelligence qui soit artificielle. Le propre même de l'ordinateur est qu'il est purement mécaniste, qu'il ne sait pas créer, mais simplement répéter, à plus ou moins bon escient, ce qu'on lui a dit auparavant et qu'il a conservé dans un coin de sa mémoire - mémoire prodigieuse mais mémoire mécaniste. Les deux termes intelligence et artificielle sont complètement antithétiques. Cela devrait sauter aux yeux de tout un chacun, si ces yeux étaient ouverts et pas trop obscurcis par des mythes. Weizenbaum a totalement raison : soit l'homme est une machine et alors l'ordinateur pourra acquérir progressivement la même « intelligence », soit il est autre chose et l'ordinateur ne pourra jamais le rejoindre.

En revanche, il existe ce qu'on appelle avec beaucoup plus de justesse des systèmes experts qui consistent à essayer de mettre en mémoire magnétique les connaissances et l'expérience d'un certain nombre de spécialistes de haut niveau pour tenter d'en disposer plus facilement sans avoir recours à leur présence physique. Mais de quoi s'agit-il ? De rien de plus, fondamentalement, que d'un programme écrit par l'homme qui consiste à amasser une documentation aussi complète que possible pour la ressortir au bon moment en fonction d'une situation ; une sorte de jurisprudence donc, au sens juridique, qui permette de savoir ce que d'autres ont fait dans des situations données. Or, on le sait bien, un expert ne fait jamais la même chose que ce qu'il a fait précédemment.

Ainsi donc, quand j'entends le terme système expert, j'apprécie la modestie du propos, et j'attache un certain intérêt à la chose. Mais quand j'entends le terme intelligence artificielle, je me demande immédiatement ce que celui qui l'a prononcé est en train d'essayer de me vendre. Soit il vend un programme d'ordinateur qu'il enrobe de ce terme soi-disant prestigieux pour augmenter son tarif. Soit il me vend une idéologie réductrice de l'homme, une vision totalitaire, un désespoir caché devant la difficulté d'être et de prendre les risques inhérents à la nature humaine. Soit, et heureusement c'est le plus courant il se borne à propager des idées un peu sottes qu'il a ramassées dans un dîner en ville, au café du commerce, ou dans le dernier congrès en vogue, sans y avoir réfléchi vraiment ; comme on suit une mode. Dans tous les cas, il rapporte un mensonge.

Olivier Legendre, *REVUE PROJET (N° 201,* sept-oct. 1986).

QUESTION :

Vous ferez du texte suivant un résumé en 150 mots. Une marge de 7 mots en plus ou en moins est acceptée. Vous indiquerez le nombre de mots utilisé par ligne. Vous indiquerez à la fin de votre résumé le nombre total de mots.

RÉPONSE :

Un terme nouveau, l'intelligence artificielle, est à la mode. Son aura transfigure les logiciels informatiques évolués mais somme toute banals et en fait un atout commercial. En outre considéré comme infaillible, elle se substitue au délicat exercice de la responsabilité humaine. Néanmoins, l'intelligence est antagoniste d'artificiel : cela tient du sens commun. L'ordinateur opère de façon mécanique non créative. Ou l'homme est une machine que l'ordinateur pourra égaler ou il en diffère irrémédiablement.

Toutefois, l'existence des systèmes experts permet d'accumuler les savoirs et expériences antérieurs d'un domaine spécifique, sans préjuger de la décision toujours particulière de l'expert qui en fait usage. Donc si le système expert semble intéressant, je crains le terme intelligence artificielle. Il représente un subterfuge de vente ou une conception mutilatrice de l'homme et de sa difficile liberté voire, simplement, une sottise dans l'air du temps.

Nombre total de mots : 150
Résumé d'après un texte d'Olivier LEGENDRE, publié dans la revue Projet N° 201 de sept-oct 1986.

EXERCICE 4

Alain Decaux, de l'Académie française
Le Monde du 2 novembre 2001

Ce cri d'alarme, chargé de détresse et parfois de colère, nous l'entendons chaque jour et partout : le français perd sa place dans le monde ! Le français est en déclin ! Est-ce une vue de l'esprit ? Les principales associations de défense et de promotion du français, réunies en mai dernier, ont dressé un bilan qui est un réquisitoire : l'anglo-américain gagne du terrain dans l'économie, la publicité, la recherche, les services publics, l'armée, l'enseignement, les institutions internationales. (...)

Jusqu'à une époque relativement récente, le français est resté la langue diplomatique, et la communauté internationale s'en est enchantée. [...] Que les conseils d'administration de firmes françaises, dont les membres sont tous français, siègent en n'utilisant que l'anglais ne peut se soutenir par aucun argument. [...] Je sais bien, au moins en matière scientifique, que des arguments peuvent être présentés. [...] Ce problème sera-t-il résolu au XXI° siècle ? On voit les machines à traduire accomplir de tels progrès qu'on peut l'espérer. En sera-t-il de même de la place du français dans les organisations internationales ? [...] Le français se trouvera-t-il un jour dans la situation de ces langues indiennes d'Amérique dont Chateaubriand disait que seuls les vieux perroquets de l'Orénoque en avaient gardé le souvenir ? Je n'hésite pas à l'affirmer : j'attends beaucoup du XXI° siècle.
Ce qui pourra sauvegarder la langue française, c'est paradoxalement l'uniformisation de la langue anglaise. Car le langage si pratique que l'on utilise déjà partout dans le monde est de moins en moins de l'anglais. C'est une langue nouvelle, née de l'anglo-américain, dont les racines sont anglaises, mais qui foisonne de néologismes, d'approximations, de déformations. Ce n'est plus une langue de culture. Les langues et les cultures sont inséparables. Nos petits-enfants devront parler l'anglo-américain, devenu l'espéranto de notre siècle, car leur réussite éventuelle en dépend. Mais il leur faudra, s'ils veulent connaître Shakespeare, Wilde ou Joyce, revenir à la langue anglaise dans ce qu'elle recèle de richesse, de beauté et de dons créatifs. Chacun, en Europe, devra défendre sa langue, y compris les Britanniques. [...]

Voilà ce que nous demandons au XXI° siècle : réagir. Et d'abord par un retour à la pureté du français. Il s'est beaucoup abîmé au cours des dernières années du XX°. Retrouvons l'usage de ce que nos instituteurs appelaient le « bon français ». Débarrassons-le des scories accumulées et de ce charabia que nous devons malheureusement à certains pédagogues. Confirmons en même temps sa mobilité : une langue immobile est une langue qui agonise. [...] Il faut que, dans nos écoles, nos collèges, nos lycées, le XXI° siècle revienne à la lecture des grands textes que l'on a abandonnée au profit d'une analyse souvent stérile. Car c'est en eux que repose l'espérance d'un français remis sur les rails.

L'image de la France qui a fasciné des millions d'étrangers, n'est-ce pas à travers nos auteurs qu'ils l'ont découverte ? [...]

Je rêve d'une grande alliance entre tous nos vieux pays qui s'uniront pour défendre la vraie richesse de l'Europe : la seule qui puisse répondre à l'anglais d'aéroport. Il faudra que nos pouvoirs publics s'en convainquent avant d'en convaincre les autres. Ce ne sera pas facile. [...] Il faudra aussi que l'on se mette dans la tête que nous disposons d'un atout que n'ont pas les autres et que l'on est en train, tranquillement, insidieusement, d'oublier. Comment a-t-on pu en arriver là ? Cet atout, c'est la francophonie. (...) Or nous savons que le niveau de l'enseignement du français, dans plusieurs pays francophones, ne cesse de baisser. J'admire les multiples projets que la francophonie met en route. Quel sens prendront-ils si, peu à peu, dans les pays concernés et faute d'enseignants formés, le français se délite ? (...)

Il faut que l'on comprenne que la survie du français n'est pas seulement un sujet de colloque où se côtoient quelques linguistes et quelques acharnés. Il faut l'élever au rang de cause nationale. Parce que l'image de la France est en jeu et, au-delà, son rayonnement, son prestige, sa place dans le monde.

QUESTIONS :

1. Donnez un titre au texte.
2. Vous ferez de ce texte un résumé en 150 mots. Une marge de 10% est tolérée.
3. Vous expliquerez :
   - les scories ;
   - se déliter.

RÉPONSES :

1. La survie du français, cause nationale.

2. Résumé :

La prééminence mondiale du français disparaît, l'anglo-américain s'impose. Le français, langue diplomatique, est délaissé même dans les communications internes des sociétés nationales au profit de l'anglais. Jugulerons-nous ce phénomène au XXI° siècle ou assisterons-nous à la fin programmée du français ? J'attends beaucoup du nouveau millénaire.

L'universalisation de l'anglais sauvera notre langue. Elle paupérisera la culture britannique et nous soumettra à son apprentissage allégé. Les Britanniques devront défendre la richesse de leur langue.

Retrouver un bon usage langagier et laisser vivre notre langue constituent les défis du XXI° siècle. Du ressort de l'école, ils colportent mondialement notre culture.

J'espère que la vieille Europe saura défendre politiquement sa culture. La francophonie, souvent délaissée, est notre atout. J'en appelle aux projets francophones qui s'épanouissent avec des enseignants compétents. Le français doit devenir une cause, symbole de la France dans le monde.(150)

3. Vocabulaire :

Les scories :

- sous-produit d'opération métallurgique ayant une composition à base de silicates ;
- lave bulbeuse, rude au toucher et légère ;
- partie médiocre ou mauvaise, déchets.

Se déliter :

- se désagréger.

Expliquez ensuite chaque mot dans le contexte.

EXERCICE 5

LE MONDE, Jeudi 11 Janvier 2001

Acronyme

par Pierre Georges

MALIN ! Pas vraiment nouveau, mais malin. Un jeu de presse, comme un jeu de piste. Le rédacteur en chef du *Daily Express,* quotidien britannique, a commis un éditorial, samedi dernier, sur la vache folle. Un de plus, dira-t-on, sur un sujet proprement inépuisable.

Et pourtant, cet éditorial n'est pas passé inaperçu. Car, aussi sûrement qu'un train peut en cacher un autre, un édito sur la vache folle peut masquer une vacherie. En étudiant de près les considérations de l'auteur sur la vie des prions, les exégètes se sont aperçu que Stephen Pollard avait lancé un message, tout sauf subliminal à son cher directeur.

Roublard, le rédacteur en chef s'est ingénié à ce que les 14 premières lettres des 14 paragraphes de cette œuvre cryptée constituent une carte de vœux parfaitement injurieuse et concise à l'intention de Richard Desmond, le nouveau propriétaire du journal *« Fuck you Desmond ! »*

Chacun comprenant parfaitement l'anglais ainsi exprimé dans le texte, inutile de traduire le sens de cet envoi, motivé selon les connaisseurs par les méthodes expéditives et autoritaires dudit Desmond, par ailleurs éditeur de plusieurs magazines porno. Bref, cette insurrection à peine masquée fit beaucoup rire, à défaut de choquer.

Innocent comme le rédacteur en chef qui vient d'écrire, et après avoir balancé cet acronyme vengeur, Stephen Pollard prit un air le plus vache folle avant de dire, rapporte *Libération: «Il s'agit d'une simple coïncidence ».* Ecrite, de toute évidence, à l'encre sympathique.

Plausible ? Evidemment non. Susceptible de provoquer la plus féroce répression. Cela pourrait se plaider, tant les mots, ces furieux, indociles et irrévérencieux mots mènent parfois leur libre vie de mots sans rien demander à l'auteur, pas même ses intentions malignes.

Ajoutons tout de même que certains jours, quand le terrain est lourd et l'inspiration maigrelette, certains vieux canassons d'écriture, pour passer le temps et la haie, s'amusent à ces jeux d'écriture, ce double jeu d'écrire. Sous le pavé indigeste, la rigolade. Sous l'apparence d'une prose besogneuse, un petit message tricoté main.

Tout l'art, avec un a minuscule, consiste alors à ne pas se faire prendre par la patrouille en ces acrobaties qui ne sont pas uniquement ludiques et formelles, mais doivent tout de même garder un sens. Et de ce point de vue-là, on ne doute pas que Stephen Pollard s'est ingénié à ce que l'écrit porteur, la vache folle donc, soit à la hauteur de l'écrit porté.

Redoutable exercice néanmoins. L'acronyme, genre très pratiqué par les plus grands poètes, suppose qu'à l'avance on sache où l'on veut aller. Et qu'à l'arrivée on retombe sur ses pieds, avec l'exquise légèreté de la plume et non la pesanteur du simple artifice.

Obstacle délicat ! Comment écrire à la fois, pour le plus grand nombre, avec le vague espoir d'être compris, et pour le plus restreint des publics, avec la furieuse envie d'être entendu ? Comment mélanger le général au particulier, le texte au sous texte, sans se mélanger les phalanges ?

Notre confrère anglais a réussi ce tour de force de parler aux uns non s'en l'envoyer dire à l'autre. Admirable performance d'un forçat de la plume en sa révolte d'autant plus belle que vaine !

QUESTIONS :

1. Quelle erreur est commise par Pierre GEORGES ?

2. Que veut dire réellement Pierre GEORGES ?

3. Que signifient les mots et expressions ci-dessous ?
   A) un prion,
   B) un exégète,
   C) l'encre sympathique.

<u>RÉPONSES :</u>

1. Le titre de la chronique de Pierre Georges est erroné ! Un acronyme est un sigle qui est prononcé comme un mot ordinaire. Exemple : SIDA. Pierre Georges fait référence à l'acrostiche qui correspond à un poème ou strophe où les initiales de chaque vers, lues dans le sens vertical, composent un nom (auteur, dédicataire) ou un mot-clé.

Attention donc aux questions qui peuvent vous être posées : elles vérifient votre compréhension globale du texte...

2. MERCI PATRON ! Prenez la première lettre de chaque paragraphe.

3. Vocabulaire :

A) Le prion est un terme de biologie qui signifie ici une particule protéique infectieuse, agent de l'encéphalopathie spongiforme. Il est toujours mortel.

B) Un exégète est une personne qui s'occupe d'exégèse ; c'est aussi un commentateur ou un interprète.

C) L'encre sympathique est une encre qui reste incolore et donc invisible tant qu'on ne la soumet pas à l'action d'un réactif ou d'une température élevée.

EXERCICE 6

LE MONDE - **VENDREDI 22 SEPTEMBRE 2000 - Mortelle lavande par Pierre Georges**

MOURIR AU LAVANDOU est un sort si doux ! Quelle belle et noble épitaphe cela ferait au monument aux défunts de la jolie cité ! La mort parfumée du Lavandourain ! Et le repos, évidemment éternel, à suçoter la lavande par les racines.

Sauf que cela n'est pas donné à tout le monde. Notamment pas aux « estrangers », depuis que le maire de la commune, Gil Bernardi, a pris, mercredi, le plus étrange des arrêtés : « Il est interdit à toute personne ne disposant pas de caveau de décéder sur le territoire de la commune. » Plus facile à interdire qu'à faire, certes, en vertu du principe assez établi qu'aucun des humbles mortels ne maîtrise parfaitement ni le jour, ni l'heure, ni l'endroit. Et puis, tenons pour établi, même si leur sort est enviable et leur horizon bleu lavande, que les Lavandourains sont des mortels comme les autres. Et donc que, lorsque l'envie irrépressible de défunter les saisit, il n'y a ni maire, ni arrêté, ni considération sur la pénurie de caveaux qui puissent les en dissuader. On pourrait donc supposer, avec tout l'infini respect dû à sa noble fonction, que M. le maire du Lavandou a, arrêté fait foi, nettement fondu les plombs. Et qu'il semble mûr pour le cabanon, avec, de préférence, accès direct à la plage. On le pourrait, en effet. Sauf que cela serait injuste et faux. Car, si Gil Bernardi a pondu semblable texte, c'est, semble-t-il, par pure provocation en riposte à une situation ingérable.

Le pauvre maire, en effet, ne sait plus quoi faire de ses pauvres morts. Le Lavandou, 6 000 âmes sans compter les âmes mortes, dispose d'un cimetière trop petit dans un univers trop cruel. Si bien que l'offre ne correspond plus à la demande. Et que dix-neuf défunts, à l'heure actuelle, patientent sagement en liste d'attente.

Le petit cimetière du Lavandou est surbooké, en somme. Comme il était prévisible, et prévu d'ailleurs depuis longtemps. Au point que le conseil municipal a lancé, depuis quatre ans, le projet d'implanter un autre cimetière, arboré, sur un terrain classé. Le projet a été vivement combattu par une association de défense de l'environnement, considérant, elle, que c'était là, si l'on ose dire, déshabiller écologiquement les vivants pour loger dignement les morts. L'association a dont suggéré, alternative, que le nécessaire nouveau cimetière soit construit dans une carrière désaffectée. Ce qui, soit dit en passant, nous rappelle le vieux chant patriotique, « nous entrerons dans la carrière ».

Trêve de plaisanterie. Il y a conflit donc, Le maire et son conseil municipal en tiennent pour leur cimetière bis. Ils dénoncent, comme une offense aux morts, l'idée même d'une carrière recyclée en champ funéraire. L'association de défense de l'environnement de Bormes-Le Lavandou a contesté l'atteinte au patrimoine et saisi le tribunal administratif de Nice. Et, le 14 septembre, ce dernier a tranché : le projet de construction Lavandou a été annulé. Voilà où l'on en est. Et le bon maire excédé, debout les morts !, lance à la face de la nation cette vibrante proclamation : « Personne au monde ne peut interdire à un Lavandourain de reposer sur son sol ! »

QUESTIONS :

1) Vous ferez de ce texte un résumé en 123 mots. Une marge de 7 mots est tolérée.
2) Vous expliquerez les mots et expressions soulignés :
   - Épitaphe,
   - Défunter,
   - Surbooké,
   - Arboré,
   - déshabiller écologiquement les vivants pour loger dignement les morts.

RÉPONSES :

1.

Reposer au Lavandou semble être le désir de tout un chacun... Mais le rêve s'évapore depuis que le maire refuse à quiconque ne possédant pas de concession de mourir sur sa commune. Comment surseoir à de telles dispositions quand la mort vous fauche ? Hystérique le maire ? Non, tout simplement exaspéré...

Le cimetière trop exigu ne peut absorber la demande. Le projet municipal de nouveau cimetière sur un site protégé a déclenché les foudres des écologistes qui veulent l'implanter dans une carrière désaffectée. Infamie pour les morts clame la municipalité. Porté devant les tribunaux ce cheval de bataille s'est terminé en l'annulation pure et simple du projet. Le maire, outré, en appelle depuis au droit de mourir sur son sol.

2.

L'épitaphe est une inscription funéraire. Elle débute souvent par les mots « ci-gît ». En archéologie, elle symbolise une tablette portant une inscription funéraire. Pierre Georges avec humour dédicace sous forme d'épitaphe le début de son billet. Il introduit son sujet sur un fait divers dans le Lavandou où le maire a pris un étrange arrêté...

Défunter est un néologisme utilisé par Pierre Georges formé à partir du nom défunt (qui est mort). Même le verbe mourir ne peut être utilisé dans la commune tellement il suscite de polémiques et bagarres au conseil municipal.

L'adjectif surbooké est dérivé du nom surbooking, faux anglicisme, signifiant surréservation. Il signifie que les places au cimetière ont chères et qu'il existe plusieurs réservations pour la même et unique place.

L'adjectif arboré signifie parsemé d'arbres.

L'expression « Déshabiller écologiquement les vivants pour loger dignement les morts » fait référence au proverbe « Déshabiller saint Pierre pour habiller saint Paul. » : faire une dette pour en acquitter une autre ; se tirer d'une difficulté en s'en créant une nouvelle.

Ici dans le texte, M. le maire du Lavandou a souhaité implanter un cimetière sur un terrain classé. Selon les écologistes, il s'agit ici d'une nouvelle difficulté, cela priverait les habitants du loisir d'un terrain classé, véritable atteinte au patrimoine.

EXERCICES NON CORRIGÉS

EXERCICE A

Sciences Humaines – N°39 – juin – juillet – août 2015
La mosaïque des modèles familiaux

En France, 70 % des enfants vivent dans une famille dite traditionnelle, 20 % en famille monoparentale, 10 % en famille recomposée. On ne possède pas de chiffres pour les familles homoparentales, non reconnues par la loi. En matière de famille, les statistiques sont loin d'être un reflet fidèle de la réalité. Car depuis les années 1970, avec l'augmentation des divorces, des remariages, des couples non mariés, auxquels sont venus s'ajouter les pacsés, ceux qui vivent seuls avec des enfants, les homosexuels qui s'installent en couple, c'est une véritable mosaïque de configurations qui se dessinent.

• La famille PME (père-mère-enfant)

Au départ, la famille traditionnelle, appelée « famille nucléaire » par les sociologues, est constituée d'un père et d'une mère, à la fois parents génétiques, biologiques et sociaux. Mais une famille traditionnelle peut avoir recours à l'AMP, à la GPA ou à l'adoption : dans ce cas, parents biologiques et parents légaux sont dissociés.

• La famille monoparentale

Constituée d'un adulte (le plus souvent une femme) vivant avec au moins un enfant, elle peut être le résultat d'une séparation (85 % des cas) ou d'un choix : 15 % de ces femmes ont décidé d'avoir un enfant et de l'élever seule. Beaucoup plus rares, des « célibapères » qui décident d'élever seuls leur enfant.

• La famille recomposée

Véritable archipel issu de tous les cas de figure précédents : une femme et son enfant (famille monoparentale) qui retrouve un compagnon et décide d'enfanter avec lui. Des divorcés qui se remarient et réunissent la tribu des enfants des mariages antérieurs...

« Stricto sensu, *la famille recomposée, c'est la cellule familiale qui entoure directement l'enfant avec son père ou sa mère et son nouveau conjoint. Lato sensu, la famille recomposée, du point de vue de l'enfant, peut aussi comprendre le foyer de son autre parent (si la recomposition n'est pas liée à un décès) avec ses éventuels autres enfants, mais aussi des grands-parents nombreux »*, explique Julien Damon.

• **La famille homoparentale**

Les couples homosexuels, gays ou lesbiens revendiquent de manière croissante le droit de fonder des familles, quitte à contourner les législations en vigueur : adoption, recours à la GPA pour les gays, à l'insémination pour les femmes, choisissant de garder – ou non – des liens de « coparentalité » avec le géniteur ou la génitrice. Parfois, ce sont deux couples, l'un gay, l'autre lesbien, qui s'apparient, en coopérant à l'éducation de l'enfant. Entre 20 000 et 40 000 enfants résideraient avec un couple de même sexe.
On peut donc être parent, monoparent, coparent, multiparent... Pour la sociologue Irène Théry, ces innovations inaugurent une ère nouvelle. L'ère de la pluriparentalité sonne le glas d'un « modèle assimilationniste » qui réduisait la parenté : *« Un père et une mère, pas un de moins, pas un de plus* (code Napoléon). » Les modèles familiaux occidentaux seraient alors en train de se rapprocher de ceux que l'on trouve dans de nombreuses sociétés où les enfants sont pris en charge par une multitude d'adultes. *« Il faut tout un village pour élever un enfant »*, dit un proverbe africain.

Veuillez faire un résumé de ce texte en moins de 100 mots.

EXERCICE B

Sciences Humaines – N°39 – juin – juillet – août 2015
Questions sur les nouveaux pères
Jean-françois DORTIER

Serait-ce le signe d'une évolution de l'espèce ? Un nouveau type d'homme est récemment apparu sur Terre. On les appelle les « nouveaux pères » ou « papas poules ». Chez ces mutants, les mâles ont adopté un comportement jusque-là réservé aux femelles de l'espèce : materner. Les papas poules ne s'occupent pas simplement d'assurer le toit et la protection et d'assister les mères dans quelques tâches subalternes – courses, biberons ou sorties au parc. Non, désormais, certains d'entre eux prennent à bras-le-corps tout le quotidien : les couches, la préparation de la purée carotte-céleri, l'école, l'achat de petites culottes et le carnet de vaccinations, prérogatives jusque-là restées exclusivement féminines. Et certains d'entre eux affichent avec fierté leurs nouvelles missions.

Le journaliste Mathias de Breyne, jeune papa depuis un an, témoigne de son expérience dans *Quotidien heureux d'un père et de son bébé*. Séparé de sa compagne depuis quelques mois, M. de Breyne a opté pour la garde alternée. Son récit détaille par le menu sa vie quotidienne avec son bébé : les bisous du matin, la séance du biberon, le change, le « mouche-bébé », les vêtements propres, les câlins et gouzi-gouzi, la dépose à la crèche, les séances au parc, les promenades en ville, le bain du soir, les petites soupes à préparer, les inquiétudes quand bébé n'est pas là ou qu'il a de la fièvre. Sans parler des discussions avec les autres papas poules, sur l'âge auquel bébé se tient assis tout seul ou a dit pour la première fois « papa ».

Les papas poules fleurissent autour de nous. Pierre Henri, 35 ans, père d'un petit garçon de 6 mois est gérant d'un bar-café. Avec sa compagne, ils ont choisi délibérément de ne pas confier leur bébé à une assistante maternelle : lui préfère finalement limiter son temps de travail et embaucher un serveur pour le remplacer plutôt qu'une personne pour s'occuper de son bébé. Julien, 33 ans, est chef de projet informatique, il a obtenu de son employeur de cumuler ses congés paternels avec ses vacances. Il a passé un temps fou sur Internet et les forums à s'informer sur l'allaitement (à la demande ou à heure fixe), sur ce qu'il faut faire quand bébé pleure la nuit. Et il est intarissable sur le sujet.

Il est difficile de cerner l'ampleur du phénomène « nouveau père ». Mais on peut tout de même avoir quelques indices. En France, le pourcentage des hommes qui prennent leurs 11 jours de congé de paternité est passé de 20 % à 70 % entre 2002 et 2010. En 2013, seulement 17 % des hommes sont à la tête d'une famille monoparentale ; c'est peu, mais tout de même en augmentation depuis les années 1990. Lors d'un divorce, la garde des enfants est confiée à la mère dans sept cas sur dix, moins d'une fois sur dix au père (8 %), et désormais, les 15 % restant sont en garde alternée : en augmentation depuis le début des années 2000. Enfin, le taux de demande de résidence alternée est en augmentation, passant de 10,3 % à 17,8 % entre 2003 et 2012, soit une augmentation de 7 points.

Au sein des couples, le partage des tâches reste encore très inégalitaire, mais là aussi, les choses semblent changer.

Enfin, l'évolution du droit et des relations sociales dans l'entreprise sont d'autres indices de ce changement. De plus en plus de pères négocient désormais avec leur entreprise des aménagements d'horaires après une naissance ou une séparation. En revanche, s'arrêter temporairement de travailler pour s'occuper de son bébé reste tout de même un cas ultraminoritaire : moins de 4 % des congés parentaux sont pris par des hommes.

À vrai dire, les « nouveaux père » ne sont pas tout à fait une nouveauté. L'expression date déjà du début des années 1970. À l'époque, les journaux ont consacré des dossiers à ces pères que l'on a qualifiés par dérision de « papas poules » ou de « pères mères ».

Si l'on remonte plus loin encore dans le passé, on peut découvrir des traces de pères aimants et maternant. Dans l'ouvrage de référence en la matière, *Histoire des pères et de la paternité*, les historiens ont fait un sort à l'idée d'un modèle unique de paternité, distant, sévère et autoritaire qui aurait régné partout et en tout temps. Au Moyen Âge, époque où beaucoup de femmes mouraient en couche, beaucoup de pères ont dû prendre en charge leur progéniture. Certaines iconographies montrent des pères « maternant » avec des gestes tendres. La littérature témoigne de pères affectueux et doux. Montaigne consacre ainsi un chapitre de ses *Essais* à son père.

Cela dit, s'il a toujours existé des pères affectueux, et d'autres qui ont dû par force prendre seuls en charge leurs enfants, le phénomène social « nouveaux pères » reste tout de même une nouveauté. C'est depuis une génération que le phénomène a pris de l'ampleur. Il s'inscrit dans un mouvement plus large de transformation de la famille et des liens de parenté.

Le père n'est plus celui qui apporte le revenu au foyer et représente l'autorité légale. Il n'est plus seulement l'auxiliaire qui donne des coups de main à une mère active qui continue à assumer l'essentiel. Désormais, les pères s'investissent davantage dans la participation quotidienne aux multiples tâches de maternage (nourriture, habillement, transports, soins), allant jusqu'à limiter leurs autres engagements (travail et loisirs) pour s'occuper de leur progéniture.

Il n'est pas facile d'expliquer une évolution des mœurs. Pourquoi les hommes – au moins certains d'entre eux – ont-ils changé ? On peut invoquer une prise de conscience : un souci éthique d'égalité entre homme et femme qui s'infiltre jusque dans la vie de couple. On peut aussi supposer la découverte par les hommes d'une part cachée de leur psychologie : certaines recherches suggèrent que le maternage paternel ne serait rien d'autre que le produit d'un « instinct paternel » qui aurait été refoulé jusque-là.

Mais on peut voir les choses sous un autre angle. L'apparition des nouveaux pères accompagne une transformation profonde du modèle masculin. Ce que l'on a nommé la « fin de l'homme » : déclin de la virilité et du machisme, que d'autres décrivent comme la fin du patriarcat. Ce changement traduit aussi une redistribution du rapport de force dans la vie économique de la famille. Plus les femmes disposent d'autonomie financière, plus elles accèdent à des situations professionnelles proches, voire supérieures, aux hommes, plus elles sont amenées à déléguer une partie des tâches à des auxiliaires : assistante maternelle, par exemple, mais aussi à leur conjoint. De fait, les hommes participent d'autant plus aux tâches parentales que les femmes sont diplômées et mènent une carrière professionnelle. C'est ainsi que certains hommes ont été « incités » à faire la découverte des charmes de la paternité par des femmes qui exigent un partage plus équitable des tâches. L'investissement accru des pères dans les tâches parentales et domestiques serait donc aussi le contrecoup de l'émancipation des femmes...

Il est difficile de cerner l'ampleur du phénomène « nouveau père ». Mais on peut tout de même avoir quelques indices. En France, le pourcentage des hommes qui prennent leurs 11 jours de congé de paternité est passé de 20 % à 70 % entre 2002 et 2010. En 2013, seulement 17 % des hommes sont à la tête d'une famille monoparentale ; c'est peu, mais tout de même en augmentation depuis les années 1990. Lors d'un divorce, la garde des enfants est confiée à la mère dans sept cas sur dix, moins d'une fois sur dix au père (8 %), et désormais, les 15 % restant sont en garde alternée : en augmentation depuis le début des années 2000. Enfin, le taux de demande de résidence alternée est en augmentation, passant de 10,3 % à 17,8 % entre 2003 et 2012, soit une augmentation de 7 points.

Au sein des couples, le partage des tâches reste encore très inégalitaire, mais là aussi, les choses semblent changer.

Enfin, l'évolution du droit et des relations sociales dans l'entreprise sont d'autres indices de ce changement. De plus en plus de pères négocient désormais avec leur entreprise des aménagements d'horaires après une naissance ou une séparation. En revanche, s'arrêter temporairement de travailler pour s'occuper de son bébé reste tout de même un cas ultraminoritaire : moins de 4 % des congés parentaux sont pris par des hommes.

À vrai dire, les « nouveaux père » ne sont pas tout à fait une nouveauté. L'expression date déjà du début des années 1970. À l'époque, les journaux ont consacré des dossiers à ces pères que l'on a qualifiés par dérision de « papas poules » ou de « pères mères ».

Si l'on remonte plus loin encore dans le passé, on peut découvrir des traces de pères aimants et maternant. Dans l'ouvrage de référence en la matière, *Histoire des pères et de la paternité*, les historiens ont fait un sort à l'idée d'un modèle unique de paternité, distant, sévère et autoritaire qui aurait régné partout et en tout temps. Au Moyen Âge, époque où beaucoup de femmes mouraient en couche, beaucoup de pères ont dû prendre en charge leur progéniture. Certaines iconographies montrent des pères « maternant » avec des gestes tendres. La littérature témoigne de pères affectueux et doux. Montaigne consacre ainsi un chapitre de ses *Essais* à son père.

Cela dit, s'il a toujours existé des pères affectueux, et d'autres qui ont dû par force prendre seuls en charge leurs enfants, le phénomène social « nouveaux pères » reste tout de même une nouveauté. C'est depuis une génération que le phénomène a pris de l'ampleur. Il s'inscrit dans un mouvement plus large de transformation de la famille et des liens de parenté.

Le père n'est plus celui qui apporte le revenu au foyer et représente l'autorité légale. Il n'est plus seulement l'auxiliaire qui donne des coups de main à une mère active qui continue à assumer l'essentiel. Désormais, les pères s'investissent davantage dans la participation quotidienne aux multiples tâches de maternage (nourriture, habillement, transports, soins), allant jusqu'à limiter leurs autres engagements (travail et loisirs) pour s'occuper de leur progéniture.

Il n'est pas facile d'expliquer une évolution des mœurs. Pourquoi les hommes – au moins certains d'entre eux – ont-ils changé ? On peut invoquer une prise de conscience : un souci éthique d'égalité entre homme et femme qui s'infiltre jusque dans la vie de couple. On peut aussi supposer la découverte par les hommes d'une part cachée de leur psychologie : certaines recherches suggèrent que le maternage paternel ne serait rien d'autre que le produit d'un « instinct paternel » qui aurait été refoulé jusque-là.
Mais on peut voir les choses sous un autre angle. L'apparition des nouveaux pères accompagne une transformation profonde du modèle masculin. Ce que l'on a nommé la « fin de l'homme » : déclin de la virilité et du machisme, que d'autres décrivent comme la fin du patriarcat. Ce changement traduit aussi une redistribution du rapport de force dans la vie économique de la famille. Plus les femmes disposent d'autonomie financière, plus elles accèdent à des situations professionnelles proches, voire supérieures, aux hommes, plus elles sont amenées à déléguer une partie des tâches à des auxiliaires : assistante maternelle, par exemple, mais aussi à leur conjoint. De fait, les hommes participent d'autant plus aux tâches parentales que les femmes sont diplômées et mènent une carrière professionnelle. C'est ainsi que certains hommes ont été « incités » à faire la découverte des charmes de la paternité par des femmes qui exigent un partage plus équitable des tâches. L'investissement accru des pères dans les tâches parentales et domestiques serait donc aussi le contrecoup de l'émancipation des femmes...

QUESTIONS

1) Veuillez faire de ce texte un résumé en 250 mots. Une marge globale de 10% est tolérée.
2) L'auteur a organisé son texte autour des points suivants : Qui sont-ils ? Quelle est l'ampleur du phénomène ? Est-ce vraiment nouveau ? Comment expliquer ? Comprenez-vous l'organisation des paragraphes autour de ces questions ?

EXERCICE C

Sciences Humaines – N°39 – juin – juillet – août 2015
Parents sans lendemain…
Achille WEINBERG

Qu'imaginer de pire que de savoir que son enfant, atteint d'une maladie incurable, va mourir ? C'est le sort d'Emily Rapp, qui vit à Santa Fe (Nouveau Mexique, États-Unis) où elle enseigne la création littéraire. Son fils, Ronan, est un beau petit garçon de 18 mois. Il a commencé à se développer tout à fait normalement puis, vers l'âge de 8 mois, a montré des signes inquiétants : il a cessé de ramper, eu des difficultés à tenir debout, puis à se tenir assis. Ronan est atteint de la maladie de Tay-Sachs, une maladie dégénérative très rare (15 cas par an aux États-Unis). Bientôt, Ronan va perdre la capacité de se mouvoir, sa vue va décliner, puis il aura du mal à déglutir et aura de plus en plus de mal à respirer. La maladie est actuellement incurable, son évolution est connue et sa fin est implacable. Sa mère sait qu'il n'atteindra pas son troisième anniversaire.

Pour tout parent, avoir un enfant, c'est penser à son avenir. Dès que l'on choisit son prénom, on espère lui porter chance. On fait pour lui des rêves de bonheur et de réussite. On le voit grandir, faire ses premiers pas, courir, aller à l'école. Ira-t-il à l'université ? Connaîtra-t-il une belle carrière professionnelle ? On l'espère. On souhaite aussi qu'il soit beau, aimé, heureux. De toute façon, toutes les chances seront mises de son côté. Il faut d'abord protéger sa santé (penser aux vaccins), bien le nourrir (penser aux bonnes habitudes alimentaires), lui procurer un bon entourage (crèche ou nourrice : qu'est-ce qui sera le plus indiqué pour s'adapter aux autres ?).

De plus en plus, la course à la réussite commence tôt. On met en œuvre tout ce qui est en notre pouvoir : certaines femmes enceintes installent des haut-parleurs sur leur ventre pour faire écouter du Mozart à leur petit.

Ces préoccupations, E. Rapp les a eues. Mais elle sait désormais que c'est inutile. Dans le *New York Times*, elle livre son témoignage, poignant mais qui révèle aussi un mode d'adaptation psychologique face au pire : comment vivre quand son enfant n'a plus aucun avenir ? La réponse tient en peu de mots : vivre au présent, aimer, changer ses priorités.

Juste de l'amour à donner

Vivre ici et maintenant est la première stratégie. Ne pas penser au futur comme le font tous les parents est finalement pour elle une libération. Aucune question ou hypothèse ne vient plus la tourmenter. Pour elle et son mari, écrit E. Rapp, il n'est plus question d'espoir de mention au bac ou de diplôme à Harvard pour Ronan. C'est une chose horrible à admettre mais, ajoute curieusement E. Rapp, c'est aussi un *« merveilleux cadeau »*. Car le centre de gravité de sa vie a changé. *« Nous n'espérons pas que Ronan nous rende fiers. Nous n'attendons pas un futur retour sur investissement. Ronan nous a donné une terrible liberté par rapport aux attentes, un monde magique où il n'y a ni but, ni prix à gagner, ni résultat à planifier, discuter, comparer. La seule chose à faire est d'aimer, et nous lui disons que nous l'aimons, peu importe qu'il ne comprenne pas nos mots. »*

Dans cette relation sans avenir avec Ronan, il n'y a pas de notes d'école à contrôler, de leçons de piano ou de violon destinées à lui donner tous les atouts, d'activités à planifier, d'expériences à acquérir, de places à conquérir, de buts à atteindre. Non, il y a juste de l'amour à donner... ici et maintenant. Il s'agit de perdre de vue les objectifs qu'il aurait dû atteindre pour se concentrer sur ce qu'il est.

E. Rapp est loin des valeurs d'Amy Chua, cette mère de famille sino-américaine qui a défrayé la chronique aux États-Unis par sa méthode d'éducation élitiste « à la chinoise » : une éducation spartiate centrée exclusivement sur la réussite, imposant à ses deux filles un travail de forçat, leur interdisant la télévision et exigeant d'elles d'être en tête de classe.

Mère tigre ou mère dragon ?

E. Rapp a titré son article « Notes d'une mère dragon » sans doute en réponse à la « mère tigre » comme se définit A. Chua. On ne demande pas de conseils aux parents dragons, écrit E. Rapp, ils font trop peur. Les dragons ou les lézards n'élèvent pas leurs enfants avec le souci de l'avenir.

E. Rapp a retenu la leçon de cette expérience. Le centre de gravité de sa vie et ses priorités ont basculé. Elle en tire une leçon de morale pour les parents si préoccupés par la réussite de leurs enfants. *« Les parents qui, particulièrement dans ce pays, sont supposés se comporter en* supermen, *élèvent des enfants pour qu'ils dépassent leurs semblables, ne peuvent pas voir ce que je vois maintenant. Une vérité sur les enfants et nous-mêmes : personne n'est éternel. »* Et elle ajoute : *« Je serais prête à passer à travers un tunnel de feu si cela pouvait sauver mon enfant. Mais cela ne se fera pas. La seule chose que je peux faire est de protéger mon enfant du maximum de souffrance possible, (...) l'aimer jusqu'à la fin de sa vie, puis le laisser partir. »*

Mais Ronan est encore vivant aujourd'hui. Sa mère peut le tenir dans ses bras, sentir son odeur, passer la main dans ses cheveux, l'embrasser. Les filles d'A. Chua ont sans doute été privées de cette affection.
Finalement, E. Rapp vit une histoire d'amour exceptionnelle avec son enfant, qui, comme toutes les histoires d'amour, aura une fin. *« Être parent, j'ai commencé à le comprendre, c'est aimer mon enfant, aujourd'hui. Maintenant. »* Et d'ajouter : *« En fait, pour tous les parents, partout, être parent, c'est d'abord cela. »*

Veuillez faire un résumé de ce texte en 120 mots. Une marge globale de 10% est tolérée.

EXERCICE D

Sciences Humaines N°272 – juillet 2015
Bigorexie, quand le sport rend accro.
Dan VELEA

Depuis une vingtaine d'années, des articles scientifiques et grand public se concentrent sur la thématique des addictions sans drogues. Au milieu des années 1990, ce concept faisait sourire beaucoup de personnes, mais il a depuis été validé par des recherches internationales. On parle régulièrement des problèmes d'addiction au jeu, à Internet et aussi l'addiction au sport, que j'ai eu l'occasion d'évoquer dans des articles scientifiques parus à la fin des années 1990.

L'addiction à l'exercice physique ou bigorexie se distingue des autres. Grâce à ses observations, le docteur William Glasser qualifie cette addiction comme positive afin de la distinguer des addictions classiques considérées comme négatives – alcool, drogues. Selon lui, la poursuite d'une activité physique (initialement la course à pied, mais par extrapolation on peut inclure la plupart des pratiques sportives) devient une addiction car elle outrepasse l'ennui, la fatigue, la lassitude que peut générer la pratique.

À l'heure actuelle, le concept est validé tant par des écrits scientifiques que par les témoignages des sportifs qui se reconnaissent dans la description. Certains facteurs renforcent le côté addictogène de la pratique sportive. La libération de l'endorphine procure une sensation de bien-être (phénomène souvent décrit chez les coureurs de fond et les marathoniens). Le système de récompense dopaminergique (SRD) est activé, comme dans toutes les addictions. L'estime de soi est renforcée. Le sportif prend conscience de ses capacités physiques et d'endurance. Il constate les modifications corporelles liées à son activité physique et s'en satisfait. La crainte obsédante d'être « laid » (dysmorphophobie) est récurrente chez les *body-builders*, par exemple.

Dernier stade de l'addiction, une véritable compulsion apparaît et se développe. Le sportif perd le contrôle de sa pratique physique. Cette dernière dimension s'accompagne d'une autre, majeure dans toute addiction : le phénomène de centration, de focalisation. Le sujet organise sa vie dans un seul but, celui de satisfaire son besoin sportif, de manière répétitive et incontrôlable. Il vit mal toute frustration liée à des contraintes de temps, de santé et surtout familiales et sociales. Toute addiction se caractérise par des changements dans la vie quotidienne. Dans le cas de la bigorexie, le sportif veille à entretenir une alimentation saine, change ses habitudes vestimentaires pour privilégier des tenues confortables et adaptées à ses activités. Les loisirs évoluent. Ils deviennent quasiment tous liés à la pratique sportive (fréquentation frénétique des manifestations sportives, des salons…). Les addicts au sport que nous avons rencontrés décrivent quasi constamment une ritualisation de ces exercices physiques. Une telle pratique a des conséquences sociales. Le partenaire, lorsqu'il y en a encore un, est souvent issu du même milieu pratiquant. L'activité professionnelle peut être délaissée au profit du sport.

La bigorexie s'inscrit dans le contexte culturel de l'hypernarcissisme qui survalorise l'image corporelle et le *« culte de la performance* (3) *»*. On prend aujourd'hui conscience de l'importance des troubles dysmorphophobiques chez des patients qui présentent une addiction au sport. Ce sont très souvent des joggers ou des *body-builders*. Les Anglo-Saxons appellent « complexe d'Adonis » ce haut degré de pratique sportive résultant des préoccupations liées à son image. La volonté de transformer son corps par l'activité physique confronte souvent l'individu aux limites de ses compétences psychomotrices. Le sportif addict cherche sans cesse la perfection, l'harmonie. À travers cette mise en scène extrême de la performance – il faut rappeler qu'en anglais *to perform* signifie le dépassement de soi, mais aussi la mise en scène –, l'individu se revalorise à ses propres yeux comme à ceux des autres, comblant ainsi son déficit narcissique.

Pour les sportifs qui présentent des signes d'addiction, le sport interviendrait de la même manière qu'un stupéfiant. Ce serait un remède à la souffrance corporelle ou psychique. Ainsi, le sport, pratiqué au quotidien de manière répétitive, empêcherait « la pensée douloureuse ». Il l'anesthésierait comme peut le faire l'héroïne. Par exemple, les *body-builders* recherchent des sensations et valorisent les états douloureux conséquences de la contraction musculaire répétitive en anaérobie. Pour les sportifs épuisés, *« la phobie de la passivité »* nécessite parfois de se stimuler en recourant à des autoexcitants, comme la prise de produits dopants ou même de drogues.

Les bigorexiques considèrent souvent le sport comme un moyen de gérer le stress. Ainsi, l'addiction est une forme d'adaptation aux conditions difficiles de vie et aux sollicitations diverses. Face à celles-ci, certains développent une dépendance à des substances psychoactives (l'héroïne, l'alcool, la cocaïne, le cannabis...). D'autres basculent dans des addictions comportementales « silencieuses » (jeu pathologique, addictions sexuelles, cyberdépendance, dépendance au travail, sport...). Ces addictions sont le résultat de sollicitations multiples et compétitives. Le sport en particulier permet parfois d'échapper temporairement au *burn-out*, à l'épuisement et d'évacuer des insatisfactions récurrentes. Ainsi, face au stress, certains usagers utilisent un produit ou un comportement comme la pratique sportive, de manière plus ou moins adaptée.
L'addiction à l'exercice physique présente des critères semblables à d'autres conduites addictives. Pourtant, le caractère positif de cette addiction, renforcé par l'encouragement sociofamilial assez récurrent, nécessite une sensibilisation du public concerné : les amateurs des salles de musculation mais aussi des coureurs occasionnels ou des jeunes poussés par leurs parents à pratiquer un sport.

QUESTIONS :

1) Veuillez faire de ce texte un résumé entre 135 et 150 mots.
2) Donnez deux synonymes de « récurrent ».

EXERCICE E

Une histoire du spam

par **Finn Brunton**, Le Monde Diplomatique de mars 2014

Au moment de rédiger cet article, j'ai eu une pensée compatissante pour le traducteur qui le réécrirait en français. « Spam » renvoie à un assemblage hétéroclite de néologismes et de pur charabia qui emprunte à la fois à l'informatique, à l'ingénierie de la protection, au droit pénal, au crime (amateur ou organisé) et à la poésie d'une Toile polyglotte gavée de jargon anglo-saxon. S'y côtoient pêle-mêle des notions absconses comme « empoisonnement bayésien » (l'art de contourner ou de corrompre les filtres antispam), « botnets » (réseaux de « machines zombies ») ou « linkbaits » (des liens sournoisement conçus pour stimuler le désir de l'internaute de cliquer dessus). Souvent, ce langage hautement savant évoque davantage des onomatopées de bande dessinée qu'un redoutable fléau planétaire : « sping » (contraction de « spam » et de « ping », qui désigne une requête envoyée d'un ordinateur vers un autre), « splog » (contraction de « spam » et de « blog »), « lulz » (trait humoristique cruel)... Tenter de décrire l'industrie du spam revient au fond à importer l'argot des brigands et des coquillards dans la technosphère du XXIe siècle, à connecter la cour des miracles au très haut débit. Imaginez François Villon avec une souris à la main, et vous commencerez à avoir une idée de ce qui vous guette.

Ce problème de langage commence avec le mot « spam » lui-même, vocable fourre-tout que même les spécialistes peinent à définir avec exactitude. Il s'applique à l'immense majorité — plus de 85 % — des courriels échangés chaque jour dans le monde, qui atterrissent pour la plupart à la poubelle sans même être vus par leurs destinataires. Il recouvre des milliards de tweets, de publications Facebook, de SMS, de blogs, de commentaires, de sites, de contributions sur Wikipédia et autres formes d'expression en ligne. Pour avoir alimenté ce flux colossal, des individus ont été emprisonnés, des entreprises condamnées à la fermeture, des sites rayés des moteurs de recherche, des pays mis (brièvement) au ban de la Toile. Le spam a remodelé en profondeur Internet, ses systèmes et ses services, mais aussi le comportement de ses usagers.

Dans les temps anciens, avant même l'invention d'Internet ou du Minitel, des étudiants américains se retrouvaient dans des caves pour manipuler des terminaux reliés à d'autres ordinateurs dans le pays. Ils agissaient la nuit, car, dans la journée, les machines étaient accaparées par de coûteux projets de laboratoire. Fans de science-fiction et d'humour absurde, ils passaient des heures à concevoir des programmes, à créer des jeux ou à s'échanger des messages truffés de références aux sketches de la troupe britannique des Monty Python. L'une de leurs scènes favorites, diffusée par la British Broadcasting Corporation (BBC) en 1970, tirait son effet comique d'une interjection reprise en boucle et sur tous les tons par la serveuse et la clientèle viking d'un salon de thé : *« Spam ! »*

Le gag fait boule de neige. Les étudiants s'en emparent comme d'un nom de code destiné à saboter tout dialogue. On reprogramme son ordinateur de façon à ce que, au moment opportun d'un échange en réseau, le mot « spam » apparaisse sur l'écran de son interlocuteur et s'y démultiplie à l'infini, au point d'envahir la plate-forme de discussion et d'évincer les éventuels participants. Une blague idiote mais sans conséquences, un peu comme de souffler dans une vuvuzela au milieu d'une conversation. C'est ce charivari informatique qui a donné naissance au verbe « spammer ».

Le mot se répand au cours des années 1980 pour désigner plus largement tout message inutile, verbeux, insignifiant ou abusif. C'est seulement en 1994 qu'il revêt une signification nouvelle, lorsque deux avocats de l'Arizona utilisent le système de discussion Usenet — ancêtre d'Internet — pour proposer leurs services à quelques milliers d'usagers éparpillés de par le monde. Il s'agit de vendre aux étrangers une astuce juridique susceptible d'améliorer leurs chances à la loterie de la carte verte *(green card)*, qui donne le droit de séjour sur le territoire américain. Au sein de la communauté des usagers de Usenet, le mot « spam » devient alors synonyme de message à caractère commercial : un sens proche de celui que nous lui connaissons aujourd'hui.

La différence tient au fait que le message des deux avocats portait sur une prestation réelle (quoique à la limite de la fraude) : ses destinataires pouvaient appeler un numéro de téléphone et solliciter un rendez-vous. C'était vrai aussi pour les spams envoyés durant les premières années d'Internet. S'ils le désiraient, les internautes pouvaient bel et bien se procurer la « pilule minceur », la fausse montre de luxe ou l'appareil permettant d'« agrandir le pénis » vantés par les camelots. En ce temps-là, le spam était déjà méprisé, mais il correspondait encore à un service légitime du point de vue commercial. Le Web était alors en pleine expansion, et le secteur marchand avait tout intérêt à montrer patte blanche s'il voulait s'y tailler la part du lion. Exception faite des escrocs patentés abusant le chaland avec des messages du type *« Monsieur, nous avons 1,2 million de dollars à rapatrier du Nigeria... »* — un avatar fascinant des arnaques déjà pratiquées dans la France postrévolutionnaire du policier-détective Eugène-François Vidocq —, les spammeurs aimaient à se présenter comme de scrupuleux entrepreneurs pourvus d'une adresse postale, d'une marque homologuée et de produits irréprochables, dans la pure tradition des pionniers du commerce. Certes, leurs argumentaires de vente contenaient déjà les ingrédients qui nous sont familiers aujourd'hui : des slogans racoleurs rédigés dans une grammaire approximative et accompagnés d'illustrations invraisemblables. Mais qui aurait pu deviner que ces procédés marqueraient un âge d'or exceptionnellement bref, et somme toute relativement décent eu égard à la déferlante que l'on observe de nos jours ?

Désormais, quand un spam vous percute dans votre boîte aux lettres électronique, sur votre compte Twitter ou dans les commentaires d'un blog, il y a de fortes chances pour que vous soyez le premier être vivant à le déchiffrer. Il est conçu et diffusé par des engins entièrement automatisés, où l'intervention humaine se limite au réglage des paramètres. Où sont donc passés les vertueux entrepreneurs qui nous fourguaient des abonnements à des sites pornographiques ?

Deux changements majeurs sont intervenus au début des années 2000 : d'une part, l'adoption par de nombreux pays de lois antispam exposant les contrevenants à des amendes ou à des peines de prison ; d'autre part, la mise au point de systèmes de filtrage efficaces pour les messageries électroniques. Afin de se conformer à la législation, le spammeur devait incorporer diverses mentions légales à ses messages : lien permettant de se désinscrire, adresse postale pour l'envoi de plaintes, etc. Cette obligation a facilité la tâche aux systèmes de filtrage, puisqu'il leur suffisait de repérer les formules caractéristiques pour identifier le spam, l'intercepter et l'effacer. Les spammeurs respectueux de la loi se retrouvaient mis hors d'état de nuire, tandis que les autres prenaient des risques non négligeables.

Pour éviter les soucis judiciaires et contourner les filtres, il n'y avait guère qu'une solution : mobiliser des dizaines de milliers d'ordinateurs capables d'envoyer chacun des centaines de messages par minute depuis des adresses Internet dispersées sur la planète entière, afin de produire un tsunami qui submergerait toutes les digues techniques et légales. Les spammeurs opiniâtres devaient bâtir une machine à spams mondiale. Et c'est précisément ce qu'ils ont fait.

L'internaute commença brusquement à recevoir des messages comportant des liens étranges ou des pièces jointes sur lesquels il cliquait naïvement, sans se douter qu'il confiait ainsi le contrôle de son ordinateur à un malfrat installé à des milliers de kilomètres. Pendant que la victime remplit un formulaire ou joue au solitaire, sa machine, devenue «zombie», télécharge en douce des instructions, des paramètres et des listes d'adresses, avant de se mettre à son tour à expédier des spams, à raison de plusieurs dizaines par seconde, et toujours à l'insu de son utilisateur. De concert avec les autres «machines zombies» du réseau, le cheval de Troie algorithmique introduit dans l'ordinateur modifie les messages, les réécrit, les agence différemment, de manière à trouver la brèche dans les filtres antispam.

Les robots vomisseurs de spams sont devenus si tyranniques qu'ils tiennent le monde dans leurs mains, réduisant des millions de PC à une armée de supplétifs d'un cerveau détraqué. Jamais le soleil ne se couche sur leur empire : attentifs à la rotation terrestre, ils impulsent leurs messages au rythme des alternances entre veille et sommeil des populations prises dans leur collimateur. Le projet du spammeur est assimilable à un crime organisé qui aurait cessé de répondre à toute logique commerciale. Ses engins ne visent pas à vendre une camelote, mais à récolter des numéros de carte de crédit et des mots de passe, à s'ouvrir un chemin dans les comptes bancaires de l'internaute, à paralyser les services du Web, à surcharger les serveurs, à extorquer de l'argent et à neutraliser les adversaires.

Aujourd'hui, nous sommes tous captifs de ce système. Certes, nos défenses se consolident, nos courriels artisanaux aident les systèmes de filtrage à trier le bon grain de l'ivraie, les moteurs de recherche tiennent à distance les sites et commentaires spammeurs, mais l'infection n'en continue pas moins de se propager. Nos abonnés sur Twitter sont parfois de faux contacts créés par des programmes, et nos ordinateurs délivrent les armes du pillage.

Plus fondamentalement, le spam nous invite à réfléchir à ce à quoi Internet devrait servir. Répondre à cette question impose d'imaginer ce que serait pour chacun de nous un usage légitime, raisonnable et honnête de la technologie. Le spam constitue en quelque sorte la face cachée de la Toile; il est l'océan qui entoure la petite île où nous vivons.

Finn Brunton

Veuillez faire un résumé de ce texte en 280 mots. Une marge de 10% est tolérée.

EXERCICE F

Une nouvelle livraison de « Manière de voir »
Entre émancipation et formatage

par **François Brune**, Le Monde Diplomatique d'octobre 2013

Feu sur l'école, et plus précisément double feu, puisque l'école républicaine doit simultanément faire face à deux dangers : le premier est de reproduire les inégalités qu'elle a pour ambition de réduire ; le second consiste en une privatisation rampante dénaturant sa mission de service public. L'impressionnant dossier que livre ici *Manière de voir* (1) pourrait d'ailleurs avoir pour titre « Feu(x) sur l'école », puisqu'il s'agit d'éclairer de lumières vives les menaces qui pèsent sur notre système éducatif, pour en réaffirmer la vocation émancipatrice. Non sans relativiser la situation française à l'aide de reportages dans d'autres pays (Etats-Unis, Finlande, Egypte, Japon...).

D'emblée sont récusées deux approches courantes. L'une fait de l'école en tant que telle « le » problème (comme si la situation scolaire ne provenait pas des multiples failles sociales qu'elle reflète) ; l'autre voit en elle « la » solution (on ne saurait résoudre par le système éducatif les contradictions qui sont d'abord celles du système socio-économique).

Il importe alors de revenir au constat établi dès 1970 par Pierre Bourdieu et Jean-Claude Passeron : en dépit de l'« illusion méritocratique » (l'école serait une institution autonome où règnerait l'égalité des chances), le système éducatif demeure un lieu de reproduction des inégalités. Le dispositif des filières, la question de la carte scolaire et de ses contournements suffisent à montrer comment la sélection des meilleurs établissements par certaines familles s'accompagne d'une « ségrégation » dont pâtissent les autres. Méconnaître l'inégale répartition du capital économique, culturel et social du public scolaire serait en légitimer l'injustice. Les chiffres confirment cette inégalité citoyenne : 55 % des enfants d'ouvriers ou employés sont bacheliers, contre 84 % des enfants de parents aisés. On notera toutefois que l'écart s'est sensiblement réduit, ces pourcentages étant de 8 % et 59 % il y a quarante ans. Il faut le souligner afin de ne pas désespérer la collectivité enseignante qui croit en son métier.

On pourrait débattre des limites de ces statistiques. Les échecs trop commodément imputés à l'école ne sont-ils pas aussi liés au rouleau compresseur médiatico-publicitaire qui traque sans fin, pour le décerveler, le « cerveau disponible » des enfants ? La consommation béate érigée en bonheur suprême, les modèles d'existence axés sur l'argent facile (stars, sportifs, traders), et autres formes d'opium médiatique dont on ne mesure jamais l'effet délétère, contrecarrent la lente structuration des esprits dont est chargé le système éducatif. De sorte qu'à décrier les mérites de l'école publique, on peut prêter le flanc aux adeptes de la privatisation : *« Peu à peu, la critique de l'école se mue en critique des principes mêmes de l'école, de sa finalité, de ses moyens »*, lit-on dans ce numéro.

L'emprise croissante du privé fait l'objet du deuxième éclairage de cette livraison. Depuis plus de dix ans, l'idéologie entrepreneuriale pénètre de ses mots le discours de l'éducation nationale. Les « objectifs » scolaires, les « compétences » à acquérir, les « autonomies » supposées libératrices ne visent qu'à fortifier l'employabilité, la compétitivité, le « capital humain » (ô Socrate !) de futurs travailleurs d'autant plus dociles à l'ordre néolibéral qu'ils s'y vivront eux-mêmes comme des produits devant se vendre, ou de microentreprises ayant vocation à s'autoexploiter...

Ainsi dûment formés, les super-employés de demain (heureux rescapés du chômage) auront pour loisir la liberté de s'éclater dans l'hyperconsommation. Les marques les y préparent en pénétrant elles aussi l'école, au noble motif d'aider les futurs citoyens à bien conduire, bien manger, bien gérer, bien penser... De sorte qu'il n'est plus nécessaire de supprimer le «service public» nommé éducation nationale. Il suffit de le vider des fonctions essentielles de l'école émancipatrice, à savoir : socialiser l'enfant, l'ouvrir à tout ce qui diffère de son milieu originel, le faire grandir dans la maîtrise de ses pulsions, exercer sa capacité de pensée critique, l'initier à la véritable culture, qui est à la fois compréhension du monde actuel et accès à ce passé vivant nommé civilisation.

Ces voies de l'émancipation sont largement explorées dans la dernière partie de cette livraison, qu'illuminent — entre autres articles — l'exemple du modèle égalitaire finlandais et l'inspiration de Paulo Freire, pour qui émancipation et enseignement sont liés.

François Brune
www.editionsdebeaugies.org

(1) «Feu sur l'école», *Manière de voir,* n° 131, octobre-novembre 2013, 100 pages, 8,50 euros.

QUESTION

Veuillez faire un résumé de ce texte en 120 mots. Une marge de 10% est tolérée en plus ou en moins.

EXERCICE G

Article de la rubrique « Générations numériques : des enfants mutants ? »
Sciences Humaines, Mensuel N° 252 - octobre 2013
Générations numériques : des enfants mutants ?

L'avènement de l'Homo numericus
Jean-François Dortier

L'impact des écrans sur nos vies donne lieu à un débat entre technophiles, technophobes et technomodérés. Et leurs positions cadrent mal avec les acquis des recherches sur les effets des techniques sur la vie quotidienne.

On les a baptisés les «*digital natives*» ou la «e-génération». Howard Gardner parle de la «*App generation*» (1). Michel Serres les affuble d'un «Petite poucette» (2) parce que leurs pouces s'agitent en permanence sur leur smartphone. Cette génération, née avec téléphone ou tablette numérique en main et des écrans devant les yeux, représenterait une espèce en voie de mutation, une mutation dirigée par une sélection artificielle : celle où technologies numériques et humains sont entrés en symbiose.
C'est ainsi que le numérique a envahi nos vies : pour communiquer, s'informer, étudier, se divertir, jouer, consulter, acheter et ventre. Mais comment mesurer l'impact global cette mutation sur nos vies ?
Le débat autour de l'avènement de l'*Homo numericus* a été bien balisé depuis deux décennies. Il n'oppose pas uniquement les technophiles (un nouveau bond pour l'humanité !) et les technophobes (une régression culturelle, une tyrannie technologique !) mais aussi les technomodérés, (comme toujours dans l'histoire, il y a autant d'avantages que d'inconvénients !), les technoneutres (la technique ne fait rien par elle-même, c'est son usage qui compte !), sans parler des techno-agnostiques qui réservent leur jugement.
Les positions étant connues, le débat est également bien fléché. Il se cristallise autour de quelques grands enjeux récurrents : Internet rend-il idiot ? Les écrans contribuent-ils au délitement du lien social ? Assiste-t-on à l'émergence d'un *Homo numericus* nouveau ? Et si oui, à quoi va-t-il ressembler ?
Petit rappel des idées sur le sujet.

Internet rend-il idiot ?

Les prophètes de la cyberculture, tel M. Serres, l'envisagent à longue échelle comme un nouveau bond cognitif de l'humanité : le Web permet une diffusion sans limite des savoirs, le jeu de liens hypertextes stimule la créativité en créant des ponts entre savoirs cloisonnés. Naguère, écrit M. Serres, «*le savoir se divisait en sectes*», aujourd'hui, la lecture hypertextuelle permet de créer des passerelles inédites.

Contre cette vision idyllique, le journaliste Nicolas Carr a jeté un pavé dans la mare en soutenant qu'Internet pouvait «rendre bête» (3). Et de citer son propre exemple, lui qui avait délaissé la lecture de livres au profit d'une consultation frénétique de données : «*Je ne réfléchis plus de la même manière qu'avant. Plonger dans un livre ou un long article, avant c'était simple. (...) Ce n'est plus le cas. Maintenant ma concentration défaille au bout de deux ou trois pages.*» À la dispersion mentale s'ajouteraient de nouvelles formes d'addiction. Et l'ensemble dispersion + addiction pourrait conduire au fameux «□trouble du déficit de l'attention» si répandu aujourd'hui : c'est du moins le diagnostic sans nuance que fait Cédric Biagini, auteur de *L'Emprise numérique. Comment Internet et les nouvelles technologies ont colonisé nos vies* (2012).

Les «technopondérés» pensent eux qu'il n'y a pas lieu ni d'idéaliser, ni de s'alerter outre mesure : tout est question d'autocontrôle. Face à l'addiction, il faut apprendre aussi à déconnecter. Certains préconisent un sabbat numérique («le dimanche on débranche !»), ou conseillent aux parents de contrôler la consommation numérique des enfants. Rares sont ceux qui invitent à l'abstinence complète : vivre plusieurs semaines sans connexion ? Un exploit aujourd'hui équivalent à une traversée de l'Atlantique en solitaire (4).

Les réseaux sociaux rendent-ils plus sociable ? Dans un premier temps, la critique des écrans s'était portée sur un risque de désocialisation, produisant des «*no life*» en masse, enfermés dans une bulle virtuelle coupée de toute vie sociale. Puis avec l'explosion des réseaux sociaux, les critiques ont changé de nature. Désormais c'est la surabondance de connexions faciles et factices qui menaceraient de tuer la vraie communication. Telle est en tout cas la thèse défendue par Sherry Turkle dans *Alone Together* (5).

Antonio Casilli, auteur de *Les Liaisons numériques. Vers une nouvelle sociabilité ?* (2010), conteste ce genre d'analyse unilatérale. Pour lui, les réseaux sociaux ne nuisent pas aux relations réelles. Il y a autant de facticité ou d'authenticité dans les relations sociales réelles (qu'il s'agisse de relations amoureuses, d'amis ou copains, de relations professionnelles) que dans les liaisons virtuelles.

Retour sur de vieux débats

Ce qui est remarquable dans ces débats est la reprise, presque terme à terme, des arguments donnés à propos de la télévision et la radio dans la génération précédente. La télévision aussi devait supprimer la lecture, le cinéma et la presse, et la culture savante. Elle devait aussi semer la violence et la pornographie, annonçait le règne de la médiocrité. À l'inverse, pour Marshall McLuhan, les nouveaux «*mass media*» allaient unifier la planète dans un «village global», plus pacifique, plus sympathique et créatif.

Pourtant cinquante ans de recherches sur les effets des médias de masse ont remis en cause la théorie déterministe du conditionnement des comportements (6). Les recherches en sociologie de la réception ont montré que les gens sont des consommateurs moins passifs qu'on le croit, qu'ils savent faire la part des choses et filtrer l'information reçue, que la vie d'un téléspectateur ne se résume pas aux heures passées devant la télévision (on peut être brillant universitaire et passionné de séries télé), que le «petit écran» a une

grande diversité d'usages (divertissement, informations, débats...) et une aussi grande diversité de publics.
La comparaison avec l'essor du livre est encore plus éclairante. Elle ouvre les yeux sur la diversité des usages, des publics et des effets. La lecture a permis de diffuser des savoirs, des valeurs (à travers les modèles des héros de roman), des idéologies révolutionnaires (selon Roger Chartier, le livre fut un des vecteurs de l'esprit des Lumières et des idéaux de la Révolution française), des religions (la Bible et le Coran comme religions du Livre).
Mais le livre est aussi un instrument de divertissement : des romans à l'eau de rose, des polars, des essais politiques au vitriol. L'essor du livre est aussi contemporain de la presse en général. Les journaux et magazines de toutes sortes (du quotidien sérieux au tabloïd, du magazine scientifique au magazine *people*) ont, depuis deux siècles, inondé les esprits d'informations et opinions, de jeux et divertissements. La lecture ne se réduit pas à un seul effet : elle ouvre l'esprit des uns, enferme celui des autres (car les livres sont aussi l'arme des sectes de tout poil). La lecture stimule la concentration mais aussi la dispersion de l'esprit (la lecture «*zapping*» est par nature celle des journaux que l'on parcourt en diagonale, en sautant d'un titre à un autre, d'un début d'article à une autre page).
L'essor de la lecture s'est accompagné de celui de l'écriture. Et l'écriture a servi à généraliser le courrier, les études, la tenue de journaux intimes, etc. Depuis une génération, le numérique concentre tout à la fois : le livre et la presse, la télévision et le téléphone, la radio et le cinéma et les jeux de société, l'écriture et la lecture. Les usages du numérique sont si multiples – s'informer, se divertir, acheter et vendre, jouer et s'instruire et communiquer, qu'il est bien difficile d'enfermer cette grande mutation dans un schéma unique.
Et si la nouvelle génération est une génération mutante, elle suit alors les voies de toute l'évolution, qui n'a jamais pris une seule direction à la fois.

NOTES

1 **App comme «applications»**. Leur intelligence multiple fait voir les applications comme des prolongements de nos compétences cognitives. Voir Howard Gardner et Katie Davis, *The App Generation. How today's youth navigate identity, intimacy, and imagination in a digital world*, 2013.

2 **Michel Serres**, *Petit poucette*, Le Pommier, 2012

3 **Nicholas Carr**, *Internet rend-il bête*? *Réapprendre à lire et à penser dans un monde fragmenté*, 2010, trad. fr. Marie-France Desjeux, Robert Laffont, 2011.

4 **Thierry Crouzet**, *J'ai débranché. Comment revivre sans Internet après une overdose*, Fayard, 2012.

5 **Sherry Turkle**, *Alone Together. Why we expect more from technology and less from each other*, Basic Books, 2012.

6 **Philippe Cabin et Jean-François Dortier (dir.)**, ***La Communication***. *État des savoirs*, Éditions Sciences Humaines, rééd. 2008.

QUESTIONS :

1) Veuillez faire un résumé de texte entre le cinquième et le sixième.
2) Veuillez expliquer les mots soulignés.

LES ANNALES POUR S'ENTRAÎNER

ANNALES D'ERGOTHÉRAPIE

ÉPREUVE DE CONTRACTION DE TEXTE
Cotation sur 20 — Durée 1 heure

Admission à l'Institut de Formation ADERE
Pour la préparation au Diplôme d'Etat d'Ergothérapeute

Session du 13 mai 2006

Le texte ci-après est à résumer en 120 mots.

Une marge de 5% en plus ou en moins est admise. Le non-respect de cette marge sera sévèrement pénalisé.

Le nombre de mots employés devra figurer à la fin de chaque alinéa et, en fin de copie, le total général des mots du résumé devra être indiqué. Il est signalé qu'un mot monosyllabique (a ou à, de, le...), un mot élidé (d', l', s', e'...) un nombre comptent chaque fois pour un mot.

Philippe VAL, « La presse », France Inter, 6 mars 2006

Montesquieu a établi que pour le bon fonctionnement d'un État de droit, il est nécessaire, on le sait, que les trois pouvoirs, exécutif, législatif et judiciaire, soient séparés. Cette séparation, lorsqu'elle est respectée, fonde les États de droit. On parle toujours de la séparation des trois pouvoirs chez Montesquieu mais en réalité, si on voulait actualiser cette philosophie politique si précieuse pour nos libertés, il faudrait parler de la séparation des pouvoirs en général.

On ne peut empêcher, dans un monde libéral, au sens politique et noble du mot libéral, que des pouvoirs apparaissent et qu'ils cherchent à s'associer à d'autres pouvoirs pour se renforcer. Mais pour que le système démocratique fonctionne, il est capital que les pouvoirs soient séparés et que leur séparation soit codifiée par des lois. Et si Montesquieu avait vécu un ou deux siècles plus tard, il aurait sans nul doute été tenté de théoriser sur la fameux quatrième pouvoir, celui de la presse, ou pour parler comme aujourd'hui celui du pouvoir médiatique.

Car le système démocratique suppose avant toute chose que la presse soit libre et indépendante, sinon il est impossible au citoyen de se déterminer pour telle ou telle politique, tel ou tel parti. Ceux qui croient innocemment comme Georges Bush par exemple, que la démocratie c'est le suffrage universel, se trompent lourdement : on peut faire voter n'importe qui n'importe comment lorsque dans une société, les individus, hommes et femmes d'origines et de mœurs diverses, ne sont pas libres et égaux, et librement informés. [...] Le citoyen ne peut se déterminer démocratiquement que lorsque la presse est indépendante du pouvoir politique évidemment, mais aussi du pouvoir industriel et financier. Or nous apprenons aujourd'hui, enfin dans ces jours-ci que le Monde et le Figaro préparent activement la sortie de journaux gratuits pour faire concurrence à Métro et 20 minutes.

L'état de la presse quotidienne nationale est plus que préoccupant. D'ores et déjà la diffusion des gratuits est de beaucoup supérieure à celle de la presse quotidienne nationale. Les gratuits sont une opération de transition pour assécher le marché publicitaire de la presse payante, avant que tout l'argent nécessaire à la production des journaux ne passe sur Internet. Voilà à quoi ça sert, les gratuits, à faire disparaître la presse payante. Si la gratuité de l'information est déjà une réalité à la radio et à la télé, elle est tempérée par le fait qu'il existe une presse payante. L'indépendance des télés et des radios dépend de l'indépendance des rédactions de la presse payante. Elles sont un garde-fou qui empêche que la volonté des financiers qui possèdent les grands médias ne s'impose totalement à leur propre rédaction.

L'indépendance de la rédaction est garantie par la part du financement qui vient directement du lectorat qui paie son journal. C'est un lien de subordination indispensable. Lorsque tout sera gratuit sur Internet, il n'y aura plus aucune séparation entre les pouvoirs économique et politique et le pouvoir d'informer. Il sera donc impossible aux citoyens de se déterminer librement pour exercer leur souveraineté. En clair nous ne serons plus dans un État de droit. Tant qu'on n'a pas conçu le moyen de sauvegarder une presse payante et libre et adaptée à cette situation inédite, il est suicidaire de programmer sa disparition en lançant des journaux gratuits.

L'issue de cette histoire dépendra à la fois des journalistes qui auront le courage de refuser de collaborer à ce suicide démocratique et des lecteurs qui préserveront leur indépendance en achetant leurs journaux. Ceux qui se contentent de lire Métro ou 20 minutes sont d'ores et déjà à la merci exclusive de l'AFP qui, pour être une agence de qualité, n'en détient pas pour autant l'exclusivité de l'éthique journalistique. Par ailleurs, les jours chômés n'étant pas propice au marché publicitaire, les gratuits ne paraissent pas pendant les périodes de vacances. Imaginons qu'un bouleversement politique, une épidémie, une catastrophe, un état d'urgence soit déclaré pendant cette période, le lecteur de gratuit n'en saura jamais rien. Pour lui la vie politique et l'actualité, et l'indispensable compte rendu de la vie du monde, cessent au gré des caprices des annonceurs. [...]

Montesquieu faisait se poser cette question naïve à un de ses héros : comment peut-on être persan ? Si Montesquieu revenait, son héros se demanderait : comment peut-on vivre dans un État de droit en négligeant à ce point ce qui le rend possible ?

Session du vendredi 16 mai 2008

Le texte ci-dessous est à résumer en 120 mots.

Une marge de 5% en plus ou en moins est admise. Le non-respect de cette marge sera sévèrement pénalisé.

Le nombre de mots employés devra figurer à la fin de chaque alinéa et, en fin de copie, le total général des mots du résumé devra être indiqué. Il est signalé qu'un mot monosyllabique (a ou à, de, le...), un mot élidé (d, l', s', c'...) un nombre comptent chaque fois pour un mot.

Alain BIHR, « Capital... humain », le Monde diplomatique, décembre 2007

Longtemps confinée dans le cercle étroit des économistes néoclassiques, la notion de «capital humain » (1) s'est répandue à partir des années 1980 pour devenir un des concepts favoris des théoriciens des « ressources humaines » et des agences de recrutement. Elle occupe aujourd'hui une place de choix dans le vocabulaire des responsables politiques. [...]

Mais qu'entendent-ils par capital humain ? Tout simplement la force de travail des salariés : l'ensemble des facultés physiques (puissance, endurance, dextérité, savoir-faire), morales (courage, persévérance, conscience morale et professionnelle), intellectuelles (connaissances générales et spécialisées, imagination et intelligence), esthétiques (goût, talents), relationnelles (capacité d'empathie, sens de la relation ou de la négociation) que les salariés peuvent mettre en vente sur le marché du travail.

Ceux qui désignent la force de travail comme un capital humain entendent ainsi se convaincre, et convaincre les travailleurs salariés, que chacun d'eux posséderait lui aussi, avec sa force de travail, un capital, c'est-à-dire un ensemble de ressources qu'il lui appartiendrait de faire fructifier, en veillant à en maintenir et même à en accroître la valeur par sa formation initiale et continue, son expérience professionnelle, sa carrière, le soin apporté à sa santé, ses activités culturelles et de loisir, ses relations personnelles, etc. Dans toutes les dimensions de son existence, chacun devrait se considérer et agir comme un centre potentiel d'accumulation de richesse monétaire, à l'instar de l'entreprise capitaliste. A chacun donc de se comporter comme un capitaliste dont le capital ne serait autre que sa propre personne. Tous capitalistes, tous entrepreneurs de soi-même.

Passons sur le cynisme ou l'inconscience, qu'il y a à parler de capital (donc de possibilité de valorisation, d'enrichissement) à propos de la force de travail de tous ceux, dont le nombre va grandissant, qui se trouvent réduits à la précarité et au chômage, voire à l'exclusion socio-économique pure et simple. Tout simplement parce qu'ils ne parviennent pas à vendre leur force de travail en tant que marchandise, encore moins à la faire fructifier comme capital. Et le cynisme est à peine moins éhonté et l'inconscience moins stupide lorsque la formule s'applique à tous ceux qui échangent leur force de travail contre des salaires de misère, qui ne cessent d'augmenter en nombre sous l'effet du développement des politiques néolibérales, au Nord comme au Sud.

Par ce cynisme et cette inconscience, on cherche à convaincre les uns et les autres que, s'ils se trouvent au chômage ou dans la « galère » des emplois précaires, ils ne le doivent qu'à eux-mêmes : c'est qu'ils n'ont pas grand-chose à vendre ou qu'ils ne savent pas le vendre correctement. Se trouvent occultés du même coup toutes les structures qui président à la distribution inégale ou à l'appropriation non moins inégale des ressources matérielles, sociales, culturelles, symboliques dans notre société, qui font que le capital humain d'un jeune des milieux populaires des « cités » aura peu de chances d'équivaloir à celui d'un jeune issu des milieux aisés.

Individualiste voire psychologisante, la notion de capital humain dissout tous les rapports sociaux et les déterminismes plus ou moins puissants qui les affectent dans le volontarisme de la mobilisation de soi, que condense la formule populaire : « Il suffit de vouloir pour pouvoir. » Quant à la partie des travailleurs salariés qui ont encore la chance de disposer d'un emploi stable, la même formule contribue à les convaincre que c'est à leur capital humain qu'ils le doivent. Cela les conduit non seulement à se désolidariser des précédents, mais encore à se persuader qu'il leur faut se mobiliser en permanence pour conserver et accroître ce capital si précieux, en transformant ainsi leur existence hors travail, dans toutes ses dimensions, en une entreprise permanente d'accumulation de ressources de tous ordres destinées à se valoriser sur le marché du travail.

Mais, si chacun est un petit entrepreneur, c'est alors le mécanisme de l'exploitation capitaliste elle-même qui, simultanément, se trouve occulté. Car, en tant que gestionnaire d'un capital humain, le travailleur salarié n'est plus censé vendre au capital une puissance de travail dont l'actualisation (la mise en œuvre sous forme d'un travail d'une durée, d'une intensité, d'une qualité et en définitive d'une productivité déterminées) peut former plus de valeur que sa valeur propre, en générant ainsi une plus-value, en fournissant au capital plus de valeur que son achat par ce dernier ne lui a coûté. Il est censé vendre des « services » dont le salaire serait en quelque sorte le juste prix, le strict équivalent monétaire. Nulle possibilité d'exploitation entre le capital et le travail salarié ; tout juste l'un peut-il profiter de son « pouvoir de marché » plus étendu que l'autre...

---

1. On doit la notion de « capital humain » à l'économiste américain Theodore William Schultz, qui l'a inventée dans les années 1950. Elle a été popularisée par son collègue et compatriote Gary Stanley Becker, un des représentants, avec Milton Friedman, de l'école de Chicago.

Session du samedi 21 mai 2011

Le texte est à résumer en 120 mots.

Une marge de 5% en plus ou en moins est admise. Le non-respect de cette marge sera sévèrement pénalisé.

Le nombre de mots employés devra figurer à la fin de chaque alinéa et, en fin de copie, le total général des mots du résumé devra être indiqué. Il est signalé qu'un mot monosyllabique (a ou à, de, le...), un mot élidé (d', l', s', c'...) un nombre comptent chaque fois pour un mot.

Ruwen OGIER (philosophe et directeur de recherche au CNRS).
« La recherche scientifique sur les embryons est légitime », Le Monde, page Débats Décryptages, 15 avril 2011.

Avec la diffusion de l'imagerie médicale et de films montrant le développement de l'enfant conçu depuis l'embryon jusqu'à la naissance, une certaine sensibilité au sort des entités anténatales s'est répandue, même parmi les défenseurs les plus radicaux du droit d'avorter. La connaissance de faits concernant la continuité biologique entre l'embryon et l'enfant né a renforcé, chez certains, la conviction qu'il fallait traiter les deux avec le même respect. La notion de « personne potentielle » a été mise en avant pour justifier l'idée que le droit d'avorter n'impliquait pas que l'embryon puisse être traité comme un objet qu'on peut utiliser à sa guise.

Pourtant, aucun de ces changements importants des connaissances, de la sensibilité et même de l'ontologie (avec l'apparition des « personnes potentielles ») n'a réussi à donner un statut moral clair à l'embryon. Les attributions de personnalité aux entités prénatales, comme on peut les appeler, ont des conséquences que personne n'est prêt à accepter. Ainsi, l'idée qu'un embryon pourrait subir le même genre de préjudice qu'un enfant déjà né aurait l'implication peu attrayante que la destruction intentionnelle d'une éprouvette contenant un embryon devrait être considérée comme un meurtre ou, pire encore, comme un meurtre commis sur un mineur. Qui serait prêt à endosser ce genre de conclusion ?

En réalité, le passage de la connaissance des faits scientifiques aux décisions morales a toujours posé un problème de logique. A partir des mêmes faits concernant l'embryon, on peut lui accorder des statuts juridiques et moraux complètement différents (de la non-personne à la personne, en passant par la « personne potentielle »).

Quant à l'argument de la dignité humaine, il est ambigu. Il permet de justifier des positions morales opposées. Au nom de la divinité de la personne humaine, on peut justifier à la fois l'interdiction absolue de l'euthanasie (nous n'avons pas le droit de « disposer de notre humanité », toutes les vies sont « dignes d'être vécues », etc.) et sa liberté complète (nous avons le « droit de mourir dans la dignité »).

On peut soutenir à la fois la criminalisation de tout commerce du corps et la liberté de faire ce qu'on veut de son propre corps, y compris contre de l'argent. Dans le débat public sur la gestation pour autrui, l'ambiguïté de l'argument de la dignité humaine est flagrante. Est-il plus conforme à la dignité de la personne humaine de laisser aux femmes la liberté de se servir de leurs capacités procréatives comme elles l'entendent ou de leur interdire de le faire par la loi ? L'argument de la dignité humaine ne le dit pas.

De la même façon, l'argument de la dignité humaine, peut, certes, servir à justifier l'interdit sur la recherche et l'utilisation de l'embryon. Mais on peut aussi, à partir de ce même argument, justifier la liberté de la recherche scientifique qui est l'honneur humain, surtout lorsque son but principal est de diminuer la quantité de souffrances dues aux maladies. Il n'est pas difficile de comprendre pourquoi même les représentants des grandes religions font appel aux deux arguments de l'état des connaissances scientifiques et de la dignité humaine. Ce sont des arguments neutres, qui ne sont pas spécialement religieux. Mais ils ne suffisent certainement pas à fonder une position claire et incontestable dans le débat bioéthique.

Session du samedi 22 mai 2010

Le texte au verso est à résumer en 120 mots.

Une marge de 5% en plus ou en moins est admise. Le non-respect de cette marge sera sévèrement pénalisé.

Le nombre de mots employés devra figurer à la fin de chaque alinéa et, en fin de copie, le total général des mots du résumé devra être indiqué. Il est signalé qu'un mot monosyllabique (a ou à, de, le...), un mot élidé (d', l', s', c'...) un nombre comptent chaque fois pour un mot.

PIERRE ROSANVALON, « Imaginer et résister, pour un nouvel esprit de l'utopie », Libération, 18 mars 2010.

PIERRE ROSANVALLON est Historien, professeur au Collège de France.

Résister. Chacun sait bien ce que cet impératif veut dire pour lui et autour de lui. Résister à l'insécurité sociale galopante, au naufrage de l'ethos public, au court-termisme, à l'ivresse marchande, à la société du mépris, à la corruption des institutions. Résister à la «droitisation » du monde en un mot. Certes, mais pas seulement. Car nul ne pourrait penser qu'il suffirait de retourner au capitalisme des années 1960 pour arranger les choses, comme s'il ne s'agissait que d'un phénomène de déclin à enrayer. On ne peut en effet ériger la seule défensive - y compris de l'environnement - en une vision d'avenir. Il faut donc aussi imaginer. Sinon la résistance s'émousse et se mue en résignation crispée, en réaction intégriste ou en désenchantement dépressif.

Mais de quelle utopie avons-nous besoin ? Car l'expérience nous invite à la circonspection, tant de catastrophes et d'horreurs ayant suivi dans l'histoire récente la promesse des lendemains qui chantent. Comment alors sortir de la nasse, autrement qu'en agitant le spectre d'un soviétisme miraculeusement régénéré et débarrassé de sa propension totalitaire ?

Les utopies classiques ont été des utopies du modèle, proposant des réorganisations du monde clefs en main. Au XIXe siècle, Cabet (1) décrivait par exemple les conditions d'une vie idéale en Icarie. Mais c'était au prix de la vision d'un monde hiérarchisé, qui présupposait la vertu des hommes et leur parfaite intériorisation des contraintes collectives. D'où la dénonciation par nombre d'ouvriers de l'époque d'un «communisme de caserne». A ces naïves utopies d'en haut, effectivement lourdes de menaces, il faut substituer des utopies d'en bas, fondées sur des expérimentations décentralisées et innovantes dans tous les domaines. Le nouvel esprit de l'utopie est là celui d'un combat

pour les rendre possibles : il est d'explorer des voies inédites, d'oser essayer ce qui ne l'a pas encore été.
Le nouvel esprit de l'utopie, est ensuite de l'ordre d'une discipline intellectuelle. Il consiste d'abord à rompre avec les conformismes. Penser à neuf, c'est produire une nouvelle critique sociale qui ne se limite pas à dénoncer de façon globale le néolibéralisme ou à stigmatiser le capitalisme financier. Il faut analyser de façon beaucoup plus fine et opératoire tous les mécanismes qui conduisent à faire accepter les inégalités, à réduire les liens de confiance et à modifier en profondeur les représentations sociales de l'égalité. C'est en effet la structure même de la société et son fonctionnement interne qui font problème. Il consiste en second lieu à produire une pensée lisible du long terme. La difficulté est en effet aujourd'hui que l'évocation de la gravité des problèmes du long terme n'entraîne pas de changement suffisant des comportements. Il faut rendre pour cela plus sensible, plus immédiat, le long terme comme question du présent. Le nouvel esprit de l'utopie, c'est enfin de compter sur les possibilités de la démocratie et de faire fond sur ses difficultés. C'est là encore rompre avec les utopies anciennes, qui suspectaient au fond toujours le peuple de ne pas être à la hauteur de sa tâche historique. Le problème est qu'il y a derrière cette vision l'idée d'un monde harmonique et unifié, dès lors qu'il aurait été débarrassé de ses puissances maléfiques, exploiteurs ou maîtres indignes. Or la difficulté de la démocratie est qu'elle se lie à l'expérience de divisions sociales et de conflits transversaux, intérieurs au corps même du social. Difficulté qui constitue son objet. Si le peuple est le souverain, il est en effet toujours divisé, problématique. Il doit être construit par la discussion, la confrontation, entre conflits et négociations. Il faut donc, pour aimer la démocratie, la compliquer, et s'attacher à lui donner consistance contre tout ce qui prétend la réduire à la légitimation électorale. C'est là le cœur de l'utopie qu'il faut faire vivre.

(1) Cabet, Etienne : Socialiste français (1788 – 1856). Dans le Voyage en Icarie (1840), il prône un communisme pacifique et utopiste.

Session du samedi 12 mai 2012

Le texte au verso est à résumer en 120 mots.

Une marge de 10% en plus ou en moins est admise. Le non-respect de cette marge sera sévèrement pénalisé.

Le nombre de mots employés devra figurer à la fin de chaque alinéa et, en fin de copie, le total général des mots du résumé devra être indiqué. Il est signalé qu'un mot monosyllabique (a ou à, de, le...), un mot élidé (d', l', s', c'...) un nombre comptent chaque fois pour un mot.

Laurent Cordonnier, « Du mobilier en kit aux guichets automatiques. **Consommateur au labeur », Le Monde Diplomatique**, juin 2011.

Les loisirs, ce n'est pas de tout repos. On savait déjà que, lorsqu'il n'est pas « au travail », le travailleur — la travailleuse, surtout — continue d'œuvrer. Mais on prête moins attention au fait qu'il consomme et que, en tant que consommateur, il travaille bien souvent gratuitement pour les entreprises ou les administrations... pour finir le travail, justement. Il lit les magazines de consommateurs, fait du repérage sur Internet, organise ses projets, réserve ses billets de train ; il se rend au supermarché, remplit son chariot, fait la queue à la caisse ; il monte des meubles en kit, installe son décodeur télé, active sa connexion Internet ; il cherche la référence du joint du robinet de la salle de bains ; il apprend le maniement des logiciels, lit des modes d'emploi... et déboule quelques jours plus tard au service après-vente, quand ce n'est pas au bureau du contentieux.

Si le consommateur travaille, se dira-t-on, c'est qu'il le veut bien. Participer à la production des biens de consommation serait une manière agréable de faire des heures supplémentaires, non directement rémunérées, mais qui reviendrait en fait à économiser du salaire (en permettant d'acheter moins cher des biens qui ne sont pas finis). Pour qui est courageux et apprécie le « faire soi-même », cette offre de travail bénévole présente également l'avantage de n'être pas soumise au risque du chômage. Car c'est bien l'un de ces cas exceptionnels, avec celui de Robinson sur son île, où il suffit de vouloir travailler pour trouver de l'embauche. D'aucuns feront même valoir que ce travail bénévole représente la part d'autonomie qui nous est offerte, l'occasion de ne pas être des consommateurs passifs. La figure du bricoleur ingénieux, de l'amateur passionné, du réparateur compétent, du « consommacteur » se tient prête à bondir.

Le consommateur-travailleur aura cependant du mal à se l'avouer — tant son travail consiste aussi à « positiver » ces moments-là —, mais cette part d'autonomie est très peu laissée à sa fantaisie. Comme son voisin, il porte ses chaussures chez le cordonnier, il débarrasse son plateau au restaurant rapide, il remplit les pages d'informations personnelles lors d'un achat en ligne, il explique au correspondant du service téléphonique d'aide aux clients comment il faudrait qu'il le conseille pour l'aider à réparer sa connexion, il pèse et affranchit son courrier à la poste (en venant chercher son recommandé), il passe son samedi matin chez Brico-Futé pour retrouver une roulette de placard que l'on ne fabrique plus. Même s'il lui arrive de goûter à la « liberté » — on lui aura mis le mot dans la bouche — de commander son billet de train en pyjama sur Internet, confortablement installé dans son lit, pour son déplacement professionnel du lendemain, il sait peut-être au fond de lui qu'il n'est pas en train d'utiliser son temps de loisir pour remonter une rivière du Grand Nord canadien en pêchant à la mouche. Il osera même parfois admettre qu'il n'a guère eu le choix : il y a tellement la queue aux guichets des gares... Confronté à toutes sortes de solutions alternatives peu alléchantes, le consommateur trouvera finalement commode de se servir lui-même. L'entretien savamment calculé des queues à la poste, à la gare, à la Sécurité sociale, au supermarché entre sûrement dans l'art consommé du management néolibéral, lequel consiste à faire passer le comportement d'évitement du consommateur pour une marche héroïque vers la liberté de choisir.

[...] En fin de compte, à quoi est occupé le consommateur — comme l'est de plus en plus le travailleur ? Il est occupé à vider à la petite cuillère l'océan des défauts de fonctionnement d'une société qu'il faudra bien qualifier un jour de « société de la panne ». Tout ce qui marche, tout ce qui s'accomplit sans trop de difficulté, tout ce qui fonctionne sans heurt, tout ce qui est régulier (normal, routinier, répétitif), tout ce qui « se passe bien », qui « roule », qui « baigne », bref, tout ce qui est susceptible de rencontrer un succès facile, nous l'avons confié aux automates (technologiques ou procéduraux). Or, dans un monde où le registre de l'action humaine s'est largement rabattu sur celui, mortifère, des opérations techniques, en confier la plus belle part (celle des actions qui réussissent) à la machine, c'est mourir avant l'heure.

Laurent Cordonnier

Economiste, auteur de *L'Economie des Toambapiks* et de *Pas de pitié pour les gueux*, Raisons d'agir, Paris, respectivement 2010 et 2000.

<u>Session 2013</u>

Le texte au verso est à résumer en 120 mots.
Une marge de 10% en plus ou en moins est admise. Le non-respect de cette marge sera sévèrement pénalisé.

Le nombre de mots employés devra figurer à la fin de chaque alinéa et, en fin de copie, le total général des mots du résumé devra être indiqué. Il est signalé qu'un mot monosyllabique (a ou à, de, le...), un mot élidé (d', l', s', c'...) un nombre comptent chaque fois pour un mot.

***Jean-Noël Lafargue**, « Machines hostiles », le Monde diplomatique, juillet 2011*
Réalisateur multimédia, enseignant de l'université Paris-VIII, auteur, avec Jean-Michel Géridan, de Processing. Le code informatique comme outil de création, Pearson, Paris, 2011.

À qui parlons-nous vraiment lors des échanges programmés du marketing téléphonique ou des services d'assistance en ligne ?

Dans de nombreux cas, les employés des centres d'appel (marketing téléphonique ou services d'assistance en ligne) suivent un logiciel « expert » et ne disposent d'aucune marge de manœuvre
Ces automatismes sont conçus avec l'idée, sans doute justifiée, que les questions sont peu ou prou toujours les mêmes. Les employés « robotisés » servent de filtre et évitent de mobiliser des techniciens pour des problèmes mineurs. Souvent, le filtre s'avère si puissant qu'il est totalement
impossible d'atteindre la personne compétente.

Mais si ce sont des humains qui répondent, et non des logiciels interactifs, c'est aussi parce que, à défaut de voir leurs problèmes résolus, les usagers ont le sentiment de pouvoir trouver auprès de leur interlocuteur une forme d'empathie ou, au pis, l'occasion de se défouler verbalement ce qui, comme l'a démontré Henri Laborit dès la fin des années 1950, permet d'évacuer le stress, au niveau neurologique, presque aussi bien que le ferait la résolution effective du problème qui en est la cause.

Pour finir, les téléopérateurs dont la conversation suit un scénario programmé ont l'avantage d'être parfaitement interchangeables. Travaillant un jour pour une administration, le lendemain pour un opérateur de téléphonie et le jour suivant pour un institut de sondages, ils bénéficient d'une très courte formation consistant avant tout à apprendre à ne plus prononcer que des phrases positives (*on ne dit pas « ce n'est pas possible » mais « nous mettons tout en œuvre pour résoudre votre problème »*). [...]

Présentée comme un moyen de réduire les tâches monotones, l'automatisation met en valeur, dans la « ressource humaine », non pas le libre arbitre ou la compétence (la procédure n'est pas du ressort de l'agent), mais la capacité à éponger le stress et l'agressivité. Tout semble fait non pour régler des problèmes, mais pour empêcher que ceux-ci n'atteignent leurs responsables.

Tournons un instant le regard sur nos papiers d'identité. Sans sourire, sans expression, les yeux vides, nous donnons de nous-même une figure triste, un peu angoissée, qui ne nous ressemble pas et que personne ne reconnaîtra comme nôtre. Ce sont les directives officielles du ministère de l'Intérieur [...] (norme ISO/IEC 19794-5). Le ministère de la Tristesse a une bonne raison : cette image n'est pas destinée à des yeux humains mais à des logiciels de biométrie, très complexes, qui ne reconnaissent les gens que dans des conditions standardisées. Ainsi, le visage officiel de chacun est défini par les besoins d'un programme n'y voyant qu'une somme de cotes et une figure dont toute lueur expressive doit être bannie.

[...] Des dispositifs numériques en apparence bien plus neutres peuvent avoir un caractère tout aussi coercitif. L'informatique personnelle a radicalement modifié de nombreuses pratiques professionnelles, rendant caducs certains savoir-faire. Il fallait autrefois des années pour former un retoucheur photo, car celui-ci devait disposer d'un tour de main particulier, connaître ses matériaux et ses outils. Aujourd'hui, on déporte la compétence technique sur le logiciel, on prolétarise l'artisan : celui-ci devient tributaire de décisions prises par les ingénieurs des sociétés Adobe ou
Apple. [...]

Comment reprendre en main notre « destin numérique » à une époque où, étant tous utilisateurs d'outils programmés, nous risquons d'en devenir la chose ?

540 mots

Concours d'entrée à l'école d'Ergothérapie d'Alençon

<u>Session du 14 mai 2010</u>

Veuillez faire un résumé du texte suivant en 120 mots. Une marge de 5% en plus ou en moins est tolérée.

Stocker présente Dracula comme un personnage malfaisant qui menace les fondements de la civilisation. En dehors même de sa nature de vampire, Dracula est dangereux : il se situe en dehors de la communauté et refuse de se soumettre aux règles qui la régissent. Le vampire est un agent pathogène et exogène. Menaçant d'empoisonner le corps social, il s'en prend à la richesse la plus « intouchable » pour un peuple : ses jeunes femmes, représentantes de son avenir. En 1897, à la parution de l'œuvre, le lectorat victorien admet sans peine ce discours. Voici l'envahisseur, l'étranger, dans son altérité la plus menaçante. Contrairement aux précédents vampires de la littérature, lord Ruthven ou sir Francis Varney, purs produits britanniques, Dracula vient d'ailleurs. Il porte un nom dont les sonorités accentuent l'étrangeté. De surcroît, dans le récit de Stocker, les protagonistes parlent toujours de Dracula à la troisième personne du singulier ; le comte est le seul personnage à ne pas s'exprimer directement à travers un journal intime ou des lettres. On ne connaît donc ses impressions qu'à travers le discours des autres, procédé qui renforce l'altérité du personnage. Le « il » du vampire s'oppose au « je » des protagonistes du roman.

Dracula est aussi représenté comme un despote et un chef de bande : il fait régner la terreur accompagné de ses sbires, les Tsiganes, dans lesquels on retrouve à nouveau la figure de l'Autre. Van Helsing ne s'y trompe pas : il annonce que « Dracula est venu à Londres envahir une nouvelle terre ». Le roman n'est pas seulement une fable édifiante destinée à fustiger le mal, il s'y dévoile aussi une allégorie politique : le vampire incarne la barbarie menaçant le monde civilisé.

Au XXe siècle, cette représentation de l'altérité sert l'imagerie politique des Etats-Unis. Ainsi, lorsque le film de Tod Browning sort sur les écrans en 1930, la Grande Dépression a frappé. L'effondrement de Wall Street a ruiné des millions d'Américains. Il est significatif que le mythe de Dracula, remporte un tel succès dans ce pays et dans ce contexte. Pour le grand public, Dracula, plus encore que les autres monstres du cinéma, cristallise sur son personnage toute la haine et l'angoisse que provoque la crise. Il est l'emblème de l'étranger haï, rendu responsable de tous les maux de la société. L'accent hongrois de Lugosi, son teint blafard, son sourire malsain contribuent à renforcer cette identification. Venu de la lointaine Europe pour semer le trouble, Dracula sert de repoussoir. Bouc émissaire, il permet à travers Lugosi, de matérialiser les ressentiments plus ou moins conscients des spectateurs. Voici le « méchant », « l'étranger », « l'étrange ». Quelques années plus tôt, de l'autre côté de l'Atlantique, en Allemagne, la sortie de Nosferatu a également eu lieu dans un climat délétère : crise économique certes, mais également crise morale et politique. L'Allemagne estime qu'elle n'a pas perdu la guerre en 1918 ; son armée a défendu les frontières et pourtant elle s'est effondrée, victime d'un « coup de poignard dans le dos » : les villes, les ports en particulier (qui fonctionnent dans le mythe de Dracula comme les portes d'entrée du mal) sont les foyers d'une agitation communiste, véhiculée par « des agents extérieurs », notamment le port de Kiel. La figure du Nosferatu de Murnau (le réalisateur meurt en 1931) inspire les caricatures antisémites de la propagande nazie. D'autres voient dans la scène où les rats débarquent dans le port une vision prémonitoire de l'avènement d'Hitler. Le dessinateur de bandes dessinées Joann Sfar, auteur des séries Petit Vampire et Grand Vampire, estime que, malgré la volonté de son auteur, Nosferatu reflète la hantise xénophobe de la société allemande (...).

Côté américain, juste avant le début du conflit, les personnages de vampires se trouvent affublés de noms à consonance germanique (comme Perle von Mauren dans Révélations en noir [1933] de Carl Jacobi, le baron Franz Kraliz dans The Secret of Kraliz [1936] de Henry Kuttner, le comte Ludwig von Kaldenstein dans The Vampire of Kaldenstein [1938] de Frederick Cowles). Quant à Dracula, il a pu incarner le nazisme dans l'inconscient collectif américain, avant et pendant la guerre, comme l'écrit Gabriel Ronay, journaliste hongrois réfugié en Grande-Bretagne, dans son livre The Dracula Myth (1972) (...).
Le journaliste nous apprend que l'état-major américain avait fait distribuer des exemplaires de Dracula en format de poche aux GIs partis sur le front. Une manière de stimuler leur ardeur guerrière face à la barbarie nazie incarnée par le vampire.

Puis, au début de la guerre froide, Dracula se retrouve embrigadé sous une nouvelle bannière. A l'heure du maccarthysme, il représente la menace communisme venue de l'est.

Dans un article intitulé « The Politics of Dracula », un universitaire américain, Richard Wasson (in English Literature in Transition, vol. 9), a vu dans le roman de Stoker une prophétie annonçant la guerre froide. Selon lui, les principaux personnages du roman sont des figures symboliques et politiques : la principale victime du vampire s'appelle Lucy Westernra – nom dans lequel on retrouve, à une consonne près, l'adjectif western (« ouest ») -, censée représenter l'Europe occidentale attaquée par le communisme et incapable de se défendre, alors que Mina Harker symbolise la force morale du monde libre face aux épreuves. Wasson rappelle par ailleurs que le coup fatal porté à Dracula est donné par Quincey Morris, un Américain : l'Europe occidentale ne peut être sauvée de la menace communiste que grâce à une intervention américaine ! Il conclut en prévenant les générations futures (...).

Evidemment outrancière, cette thèse montre à quel point Dracula, pour le public américain de l'époque, évoque l'ennemi étranger qui menace les fondements de la société libérale. Hitler-Dracula peut devenir Staline-Dracula.

Céline du Chéné, Jean Marigny, Dracula, prince des ténèbres, Collection Dieux, Mythes et Héros, dirigée par Jean-Maurice de Montremy, Editions Larousse, septembre 2009.

<u>Session 2011</u>

Résumez ce texte en 120 mots. Une marge de plus ou moins 5% est autorisée. Vous devrez faire figurer le nombre total de mots à la fin de votre copie. Pour rappel, chaque mot compte, y compris les mots monosyllabiques et les mots élidés. L'orthographe et la correction de la langue seront prises en compte.

Les pathologies de l'idéal.

Le drame du mariage d'inclination, c'est qu'il voudrait normaliser l'exceptionnel, en faire la règle, transformer l'attachement, selon le vieux credo-évangélique, en valeur des valeurs, en étalon-or de la moralité. Mieux vaut alors fustiger le marché, l'individualisme que de toucher à cette idole et de l'incriminer. Toute la difficulté vient de ce qu'on ne peut rien affirmer de l'amour sans affirmer le contraire en même temps. Il a ceci de redoutable, de fascinant qu'il est un mot-valise : il désigne l'abnégation autant que l'égoïsme, la convoitise comme la sublimation, la toquade et la constance. Il est à la fois le pari d'installer l'éternité dans le temps, l'ensemble des forces qui résistent à l'usure et à l'oubli mais aussi le flamboiement instantané des sens et des âmes. Il est désir d'incandescence autant que volonté de permanence et les deux sont aussi vrais. Seule une philosophie paresseuse peut célébrer en lui la bonté sans contrepartie, la bienveillance par excellence et y voir la solution de tous nos maux. Il faut lui conserver sa merveilleuse complexité en français faute de quoi on opère un coup de force à son propos, on l'enferme dans une définition maximaliste et aseptisée, inaccessible au commun des mortels.

A cet égard, juger d'un couple à la seule aune de la véhémence, c'est le condamner à l'insuffisance, c'est dire aux amants : vous n'aimez pas comme il faut car des émotions qui vous étreignent, vous ne savez rien, vous devez tout réapprendre. C'est favoriser les professeurs en rectification, chargés de redresser nos affections désinvoltes. Pour réparer nos liaisons imparfaites, ils nous adjurent d'insuffler encore plus de passion dans nos vies ; pour guérir la maladie, ils recommandent donc d'injecter au patient un surcroît de poison. Autant éteindre un incendie avec de l'essence ! Faisant commerce du désaccord, ces spécialistes, coachs, thérapeutes, « gestionnaires de crise » nous revendiquent souvent fort cher ces recettes qui étaient celles, jadis, de la sagesse populaire : faites des concessions, parlez-vous, soyez attentif à l'autre, surprenez-le par de petits gestes. [...]

Fuyez donc comme la peste ceux qui s'exclament « Je suis idéaliste ! » car cette affirmation signifie en réalité : j'ai des prétentions élevées, je ne me contente pas du menu fretin. [...] Platonisme dément : aimer l'amour plus que les personnes elles-mêmes, le quêter à travers des êtres interchangeables au lieu de chérir un individu à nul autre pareil. [...] On connait ce proverbe horrible : la plus belle femme du monde ne peut donner que ce qu'elle a. Mais ce qu'elle a est déjà tellement merveilleux qu'on devrait se prosterner devant elle pour la remercier de nous l'accorder.

Terrible absurdité : le couple est devenu plus difficile à vivre depuis qu'il n'a retenu de tous ses rôles que le modèle de l'épanouissement. Parce qu'il veut réussir à tout prix, il se consume d'anxiété, redoute la loi de l'entropie, l'aridité des heures mortes. La moindre chute de tension est vécue comme un fiasco, un désaveu. L'adoration est mise à l'épreuve de sa propre défaite à mesure qu'elle se réalise, c'est-à-dire se normalise. A valoriser la frénésie, on met les conjoints en danger : le lien fond littéralement sous l'empire de la fièvre, les frontières entre l'autre et moi-même tendent à s'estomper. La sphère domestique est devenue l'enjeu d'un combat titanesque entre le sublime recherché et le trivial ressenti. Amour fou, dit la vulgate colportée par les médias, les magazines, la publicité ; amour flou, devraient répondre les amants. C'est-à-dire amour qui ne sait pas où il en est, ne veut pas arbitrer entre ses définitions, se moque de savoir s'il sera grand ou petit, routine ou risque, passade ou persévérance. L'amour-passion c'est l'amour de la passion c'est-à-dire du tourment, c'est la guerre, la sommation permanente, le règne de la surenchère, le face-à-face à perpétuité. [...] Nulle nécessité de s'adorer au sens canonique du terme pour vivre côte à côte ; il suffit de s'apprécier, de partager les mêmes goûts, de chercher tout le bonheur possible à partir d'une coexistence harmonieuse. Cessons d'assujettir la vie commune à la norme despotique de l'exubérance si on veut qu'elle tienne.

Il est plusieurs manières d'affectionner, également légitimes, quelle que soit par ailleurs notre tentation de juger celles qui diffèrent de la nôtre. Ce jugement n'est pas toujours moral, il naît aussi d'une anxiété : et si je m'étais trompé, si j'avais fait fausse route ? Tous les couples représentent les uns pour les autres des énigmes, dans leurs faillites comme dans leurs résurrections. Les uns trop démonstratifs et qui dépérissent d'un excès de symbiose, les autres mal assortis et qui tiennent, de guingois, des années durant, d'autres portés par une ambition sociale débridée, d'autres vénéneux qui propagent destruction et ravages, d'autres accueillants qui s'offrent à tous leurs admirateurs, d'autres encore qui grossissent ensemble et s'enveloppent dans la joie de leur gonflement réciproque, d'autres enfin qui galvanisent, dont la générosité ruisselle sur leur entourage.

Pascal BRUCKNER, Le mariage d'amour a-t-il échoué ? Grasset, 2010.

Session du 5 mai 2012

Veuillez faire un résumé de ce texte en 120 mots. Une marge de 5% en plus ou en moins est tolérée.

Tristan et Yseut passe pour être le récit d'origine de l'amour romanesque. Denis de Rougemont qui lui a consacré un livre célèbre, *L'Amour et l'Occident,* y voit même «l'étymologie de nos passions », le mythe qui gouverne « d'une manière secrète et diffuse» la relation des hommes et des femmes dans la culture de l'Europe : le goût de l'adultère qui lie l'amour à la destruction et à la mort.

Nous savons aujourd'hui que ça n'est pas vrai. Les romans d'amour grecs et latins mettaient déjà en scène, avec éloquence, la puissance irrésistible et destructrice d'Éros. Irrésistible comme l'élan vital et la plénitude de soi dans l'autre. Destructrice comme l'instinct de mort qui accompagne la quête amoureuse d'un cortège serré de malheurs, de désordres et de souffrances. De ce point de vue, *Tristan et Yseut* n'invente rien : la passion est exaltante et tragique.

« Isolde mon amie, en vous est ma mort, en vous est ma vie », proclame le héros dans la version du roman écrite par Thomas vers 1170.

Tristan et Yseut n'est pas un mythe, c'est un roman. Plus exactement un ensemble de romans, les uns en vers, d'autres en prose, dont les plus anciennes versions, en langue romane mais aussi en langue germanique, sont apparues dans le dernier tiers du XIIe siècle. Plus tard, au XIIIe siècle, des auteurs ont tissé à partir du même canevas d'autres interprétations, insérant l'histoire de deux amants dans un autre cadre romanesque, celui de la légende arthurienne et dans une autre atmosphère idéologique, celle de l'amour courtois.

Romans multiples, romans en parcelles aussi. Les *Tristan et Iseut, Tristan et Isolde, Tristram et Isônd, Tristram et Izalda* sont des manuscrits en lambeaux, tronqués, effacés, recopiés, ornés, malmenés, parfois trahis, pour les besoins de la cause de ceux qui avaient la charge de les transmettre. Le XIXe siècle romantique a apporté sa touche, sa couleur, mais aussi son imaginaire à la redécouverte de *Tristan et Iseut,* contribuant un peu plus encore à transformer le roman en légende, à faire disparaître son *histoire.* Tristan et Iseut sont devenus des amants éternels.

Or, l'emprise du roman, son extraordinaire succès, le caractère fondateur et exemplaire qu'on lui attribue dans l'élaboration du sentiment amoureux en Europe sont inséparables des contradictions, des ambiguïtés et des énigmes qu'il recèle. Dans *Tristan et Iseut,* tout semble fait pour que chacun des auditeurs y trouve son compte. Les jeunes seigneurs en quête de femmes. Les pères de famille, soucieux d'une paisible transmission de leurs richesses et de leur nom. Les femmes à la recherche d'un minimum de délicatesse et de considération dans la chasse sexuelle dont elles sont les proies. Les gens d'Église désireux d'imposer à une caste féodale turbulente et encore grossière les règles d'un comportement chrétien. La petite élite anglo-normande, plutôt raffinée, de la cour des Plantagenets qui contrôle - plus ou moins bien, mais de mieux en mieux - l'ouest de l'Europe, de l'Aquitaine à l'Écosse, et qui est la véritable commanditaire de ces romans ; comme l'est la cour de Champagne pour ceux de Chrétien de Troyes. Dans ces cours, on cherche à donner à la société féodale une assise plus stable, moins belliqueuse et, sinon plus civilisée, plus civile. Une conception moins guerrière de la lutte pour la possession des femmes est l'un des objectifs poursuivis par ces romans. Mais les auteurs hésitent, varient, et se contredisent sur les moyens d'atteindre un tel but. Le roman est équivoque, il est tiraillé entre des leçons contradictoires ; ses héros cessent d'être exemplaires, tout en demeurant des héros. Non seulement les différentes réécritures du texte initial de *Tristan et Iseut* comportent des inflexions qui en modifient, parfois radicalement, l'interprétation, mais à l'intérieur même de chaque roman - celui de Béroul, celui de Thomas, celui d'Eilhart d'Oberg ou celui de Gottfried de Strasbourg - se multiplient des signes et des motifs dont la cohérence est incertaine, ou instable. Il arrive même parfois que l'auteur se borne à raconter *ce qui est arrivé,* en renonçant explicitement à prendre parti sur la signification et sur la valeur de ce qu'il raconte, sur le côté de la balance qui l'emporte sur l'autre : entre la loi du désir et la loi de la fidélité, entre l'emportement de la passion amoureuse et la soumission à l'ordre matrimonial. La radicale nouveauté de *Tristan et Iseut* est romanesque : les héros sont *discutables*. L'espace narratif dans lequel ils sont placés n'est pas orienté dans une direction unique, il est polémique.

Les héros sont discutables, leur héroïsme ne l'est pas. Il importe qu'ils demeurent des héros, des créatures de rêve avec lesquelles il est exaltant, pour les jeunes auditeurs auxquels le roman s'adresse prioritairement, de se comparer. Tristan est construit sur le modèle de ces personnages légendaires qui peuplent les poèmes épiques gallois et les romans guerriers de Constantinople ou de Damas. Il possède une généalogie glorieuse, il n'a pas peur d'affronter les ennemis les plus redoutables, les dragons et les monstres ; il défend avec audace et vaillance les intérêts des plus faibles. Il est jeune, fort, noble, et capable d'exploits *prodigieux :* c'est le chevalier idéal. Mais des signes négatifs viennent altérer d'une ombre cette armure éblouissante. Sa mère, Blanchefleur, la sœur du roi Marc, meurt en lui donnant le jour : mauvais présage. C'est aussi un enfant conçu hors mariage et donc marqué par la mélancolie : *Triste-an...* Il est élevé loin de son père et placé sous la tutelle d'un parrain, son oncle Éric, son suzerain dans l'ordre féodal. C'est un héros blessé, amputé d'une partie de sa souveraineté - et qui va payer cher la situation de dominé qui lui est faite. Ce héros magnifique et triste, condamné à n'occuper que le second rang sur le marché matrimonial où il va faire les courses de son oncle, on comprend qu'il émeuve la foule de ces cadets de famille, écartés des meilleurs mariages par le droit d'aînesse et condamnés à tourner autour de l'enclos des femmes pour y chercher la brèche qui permettrait d'étancher, fût-ce clandestinement, leur soif amoureuse. *Le Roman de Tristan* - c'est d'abord ainsi qu'on le nomme - met en phrases leur malaise et leur frustration.

Pierre LEPAPE, Une histoire des romans d'amour, Chapitre 2, Tristan et Yseut : entre la puissance du désir et la loi de la fidélité, Editions Seuil 2011.

Session 2014

Veuillez faire un résumé de ce texte en 120 mots. Une marge de 5% en plus ou en moins est tolérée.

Joueuses Interdits

Sur grand écran, les joueuses ne sont pas des joueurs comme les autres. Les jeux sont les mêmes, mais les enjeux différents. Démonstration avec Jeanne Moreau ou Fanny Ardant...

Frédéric Strauss

La partie dure pendant des jours, sans limite, comme les sommes en jeu. Une heure de pause, une nuit de sommeil, et ils se retrouvent face à face. Comme des tueurs dans un duel de regards. Ils dégainent des as, des quintes, des brelans à vous mettre au tapis. Il faut saigner l'adversaire. Et il n'a aucun doute sur le fait qu'il y parviendra, le joueur de poker James Bond. Il va battre Le Chiffre, son ennemi bien nommé, aussi sûrement qu'il a humilié un de ses sbires, le forçant à jouer sa voiture de sport, puis lui prenant sa femme. Avant de le tuer au milieu d'une exposition qui montrait des corps écorchés et des squelettes attablés pour... jouer au poker. Un sport de combat dans *Casino Royale* (2006). Elle, au casino, elle papillonne. Aussi légère que les plumes de son boa, elle circule autour des tables, s'y pose et puis s'en va, comme le hasard. Qu'importe la somme en jeu, l'important est de saisir la chance. Pour ça, elle risquera même la malchance, Jeanne Moreau dans *La Baie des anges* (Jacques Demy, 1963). A la roulette, elle joue comme à la roulette russe, semblant inviter la fatalité autant que la défier. Le vertige de la perte est encore plus grisant que celui de l'amour.

Joueur ou joueuse, au cinéma, ce n'est pas la même histoire. Les hommes jouent pour s'affirmer, triompher d'un champion, faire tomber symboliquement une figure de père. Une affaire qu'ils prennent tellement au sérieux que ça en devient divertissant, au poker (*Le Kid de Cincinnati*, 1965), au billard (*L'Arnaqueur*, 1961) ou aux échecs (*La Diagonale du fou*, 1984). Les femmes, elles, ne jouent pas : elles mettent en jeu quelque chose, qui n'est pas toujours facile à nommer. C'est peut-être leur bonheur, leur honneur, en tout cas presque toujours leur vie. Elles n'ont pas d'adversaire à abattre, elles se risquent tout entières, avec un dangereux sens de l'absolu. Même quand les dés sont pipés.

Un joueur qui triche, c'est Paul Newman dans *L'Arnaque* (1973) : le carré de valets qu'il sort de sa manche n'est qu'un échantillon de son panache, le prélude à un coup de bluff encore plus magnifique et terrassant. Une joueuse qui triche, c'est Fanny Ardant interprétant, dans *Ridicule* (1996), de Patrice Leconte, une comtesse du temps de Louis XVI : elle croit pouvoir manipuler les coeurs comme les parties de bouts rimés, prendre le pouvoir aux jeux d'esprit comme à la cour, en truquant tout. Et quand elle perd, elle perd tout. Aussi tragique et magnifique que l'héroïne de la célèbre nouvelle de Stefan Zweig, *Vingt-quatre Heures de la vie d'une femme*, publiée en 1927. Fascinée par un joueur au casino, elle va apprendre de lui non pas la technique pour gagner, mais la passion, la vie, la mort. A jamais transformée par cette rencontre rapide comme une partie de cartes. Le rôle séduisit deux actrices, Danielle Darrieux en 1968 dans un film de Dominique Delouche, Agnès Jaoui en 2003, dans un film de Laurent Bouhnik.

Parce qu'elle déplace les enjeux plutôt que de simplement les faire monter, la joueuse apparaît comme une figure fascinante, romanesque. Même quand le joueur mise gros, car il lui faut ça pour donner le frisson, il reste un personnage assuré, rassurant. Avec la joueuse, rien ne va plus. Ce n'est pas seulement de l'argent qui risque d'être perdu, c'est la perdition qu'on entrevoit. Une barrière morale est franchie. Au casino, l'héroïne de Stefan Zweig se trouve exposée à une *« curiosité murmurante et chuchotante, comme une prostituée à qui l'on vient de donner de l'argent »*, et celle de Jacques Demy s'entend dire dans *La Baie des anges* : *« Pour un jeton, tu n'hésiterais pas à faire le trottoir. »* A travers le temps, une condamnation plane : en jouant, les femmes feraient quelque chose de mal, ou quelque chose de mâle. Sortiraient de leur rôle, transgresseraient les limites assignées à leur sexe.

« Les femmes ont toujours joué, comme les hommes, observe Elisabeth Belmas, auteur de Jouer autrefois, Essai sur le jeu dans la France moderne, XVIe-XVIIIe siècle (1). Mais la joueuse est pointée plus que le joueur par les moralistes, qui ont beaucoup écrit contre le jeu. Ils désignent les femmes comme les premières concernées par le débordement que le jeu peut entraîner. Ce que l'Eglise appelait un péché, les Encyclopédistes un vice, et qu'on nomme aujourd'hui une maladie, le jeu pathologique. » Si les femmes sont jugées plus promptes à aller trop loin, c'est peut-être parce qu'en jouant, elles bravent un interdit de plus que les hommes. Comme le rappelle en effet Elisabeth Belmas, « les jeux de hasard et d'argent étaient interdits par l'Etat pendant la monarchie et le sont toujours aujourd'hui. En dehors du cercle familial, on ne joue que par dérogation. Mais aux XVIIe et XVIIIe siècles, l'interdiction d'engager des sommes au jeu portait, de plus, sur les personnes qui n'étaient pas maîtres de leurs deniers. C'est-à-dire les mineurs jusqu'à 25 ans, les hommes d'Eglise et les femmes, dépendantes de leur père ou de leur mari ». Ni maîtresses de leur argent, ni maîtresses d'elles-mêmes donc...

Mais en s'égarant au jeu, certaines se sont trouvées. Le dramaturge David Mamet le suggérait dans son premier film, *Engrenages* (1988), où une psy se risquait dans une partie de poker pour s'y faire plumer... avec joie. Perdant son argent et son latin, elle découvrait un jeu aussi invisible que celui de l'inconscient, un autre dessous des cartes. Qui la libérait. Dans *La Baie des anges*, Jeanne Moreau en appelle à un mystère dont elle se rapproche peut-être à la table de jeu : *« Je me suis souvent demandé si Dieu régnait sur les chiffres »*, dit-elle. Une fameuse joueuse, Françoise Sagan, inscrivit dans sa légende de scandaleuse un vrai tour de magie : gagner 8 millions d'anciens francs au casino en misant sur le 8, et acheter aussitôt, le 8 juillet 1958 à 8 heures du matin, une propriété de 8 hectares en Normandie. Ou comment entrer, en jouant, dans l'ordre secret du monde. C'est-à-dire bien au-delà d'un cercle réservé aux hommes.

Que le jeu soit une quête mystérieuse, la cinéaste Catherine Corsini le sait d'expérience. En 1987, elle réalisa *Poker*, où elle racontait l'errance d'une joueuse acharnée, comme celle qu'elle était alors. De cette passion qui la mena au bord d'un gouffre financier, elle parle d'abord comme d'une recherche. « *Qu'est-ce qu'on joue ? Quelque chose de sa vie, de sa chance, de son destin, d'une revanche... Au jeu, l'argent n'a plus de valeur en tant que tel, il raconte quelque chose de spécial à chacun. Moi, j'ai perdu au poker exactement ce que j'avais gagné en faisant ce film,* Poker, *dont je n'étais pas vraiment satisfaite. D'où mon interrogation : en me retrouvant, à la table de jeu, seule face à des hommes, cherchais-je une rivalité, une complicité ? Au poker, il peut se jouer des choses violentes. Quand votre adversaire réussit à vous faire vous coucher, puisque c'est le terme utilisé, ça prend une dimension symbolique très forte, surtout si vous êtes une femme. On est toujours entre amis quand on commence à jouer, mais à la fin, c'est sans pitié.* »

Qui se frotte aux cartes s'y pique. Une étude publiée par la revue *Clio. Femmes, Genre, Histoire* (2) montre comment le jeu permit un rapprochement entre hommes et femmes, évoqué dès le Moyen Age avec l'apparition d'une iconographie des couples amoureux sur les cartes qu'on mélangeait. Mais aux simples avances galantes se mêlèrent vite des stratégies masculines corsant le jeu. Tricher pour faire gagner une femme et obtenir d'elle des faveurs. Ou s'assurer qu'elle perde tout et n'ait plus que son corps à offrir en gage. Là, on ne joue plus. La partie ne pourrait-elle donc jamais être simplement partie de plaisir ? Caroline Bottaro a voulu faire ce pari avec son premier film, *Joueuse* (2009), où Sandrine Bonnaire, femme de chambre dans un hôtel, se prenait de passion pour les échecs et s'y accomplissait. « *Je voulais raconter une vie où tout redevenait possible,* dit la cinéaste. *Le jeu permettait de faire passer ça de façon inattendue. Les échecs, c'était un défi incongru pour cette femme. Mais elle réussissait. Elle avait tout à gagner à prendre cette voie, et elle gagnait.* » Et si c'était ça, la vraie transgression de la joueuse ? Ne plus jouer au risque de perdre, mais de vaincre. Caroline Bottaro l'a vérifié en se documentant sur les échecs : « *Les tournois mixtes sont rares. Pour les hommes, se faire battre par une femme, c'est l'horreur.* »

Session 2015

Résumer ce texte en 100 mots plus ou moins 5%

Démographie : un peu plus de bébés en 2014

On fait plus d'enfants qu'ailleurs, femmes et hommes vivent de plus en plus vieux, et les sexagénaires n'ont jamais eu autant d'années devant eux... C'est le bilan souriant présenté hier par l'Insee.

Florence Deguen | 14 Janv. 2015

Il y a les années fertiles, les années « à mauvaise grippe »... Et puis les années stables et souriantes où tous les indicateurs sont dans le vert. C'est la bonne nouvelle du bilan démographique 2014, présenté hier comme à chaque début d'année par l'Insee. Non seulement le légendaire taux de fécondité français a vaillamment regagné la barre symbolique des 2 enfants par femme, mais l'espérance de vie, qui marquait le pas, est elle aussi repartie à la hausse l'an dernier.

La mauvaise année 2013, qui avait enregistré la plus faible augmentation de population depuis 2000, n'était donc pas un effondrement, comme l'avaient assuré les démographes : les fondamentaux, en France, restent bons. Et les 66,3 millions de Français ont quelques raisons d'espérer.

L'année 2013 avait laissé présager d'un repli. Après sept années consécutives de taux de fécondité (très légèrement) supérieur à 2 enfants par femme, ce chiffre observé à la loupe par les responsables du pays était repassé sous cette barre (1,99). Et les déclinistes de tout bord, pointant la politique du gouvernement, y voyaient déjà la fin de l'exception française, qui fait de notre pays le plus fertile d'Europe avec l'Irlande. Alors certes, le taux ne remonte pas spectaculairement en 2014, mais il revient exactement à 2 enfants par femme. Et si c'est insuffisant pour renouveler les générations -- le seuil est à 2,05 parce qu'il naît moins de filles que de garçons --, c'est au moins la preuve que la natalité française est stable et assez peu sensible à la conjoncture... Le nombre de naissances, qui avait tendance à diminuer depuis 2010, augmente ainsi très légèrement pour atteindre les 813 000 bébés ayant vu le jour en 2014, soit 1 500 de plus qu'en 2013. Cela même si l'âge moyen des mères est toujours plus âgé : 30,3 ans.

L'autre bonne nouvelle, après des hivers 2012 et 2013 particulièrement rudes, c'est que l'exceptionnelle douceur de 2014 a limité un peu les décès et ce malgré l'arrivée massive dans le très grand âge des générations nées entre les deux guerres. « On a eu le deuxième hiver le plus clément depuis 1900 et l'épidémie de grippe a été bénigne », explique Marie Reynaud, chef de l'unité des études démographiques et sociales à l'Insee. « Cela explique en grande partie les 15 000 décès en moins, que l'on voit très nettement dans les statistiques de janvier, février et mars : 1 600 décès journaliers ont été enregistrés sur cette période contre 1 800 l'an dernier. » A quel âge est-on le plus décédé en 2014 ? A 86 ans pour les hommes et à 91 ans pour les femmes.

Au final et même si ces chiffres ne disent rien de l'état physique et cognitif dans lequel on achève son existence, l'espérance de vie en France est elle aussi repartie à la hausse en 2014. Les nouveau-nés ont en moyenne une chance de vivre jusqu'à 85,4 ans pour les filles, et 79,2 ans pour les garçons. C'est la première fois que les hommes, qui rattrapent progressivement les femmes, atteignent 79 ans d'espérance de vie dans notre pays : ils ont gagné 5,6 ans en vingt ans, quand les Françaises se sont contentées de 3,6 ans. Cela place en tout cas la France dans le trio de tête en Europe, derrière l'Espagne pour les femmes et la Suède pour les hommes. Mais c'est surtout l'espérance de vie à 60 ans qui fait de nous des exceptions européennes... Puisque nous sommes le seul pays à figurer en haut du tableau pour les deux sexes avec 27,7 ans restant à vivre pour les femmes et 22,6 ans pour les hommes. Cela peut même paraître étrange, puisque 87,7 ans et 82,6 ans, c'est davantage que l'espérance de vie à la naissance... « Mais s'ils sont en vie à 60 ans, c'est parce qu'ils ont échappé à la mort subite du nourrisson, à l'accident de voiture du jeune adulte, au cancer du quadragénaire... conclut Marie Reynaud. Tous ces risques qui, statistiquement, jouent sur l'espérance de vie. » Des veinards, autrement dit, qui vont plus que jamais obliger la société à penser autrement la vieillesse.

INSTITUT DE FORMATION EN ERGOTHERAPIE DE BERCK SUR MER

Session du 10 mai 2006

Texte à résumer en 110 mots (+ ou — 10%).
Indiquer le nombre de mots utilisés

La chance comme le mérite ne favorise que de rares élus. La multitude demeure frustrée. Chacun désire être premier : la justice et le code lui en donnent le droit. Mais chacun sait ou soupçonne qu'il pourrait bien ne pas l'être, pour la simple raison qu'il n'y a qu'un premier. Aussi choisit-il d'être vainqueur par personne interposée, par délégation, qui est la seule manière que tous triomphent en même temps et triomphent sans effort ni risque d'échec.

D'où le culte, éminemment caractéristique de la société moderne, de la vedette et du champion. Ce culte peut passer à juste titre pour inévitable dans un monde où le sport et le cinéma tiennent une si grande place. Néanmoins, il est à cet hommage unanime et spontané un motif moins apparent, mais non moins persuasif. La vedette et le champion proposent les images fascinantes des seules réussites grandioses qui peuvent échoir, la chance aidant, au plus obscur el au plus pauvre. Une dévotion sans égale salue l'apothéose fulgurante de celui qui n'avait rien d'autre pour réussir que ses ressources personnelles : muscles, voix ou charme, armes naturelles, inaliénables, d'homme sans appui social.

La consécration est rare et, qui plus est, comporte invariablement une part d'imprévisible. Elle n'intervient pas à la fin d'une carrière aux échelons immuables. Elle récompense une convergence extraordinaire et mystérieuse, où s'ajoutent et se composent les présents des fées au berceau, une persévérance qu'aucun obstacle n'a découragée et l'ultime épreuve que constitue l'occasion périlleuse, mais décisive, rencontrée et saisie sans hésitation. L'idole, d'autre part, a visiblement triomphé dans une concurrence sournoise, confuse, d'autant plus implacable qu'il faut que le succès vienne vite. Car ses ressources, que le plus humble peut avoir reçues en héritage et qui sont la chance précaire du pauvre, n'ont qu'un temps. La beauté se fane, la voix se brise, les muscles se rouillent, la souplesse s'ankylose. D'autre part, qui ne songe vaguement à profiter de la possibilité féerique, qui cependant semble prochaine, d'accéder à l'empyrée* improbable du luxe et de la gloire ? Qui ne souhaite devenir vedette ou champion ? Mais, parmi cette multitude de rêveurs, combien se découragent dès les premières difficultés ? Combien les abordent ? Combien songent réellement à les affronter un jour ? C'est pourquoi presque tous préfèrent triompher par procuration, par l'intermédiaire des héros de film et de roman, ou, mieux encore, par l'entremise des personnages réels et fraternels que sont vedettes et champions. Ils se sentent, malgré tout, représentés par la manucure élue Reine de beauté, par la vendeuse à qui est confié le premier rôle dans une superproduction, par le fils de boutiquier qui gagne le tour de France, par le garagiste qui revêt l'habit de lumière et devient toréador de très grande classe.

Roger CAILLOIS (Les jeux et les hommes)

*Empyrée : lieu de parfait bonheur

Session du 14 mai 2008

Texte à résumer en 120 mots (+ ou – 10%).

*La rédaction de la copie sera faite **d'une seule couleur d'encre**. Aucun signe ni nombre ne doit figurer ni dans la marge ni dans le texte du résumé.*

*Le nombre de mots sera indiqué **exclusivement** en fin de texte.*

Pour s'instruire ou se divertir, découvrir le monde ou se remémorer le passé, se jouer du temps et de l'espace, notre seconde moitié du XXème siècle dispose d'outils étonnants – ordinateurs, réseaux informatiques, CD-ROM, bref, ce qu'on nomme les « nouvelles technologies ».

Inventaire incomplet : pour ces mêmes bonheurs de l'esprit, il existe un autre instrument à tout le moins aussi prodigieux. Léger, de faible volume, extraordinairement maniable et mobile – au point qu'on a pu le qualifier d'objet nomade par excellence – il se « branche » sur l'énergie la plus naturelle qui soit : celle de son propre utilisateur. Et si son emploi suppose une certaine logique, nul besoin de logiciel. Mieux encore : autosuffisant, c'est son usage même qui, sans cesse, entretient et perfectionne les processus qui le font fonctionner.

Cette petite merveille d'ingéniosité technologique s'appelle un livre. Aurait-on oublié ses vertus ? Le fait d'avoir été inventé il y a un demi-millénaire ne le vouerait-il plus désormais qu'à la courtoise déférence due au témoin d'une tradition certes prestigieuse mais bien près d'être révolue ?

[...] En dépit de son âge, le livre est absolument moderne. Car enfin, qu'est-ce, pour un objet ou une technique, qu'être « moderne » sinon « être de son époque » - c'est-à-dire dans cette époque, efficace, opératoire, totalement adéquat aux finalités qu'on lui assigne ?

Une des singularités du livre, c'est d'avoir été moderne dès son origine et de le demeurer dans sa pérennité. On le sait, la même décennie, au milieu du XVème siècle, vit la naissance de l'imprimerie et la découverte de l'Amérique, événements d'où les historiens datent précisément le début des « temps modernes ». Et, depuis lors, la permanence du livre en tant que fondement de notre construction personnelle et collective ne prouve qu'une chose : sa profonde adaptabilité à des états du monde en perpétuel changement, son aptitude à accompagner les évolutions – qu'elles concernent les individus ou les sociétés – comme les innovations techniques qui les suscitent ou en découlent.

Du livre, on pourrait dire qu'il est essentiellement « compatible ». Il le fut avec la radio, avec le cinéma, avec la télévision. Il l'est, de la même manière, avec le multimédia. Pour une raison simple : l'écrit est la matrice des contenus de tous ces modes d'expression et de communication. Ils en sont inséparables, solidaires, et leur modernité, au moment de leur émergence, induit la sienne.

C'est la lecture qui fonde et développe, chez l'enfant, les procédures mentales logiques et chronologiques indispensables à l'intelligence des nouvelles technologies. A leur tour, celles-ci contribuent à exercer l'esprit critique, le goût de la découverte et des associations créatives, le sens de l'analogie et celui de la relativité. Leur apport est indiscutable mais le livre et l'écrit demeurent un préalable obligé, hors duquel la perception du monde devient chaotique et la communication – donc l'insertion sociale – quasi impossible.

En outre, l'accès même à ces nouvelles technologies exige la maîtrise de la lecture. [...]

Lire, écrire, parler : dans nos civilisations dites, justement, « du livre », cette trilogie demeure fondatrice de l'individualité et de la citoyenneté – ces concepts qui marquèrent précisément la naissance historique de la modernité. Fût-ce avec les meilleures intentions du monde, la fragiliser en la dissociant de son support le plus économique, le plus égalitaire et le plus efficace, le livre, ce serait se méprendre sur la hiérarchie des moyens et des fins. Mais aussi, pour les nouvelles technologies, couper le tronc même de l'arbre de connaissance auquel elles sont arrimées.

Jean-Louis LISIMACHIO (Le Monde du 28 Novembre 1998)

Session du 19 mai 2010

Texte à résumer en 100 mots (+ ou – 10%).

La rédaction de la copie sera faite **d'une seule couleur d'encre.** Aucun signe ni nombre ne doit figurer ni dans la marge ni dans le texte du résumé.
Le nombre de mots sera indiqué **exclusivement** en fin de texte.

La sensibilité écologique a connu au cours des dernières années une spectaculaire extension. Alors qu'il y a vingt ans à peine, elle paraissait être seulement l'apanage de ceux que l'on se plaisait à décrire comme les « enfants gâtés » de la croissance, tout le monde ou presque se déclare aujourd'hui écologiste. Ou, à tout le moins, prêt à prendre enfin au sérieux la question de la protection de la nature, devenue « patrimoine commun» de l'humanité. Le phénomène est mondial, mais particulièrement impressionnant chez les Occidentaux, convaincus d'être menacés par les catastrophes écologiques, persuadés des dangers qui pèsent sur la planète et préoccupés par le monde qu'ils laisseront aux générations futures. Fruit de courants d'opinion déjà anciens et de conversions aussi soudaines que tardives, le consensus écologique concerne désormais de larges fractions de la population. Les politiques entendent penser « vert », les scientifiques protéger la Terre, les industriels vendre du propre, les consommateurs commencer à modifier leurs comportements et les habitants des villes et des campagnes défendre leur cadre de vie.

Cet unanimisme est ambigu et, à l'évidence, tout le monde ne se fait pas la même idée de la nature. Dira-t-on que les porteurs de baladeurs participent de la sensibilité écologique parce qu'ils chercheraient ainsi à s'abstraire des bruits de la ville ou verra-t-on en eux les symptômes de l'atomisation et de l'isolement des individus dans les cités modernes Qualifiera-t-on d'écologique la pratique de la moto verte car elle ferait découvrir les chemins ruraux à de nouveaux adeptes ou ne constitue-t-elle que l'avatar d'une impuissance à aborder la nature autrement qu'à travers la technique ? La sensibilité écologique, héritière de traditions diverses et composée de courants qui n'ont pas de frontières étanches, s'incarne dans des clientèles, des programmes et des pratiques extrêmement variés et forme, nous y reviendrons longuement, une véritable nébuleuse dont on ne saurait trop souligner le caractère complexe. Elle peut servir à ceux qui aspirent à une transformation totale de leur vie, comme à ceux qui n'y cherchent que des activités ponctuelles. Elle peut être le véhicule de nouveaux modes de consommation, de technologies dites appropriées, d'un ressourcement spirituel ou d'une volonté de maintenir la diversité des milieux naturels et des cultures. La recherche urgente de nouveaux rapports entre la personne et la planète peut ainsi prendre mille détours et cette variété constitue l'un des fondements de la vitalité actuelle de l'écologie.

Mais la médaille a son revers. Ainsi parée d'un « flou artistique », l'écologie véhicule des valeurs et des choix apparemment contradictoires. On peut, en son nom, en appeler à la science et à la technique ou à la religion, réclamer une intervention croissante de l'Etat et des institutions mondiales, ou bien une plus grande autonomie des individus et des collectivités, s'en remettre au « génie » du marché ou en faire une critique radicale, prévoir l'apocalypse pour demain ou croire que l'humanité ne se pose jamais que les problèmes qu'elle peut résoudre. En bref, si la sensibilité écologique est partout, elle est aussi un fourre-tout, un bric-à-brac que les individus alimentent à loisir et dans lequel ils puisent « à la carte ». Et si pour tout un chacun écologie rime avec nature, il est manifeste que tout le monde n'est pas d'accord sur la nature de l'écologie.

J.-P.Alphandéry, P.Bitoun, Y.Dupont.

Introduction de *L'Equivoque Ecologique,* 1991

<u>Session du 18 mai 2011</u>

Veuillez faire de ce texte un résumé en 100 mots. Une marge de plus ou moins 10% est tolérée.

*La rédaction de la copie sera faite **<u>d'une seule couleur d'encre</u>**. Aucun signe ni nombre ne doit figurer ni dans la marge ni dans le texte du résumé. Le nombre de mots sera indiqué **<u>exclusivement</u>** en fin de texte.*

Les lectures si fréquentes en termes de crise, de déclin ou de manque sont à bien des égards l'expression d'une incapacité à penser le monde complexe, opaque et incertain dans lequel nous vivons aujourd'hui. Il nous semble en effet qu'elles procèdent d'un réflexe quasi naturel de la pensée (chaque époque produit sa littérature de la décadence) qui incline à la déploration et à l'inquiétude en renvoyant souvent à un âge d'or plus ou moins révolu. Or elles ratent l'essentiel : en majorant ce qui se défait ou se déforme, on ne voit pas (ou pas assez) ce qui se restructure ailleurs et autrement, ou, plus profondément, le lien entre ces deux mouvements.

De ce point de vue, deux lignes de transformation se conjuguent. La première pourrait être caractérisée par la fragmentation. Nous vivions dans une société qui articulait les mondes du travail, les grandes familles politiques et les styles de vie dans une même représentation. Le travail salarié, qui en était le pivot, assurait une continuité du social au politique, et du public au privé, dans l'expression des conflits sociaux, la construction des identités collectives et des modèles sexués. L'Etat-nation en était la clé de voûte en embrassant un type d'organisation politique, une identité culturelle et un espace de souveraineté. Or c'est cet agencement qui se défait aujourd'hui. Les représentations d'un espace social structuré autour de classes aux intérêts et aux styles de vie opposés se sont érodées. Le travail a perdu son rôle de « grand intégrateur » et sa capacité à donner sens aux identités collectives. Les sociétés nationales ont perdu leur légitimité, menacées par la globalisation d'un côté, la territorialisation de l'autre. Dès lors, c'est tout le socle de nos repères collectifs qui vacille. Un processus de fragmentation est aussi à l'œuvre dans les différents domaines de la vie sociale : à la multiplication des formes particulières d'emplois vient répondre la diversification des univers familiaux ; au pluralisme familial s'ajoute la multiplication des « marchés » scolaires. Il en va de même des grandes villes en proie à des processus de ségrégation et des logiques de séparation. Dans ce contexte on a assisté à la multiplication des identités (culturelles, religieuses, sexuées, générationnelles ou territoriales), ainsi qu'une « communautarisation » des conflits sociaux.

L'incertitude résulte de ces processus de fragmentation/recomposition et des logiques contradictoires qui travaillent notre société en profondeur. En d'autres termes, l'incertitude se présente à bien des égards comme un prisme pour interpréter les mutations de la France contemporaine.

La famille devient incertaine dès lors que « le seul devoir de chacun est de choisir son bonheur » (Louis Roussel) ; l'individu, l'école, la représentation politique, entre autres, basculent aussi dans l'incertitude. Sous cet éclairage, « incertitude » désigne au moins trois processus, enchevêtrés : la faillite du mythe du progrès et les désillusions du changement ; l'opacité du social et la complexité d'un monde qu'on ne peut plus penser dans les catégories d'hier et sur lequel on ne peut agir comme avant ; un changement social pathologique ou économique dépressif. Mais ce qui est en jeu, c'est aussi l'incertitude politique d'une société qui peine à se gouverner et à maintenir la légitimité de ses institutions et représentants.

Michel KOKOREFF, Jacques RODRIGUEZ, Sciences humaines N°50, 2005.

Session du 9 mai 2012

Texte à résumer en 90 mots (+ ou – 10%).

La rédaction de la copie sera faite ***d'une seule couleur d'encre****. Aucun signe ni nombre ne doit figurer ni dans la marge ni dans le texte du résumé. Le nombre de mots sera indiqué* ***exclusivement*** *en fin de texte.*

Voyager, c'est d'abord sortir de sa coquille. Mais la coquille dont nous sommes prisonniers, ce n'est pas seulement le réseau des frontières et des longitudes, la barrière des douanes et les remparts de la langue. La coquille primordiale, c'est l'épais matelas dans lequel nous emprisonnent l'égoïsme et la paresse, c'est le cocon dans lequel nous ligotent et nous étouffent la suffisance et l'absence de curiosité. Un homme qui se suffit à lui-même, qu'a-t-il à faire de tout ce que l'immense étendue des êtres et des peuples peut lui proposer et lui offrir ? Il ne ressent point le besoin de sortir de sa maison, il ne ressent pas le besoin de sortir de lui-même.

Si pour la plupart d'entre nous, les vacances constituent l'instant privilégié du voyage, cette accalmie de loisir propice aux croisières et aux circuits, aux vagabondages et aux découvertes, c'est qu'il est nécessaire, pour voir les hommes et les paysages, de créer en soi une certaine vacance. Ce n'est pas le temps matériel, seul, qui permet d'entreprendre un voyage : il y faut se sentir un peu vide et ouvert, qu'une sorte d'appel d'air s'établisse entre le monde extérieur et notre espace du dedans. Il faut avoir soif pour que l'eau désaltère et donne de la joie, il faut avoir besoin de se remplir les yeux, l'esprit et le cœur pour que le voyage ne soit pas seulement une façon d'aller d'une ville à une autre, mais un bonheur. Quand ces conditions sont remplies, le voyage est au coin de la rue.

Le premier chemin qui s'offre à vous, la plus courte distance vous suffisent pour rapporter un inépuisable butin... On va souvent bien loin pour trouver ce qu'on ne savait pas posséder tout près. On va souvent bien loin tout près pour se sentir soudain transporté très loin. Ce ne sont point les kilomètres qui font le voyage, c'est la poésie. Aucun guide ne peut donner l'adresse de celle-ci. Elle est en nous ou nulle part.

Claude Roy, *Le bon usage du monde*.

Session du 15 mai 2013

Texte à résumer en 100 mots (+ ou – 10%).

*La rédaction de la copie sera faite **d'une seule couleur d'encre**. Aucun signe ni nombre ne doit figurer ni dans la marge ni dans le texte du résumé. Le nombre de mots sera indiqué **exclusivement** en fin de texte.*

La prise en charge collective des besoins d'aide et de soins du grand âge est un des plus graves défis à moyen terme. [...]

Une personne sur quatre des générations d'après-guerre risque de connaître la dépendance, mais celle-ci surviendrait à un âge plus tardif. Parallèlement, le nombre des « aidants » potentiels dans l'entourage est amené à se réduire. L'entourage familial seul ne peut pas assumer tous les besoins d'aide des personnes âgées dépendantes et risque de s'épuiser en l'absence de services professionnels. C'est un fait à présent bien établi ; la diminution de l'aide publique ne peut guère être compensée par un surinvestissement de l'entourage, au contraire, les deux formes d'aide sont complémentaires. Ces futurs problèmes sont prévisibles et il est important d'anticiper les solutions à mettre en place, sans attendre d'y être confronté dans l'urgence. Le développement de technologies adaptées contribuerait à pallier l'insuffisance des moyens humains.

Dans ce domaine, la France accuse un certain retard par rapport à d'autres pays d'Europe du Nord. un' développement technologique et des structures d'accueil sont nécessaires pour faire face à la demande grandissante des familles souhaitant recourir à des services spécialisés dans l'accompagnement des mourants.

[...]

Comment faire face au coût du maintien d'un bon niveau de protection sociale? Cela relève certes avant tout de choix politiques. L'es prévisions démographiques paraissent alarmantes, contribuant à un climat d'inquiétude, accentuant la peur qui caractérise l'attitude moderne face au vieillissement, à laquelle se mêle parfois, il faut le reconnaître, un certain ostracisme à l'égard de ceux qui sont désignés comme vieux, comme s'ils étaient les « autres ». Certains discours, agitant le spectre du conflit de générations, accusent les baby-boomers de peser lourdement sur leurs successeurs, d'abord par leur prise de pouvoir et leur insolente prospérité au cours des dernières décennies, ensuite par leur coût et son poids dans les dépenses publiques, qui va s'accentuer dans les prochaines décennies.

Il est certes tentant de désigner un bouc émissaire plutôt que de remettre en question le mode d'organisation des âges dans la société, ses inégalités et ses contradictions, notamment en matière d'emploi et de formation. L'allongement en un siècle de la durée de vie moyenne de plus de la moitié a transformé toutes les phases de la vie, prolongeant la jeunesse et retardant l'apparition des déficits dus au vieillissement, ce qui remet en cause certains des fondements « naturels » du critère d'âge ouvrant ou limitant des droits. La difficulté de trouver du travail ou un logement, d'obtenir un crédit ou une assurance en raison de son âge, par exemple, peut relever d'une forme de ségrégation sur le critère de l'âge, récemment inscrite dans la loi du 16 novembre 2001 relative à la lutte contre les discriminations. Mais ce n'est pas seulement ni principalement sur le plan juridique que cette ségrégation est à combattre, c'est aussi par des actions concrètes et des débats publics sur la place faite aux jeunes et aux vieux dans la société et sur le regard qui leur est porté, les premiers étant trop visibles, les seconds devenant progressivement invisibles.

Claudine Attias-Donfut, *Le Monde*, 24 octobre 2009

INSTITUT DE FORMATION EN ERGOTHERAPIE
DE
BERCK sur MER

EPREUVES D'ADMISSION DU 15 MAI 2013

EPREUVE DE BIOLOGIE/PHYSIQUE

Durée : 1 heure
Notée sur : 20 points

BIOLOGIE

Sur 12 points

Le cannabis est une drogue qui produit des effets sur le cerveau par le biais du THC : tétrahydrocannabitol, mais cette molécule possède d'autres effets sur l'organisme.
Des chercheurs ont fait des découvertes en testant du THC sur des lots de souris au cours de 5 expériences.

Expérience 1 : on implanté des cellules cancéreuses sur les souris des deux lots et on mesure la taille de la tumeur 3 fois par semaine : les résultats sont représentés sous forme de graphe dans le **document 1**.

Expérience 2 : On réalise la même expérience que précédemment mais sur des souris immunodéficientes car ne possédant pas de lymphocytes T. Les résultats sont représentés sous forme de graphe dans le **document 2**.

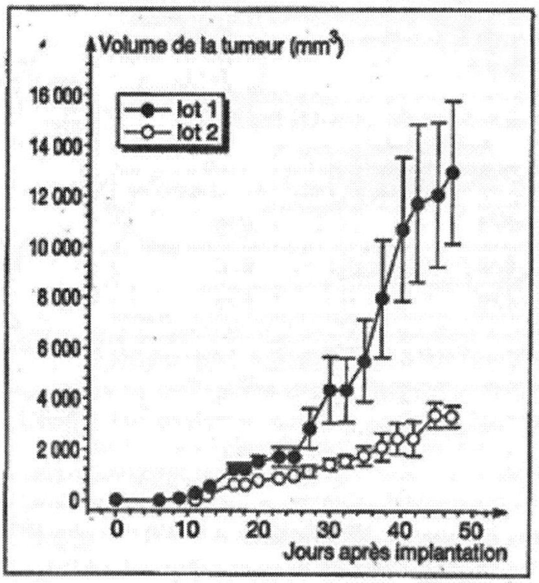

Document 1

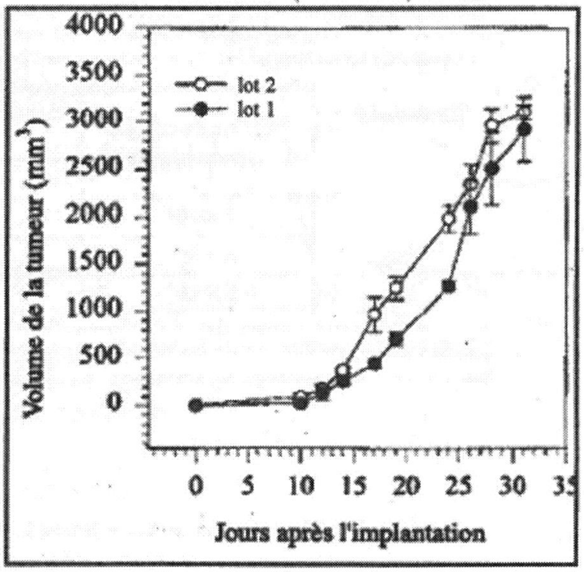

Document 2

- **lot 1 : souris recevant des injections régulières de THC (4 fois par semaine)**
- **lot 2 : souris témoins non traitées au THC.**

Question 1 : **Après analyse des deux documents, tirez deux informations essentielles quant à la relation entre le THC et la tumeur.**

Expérience 3 : On évalue la prolifération de lymphocytes T dans les organismes des souris des deux lots : résultats dans le **document 3**.

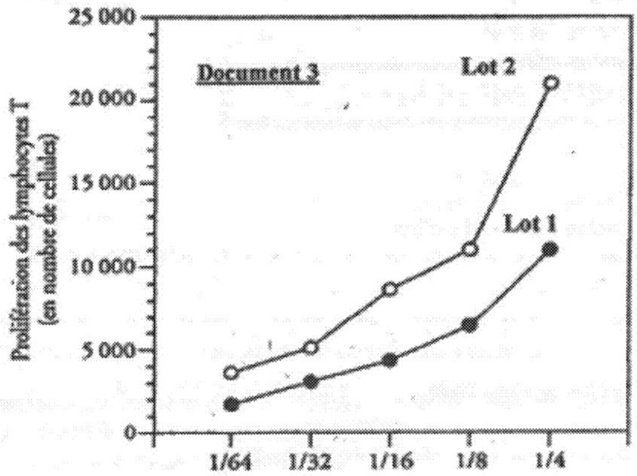

Proportion de cellules tumorales implantées par rapport au nombre de lymphocytes T avant prolifération
(exemple : 1/64 : 1 cellule tumorale pour 64 Lymphocytes T)

Question2 : Indiquez l'information supplémentaire apportée par ces résultats. Justifiez brièvement.

Expérience 4 : 8 souris des deux lots sont immunisées contre cette tumeur suite à un contact avec les cellules tumorales irradiées et subissent une implantation d'un nombre variable de cellules cancéreuses. On compte ainsi le nombre de souris rejetant la tumeur : résultats dans le **document 4**.

Document 4

Nombre de cellules cancéreuses implantées	Nombre de souris rejetant la tumeur/ nombre total de souris	
	Lot 1 : souris traitées au THC	Lot 2 : souris témoins
1×10^5	8/8	8/8
2×10^5	5/8	8/8
3×10^5	4/8	8/8

Question 3 : Formulez une ou des hypothèses pouvant expliquer l'action du THC sur le système immunitaire.

Expérience 5 : On dose des molécules intervenant dans les réactions immunitaires.

Effets du THC sur les secrétions de cytokines		
	IL-10 (pg/mL)	IL-2 (pg/mL)
Lot 2 (témoin)	819	1230
Lot 3 (traité au THC)	1491	1235

Question 4 : A partir de vos connaissances et de l'étude du tableau, donnez une explication à l'action du THC sur les tumeurs.

PHYSIQUE **sur 8 points**

Reportez sur la grille jointe une croix dans la case correspondant à la réponse que vous pensez être juste.

On prendra pour la valeur du champ de pesanteur à la surface terrestre : $g=10\ m.s^{-2}$.

Aide aux calculs : $\sqrt{10} \cong 3,2$ $2\pi \cong 6,3$

---

1)

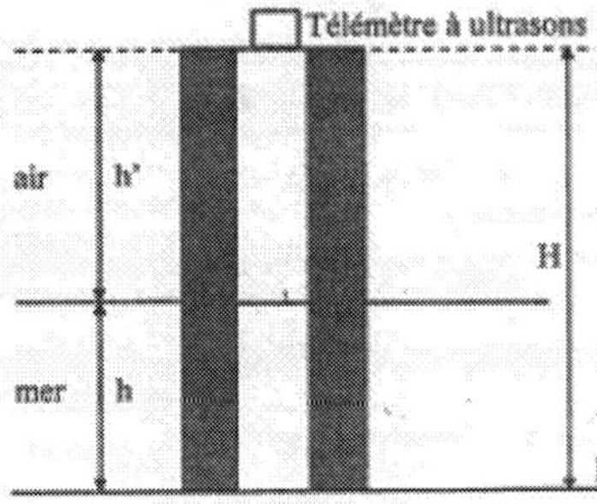

Le schéma ci-contre représente le principe d'un marégraphe à ultrasons.
Pour mesurer la hauteur h de la marée, un télémètre émet un bref signal ultrasonore qui se réfléchit à la surface de l'eau.
On notera Δt la durée entre l'émission et la réception du signal.

Données :

- Vitesse des ultrasons dans l'air : $v=340\ m.s^{-1}$
- $H=15,0\ m$ $\Delta t=50,0\ ms$

Le schéma n'est pas à l'échelle.

Calculer la hauteur h de la marée (en m) mesurée par le marégraphe.

a : 6,5 **b :** 7,0 **c :** 7,5 **d :** 8,0 **e :** 8,5 **f :** aucune réponse exacte

---

2)

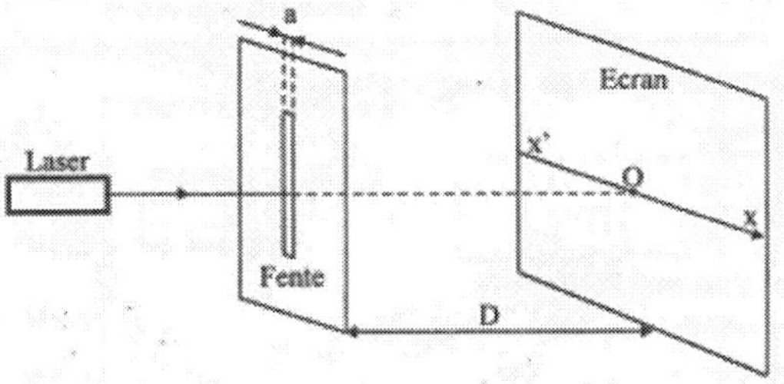

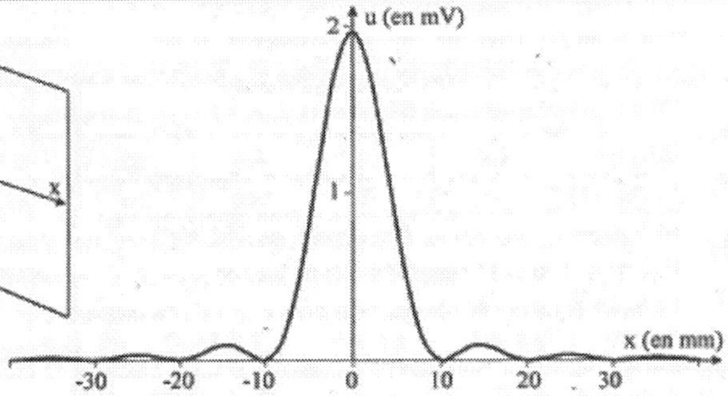

La lumière d'un laser de longueur d'onde λ est diffractée par une fine fente verticale de largeur a.
On observe la figure de diffraction sur un écran situé à la distance D de la fente.
On déplace une cellule photoélectrique le long de l'axe horizontal (x'x) (voir schéma ci-dessus).
L'origine O des abscisses correspond au centre de la figure de diffraction sur l'écran.
La position de la cellule photoélectrique est repérée par l'abscisse x.
Cette cellule délivre une tension u proportionnelle à l'intensité lumineuse.
On obtient la courbe ci-dessus représentant la tension u en fonction de l'abscisse x.

Données : $D=2,00\ m$ $a=100\ \mu m$

Calculer la valeur de la longueur d'onde λ (en nm) du laser.

a : 450 **b :** 500 **c :** 550 **d :** 600 **e :** 650 **f :** aucune réponse exacte

---

3) La houle peut être modélisée par une onde mécanique, périodique, sinusoïdale, se propageant à la surface de la mer.
En haute mer, la longueur d'onde λ de la houle est petite devant la profondeur de la mer.
Dans ce cas, on peut calculer la célérité v de la houle par la relation :

$$v = \sqrt{\frac{k\lambda}{2\pi}}$$ où k est une constante.

Par analyse dimensionnelle, déterminer l'unité de la constante k.

a : $m.s^{-1}$ **b :** $N.kg^{-1}$ **c :** $N.m^{-1}$ **d :** $m^2.s^{-1}$ **e :** $N.s^{-1}$ **f :** aucune unité exacte

---

4) Sur une patinoire horizontale, un palet de hockey est animé d'un mouvement rectiligne uniformément décéléré.
Le palet dont la vitesse initiale est $V_0=54\ km.h^{-1}$ s'immobilise après avoir parcouru une distance $L=30\ m$.

Calculer la durée de freinage (en s) du palet.

a : 2,0 **b :** 2,5 **c :** 3,0 **d :** 3,5 **e :** 4,0 **f :** aucune réponse exacte

5) **Le schéma n'est pas à l'échelle.**

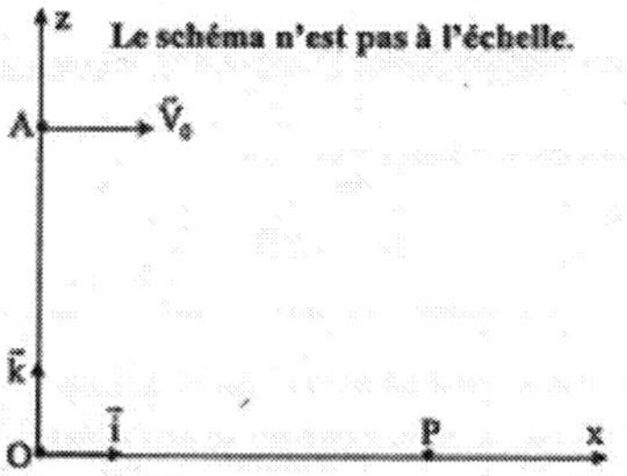

Pour effectuer un service, un joueur de tennis lance une balle verticalement vers le haut, d'un point situé à 1,60 m au dessus du sol. Il frappe la balle avec la raquette lorsqu'elle atteint le sommet A de sa trajectoire, situé 0,40 m plus haut. La balle part alors avec une vitesse horizontale $\vec{V}_0$.
La balle touche le sol en un point noté P.
La balle sera considérée comme ponctuelle et on étudiera sa trajectoire dans le repère $(O, \vec{i}, \vec{k})$. L'origine O du repère se situe au niveau du sol.
On négligera l'action de l'air sur la balle.
<u>Donnée</u> : V_0=35 m.s^{-1}

Calculer la valeur de l'abscisse x_P (en m) du point P de contact avec le sol.

a : 14 **b :** 16 **c :** 18 **d :** 20 **e :** 22 **f :** aucune réponse exacte

---

6) Un satellite décrit une orbite circulaire autour de la Terre.
Le satellite se situe à l'altitude h par rapport à la surface terrestre et sa période de révolution est notée T.

<u>Données</u> :

- Rayon terrestre : R_T=6370 km
- h=290 km T=1 h 30 min
- Constante de gravitation universelle : G=6,67×10^{-11} m^3.kg^{-1}.s^{-2}

Calculer la valeur de la vitesse (en km.h^{-1}) du satellite sur son orbite.

a : 1,6×10^4 **b :** 2,0×10^4 **c :** 2,4×10^4 **d :** 2,8×10^4 **e :** 3,2×10^4 **f :** aucune réponse exacte

---

7) On a relevé expérimentalement la tension U_{AB} aux bornes d'un moteur traversé par un courant d'intensité I.
On a regroupé les résultats des mesures dans le tableau ci-dessous :

U_{AB} (en V)	6,0	6,2	6,4	6,6	6,8	7,0
I (en mA)	0	100	200	300	400	500

Un tension U_{AB} aux bornes d'un moteur, traversé par un courant d'intensité I, s'écrit :
U_{AB}=E'+r'.I avec E' : tension à vide du moteur (en V) et r' : résistance interne du moteur (en Ω).

Calculer la valeur de résistance interne r' (en Ω) du moteur.

a : 2,0 **b :** 4,0 **c :** 6,0 **d :** 8,0 **e :** 10,0 **f :** aucune réponse exacte

---

8) Rutherford a décrit l'atome d'hydrogène selon un modèle planétaire :
l'électron E de masse m_e et de charge –e est en mouvement circulaire uniforme autour du noyau constitué uniquement d'un proton P de masse m_p et de charge +e.
La distance entre le proton et l'électron sera notée r.
L'électron n'est soumis qu'à la force d'interaction électrostatique $\vec{F}_e$ exercée par le proton.

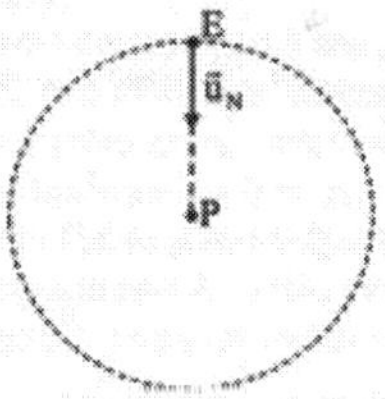

<u>Données</u> :

- $\vec{F}_e = \frac{e^2}{4\pi\varepsilon_0 r^2}.\vec{u}_N$ ε_0 : permittivité du vide
- $\vec{u}_N$: vecteur unitaire du repère de Frenet, normal à la trajectoire

On propose ci-dessous différentes expressions pour la vitesse v de l'électron dans le modèle de Rutherford.
Certaines de ces expressions ne sont pas possibles.

α: $v = \frac{r}{\sqrt{4\pi\varepsilon_0 m_e e}}$

β: $v = \frac{e}{\sqrt{8\pi\varepsilon_0 m_e r}}$

γ: $v = \frac{e}{\sqrt{4\pi\varepsilon_0 m_p r}}$

δ: $v = \frac{e}{\sqrt{4\pi\varepsilon_0 m_e r}}$

ε: $v = \frac{r}{\sqrt{8\pi\varepsilon_0 m_e e}}$

Parmi les expressions ci-dessus pour la vitesse v de l'électron, laquelle est exacte ?

a : α **b :** β **c :** γ **d :** δ **e :** ε **f :** aucune expression exacte

Session 2014

Texte à résumer en 100 mots (+ ou – 10%).

La rédaction de la copie sera faite ***d'une seule couleur d'encre****. Aucun signe ni nombre ne doit figurer ni dans la marge ni dans le texte du résumé.*
Le nombre de mots sera indiqué ***exclusivement*** *en fin de texte.*

La vie des citadins est devenue un véritable enfer ; la situation se dégrade chaque jour davantage. La chaussée grignote le trottoir ; l'automobiliste roule à l'allure du promeneur. Le cœur des grandes agglomérations étouffe dans le chaos d'une circulation lente et pourtant dangereuse qui est impossible toute initiative de flâner dans les rues.

La voiture ne vole-t-elle pas à l'homme un univers à sa dimension : la rue ? Les mystérieuses venelles de la médina à Fez, taillées au gabarit du bourricot bardé de couffins, résistent sans effort à la marée automobile. Mais Norwich, Cologne, Rotterdam, Copenhague ou bien d'autres cités, submergées par ces flots, livrent depuis plusieurs années un combat difficile et courageux pour réapprendre au promeneur les chemins de la ville. Beaucoup trop habitués au confort trompeur de la voiture privée, les citadins refusent d'utiliser les transports publics pour se rendre au centre de la ville. Ils préfèrent s'exposer inutilement au tracas de la circulation urbaine plutôt que de contribuer activement à décongestionner le centre urbain pour en faire un lieu de rencontre où l'on peut flâner sans s'exposer aux dangers d'un trafic chaotique.

Les responsables se dérobent-ils à leurs obligations ou le problème a-t-il pris des dimensions qui rendent toute intervention impossible ? Dans la crainte de s'attirer les foudres des commerçants et de leur clientèle motorisée, et faute d'imaginer un plan de circulation susceptible de satisfaire à la fois automobilistes et piétons, les responsables pratiquèrent longtemps la politique de l'autruche. Mais taire le problème ou en minimiser les effets ne le rend pas moins pressant. Il y a aujourd'hui 30 millions de Français qui résident dans les villes ; il y en aura 45 millions en l'an 2000. Dès aujourd'hui, les pouvoirs publics doivent chercher à aménager des villes à une échelle plus humaine.

De cette situation apparemment inextricable, il n'y a qu'une seule issue : la coopération entre l'administration et la population. Les édiles devront déclarer « zone pour piétons », pendant une partie de la journée, le centre commercial de la ville, et les habitants devront renoncer à leur voiture privée pour retrouver un îlot de paix au milieu des trépidations de la vie citadine.

Plusieurs municipalités ont accepté cette solution. Et, flânant dans ces zones pour piétons, on se prend à rêver à des villes enfin libérées de la tyrannie de la voiture, dont les princes seraient des piétons.

LE MONDE, Dossiers et Documents, « Vivre dans la ville » (1973).

CONCOURS D'ENTRÉE IUFE D'AUVERGNE

(Clermont-Ferrand)

Session du 4 juin 2012

Résumer le texte ci-dessous en 100 mots. Le résumé doit être écrit sur la feuille spéciale comprenant cent emplacements.
Il est précisé que :

- Un mot monosyllabique (à, de, le, un, etc.), un mot élidé (s', l', d', etc.), un nombre, comptent chaque fois pour un mot.
- Les mots composés avec un trait d'union comptent pour 2 mots.
- La ponctuation (., ;:?!), les signes conventionnels (>,<,...), les guillemets, les parenthèses ou crochets doivent être associés à un mot dans une case.
- Il ne sera pas tenu compte des mots au-delà du centième.

« Je suis fou de parapente. Je pars dans la montagne avec un sac à dos. Je m'arrête là où la beauté m'appelle. Au début, je porte même une casquette et une cravate ; j'ai perdu trop de casquettes et abîmé trop de cravates. A présent, j'ai des centaines de vols derrière moi. Je déroule crânement ma voile pendant que les autres s'agitent. J'observe l'herbe : je mesure les intervalles entre les bulles d'air chaud qui viennent l'aplatir. J'anticipe la prochaine, donne un simple mouvement de reins pour monter la voile juste au-dessus. C'est parfait ! Pendant que les autres amateurs s'élancent en tanguant dans le trou, je donne un petit coup de frein et m'élève comme un hélicoptère dans la bulle chaude que j'avais prévue.

Je me dirige en plongeant le haut du corps vers l'avant. Je crie ; je suis un aigle. Le bout droit de l'aile se relève en frémissant, je bascule le corps, la jambe gauche croisée sur la droite, la main gauche légèrement en avant, la droite à peine enfoncée vers l'arrière. Je m'enroule, m'enroule encore, m'enroule toujours, jusqu'à ce que la colonne d'air chaud m'éjecte par le haut, juste sous un nuage, la plupart du temps. C'est interdit mais j'aime aller me perdre à l'extrême limite de la portance. Personne ne me suit aussi haut. Je sors de mon nuage, choisis une direction pour rebondir sur une autre colonne. Je m'allonge en arrière, tends les jambes vers l'avant pour avoir le meilleur coefficient de glisse et allume une cigarette. Il m'arrive même d'en rouler une. J'ajuste les écouteurs du walkman sur mes oreilles. Que de vols ai-je faits en chantant *Norma* à pleins poumons !

Je vole sans fin, à des milliers de mètres au-dessus des autres voiles, au-dessus des montagnes. Deux Mirage passent sous mes pieds. Un planeur me croise dans un sifflement vertigineux. J'ai eu peur. Je suis au-dessus de la Suisse, sans passeport. Je grignote une barre de chocolat et me désaltère à la pipette placée sur le côté de mon casque. Je n'ai plus envie de descendre. La radio m'appelle ; je pensais les avoir tous mis au tapis. C'est Etienne. Il n'a que seize ans ; il est au sol, quelques milliers de mètres en dessous ; il a repéré ma voile. J'enroule trois fois la lanière du frein autour de ma main droite, bascule le corps en bloquant cette main sous la sellette et la voile s'enfonce de plus en plus vite ; elle est maintenant verticale, je tourne autour à l'horizontale. La voile et moi-même plongeons à toute vitesse dans un ballet infernal. Mille mètres, deux mille mètres, trois mille mètres de chute vertigineuse, maîtrisée. Je redresse la main quelques centaines de mètres au-dessus de l'axe d'atterrissage.

Je me lève alors dans ma sellette, attrape à pleines mains toutes les suspentes de la voile, hormis les deux du milieu ; je me rassieds, rabats la voile qui flotte sur les côtés et ne laisse gonflé que le caisson central.

Je m'enfonce vers le point d'atterrissage. A vingt mètres du sol, je libère la voile en agitant les freins ; elle se regonfle à quelques centimètres du sol et me dépose, tel un papillon sur sa fleur.

Je vis en trois dimensions, comme un ange.

Un jour, je me suis écrasé entre l'herbe verte et l'enfer. »

Extrait de « *Le second souffle* » de **Philippe Pozzo di Borgo**.
Seconde édition, 2011, Bayard
(Le film « *Les Intouchables* » a été réalisé d'après cette histoire vraie.)

Session 2014

Résumer le texte ci-dessous en 100 mots. Le résumé doit être écrit sur la feuille spéciale comprenant cent emplacements.
Il est précisé que :

- Un mot monosyllabique (à, de, le, un, etc.), un mot élidé (s', l', d', etc.), un nombre, comptent chaque fois pour un mot.
- Les mots composés avec un trait d'union comptent pour 2 mots.
- La ponctuation (., ;:?!), les signes conventionnels (>,<,...), les guillemets, les parenthèses ou crochets doivent être associés à un mot dans une case.
- Il ne sera pas tenu compte des mots au-delà du centième.

L'activité mentale ordinaire, qui supporte et exprime la personnalité, est complètement dépendante de l'activité cérébrale. La nature du lien entre l'un et l'autre reste opaque et les modèles qu'on a pu en proposer peu satisfaisants. Cependant la réalité de ce lien est évidente et admise sans restriction par tous. De la même manière on constate que les altérations structurales souvent considérables du traumatisme s'accompagnent presque toujours, au terme de la récupération, d'une transformation très sensible de la personnalité antérieure. Un modèle explicatif, là encore, fait pour le moment défaut. L'expérience clinique suggère qu'une nouvelle personnalité se structure comme une sorte de compromis original entre les fragments du passé et les données de l'expérience actuelle tels que le fonctionnement cérébral, maintenant possible, est capable de les recevoir, de les interpréter, de les traiter.

Mais les caractères permanents de cette nouvelle personnalité ne peuvent s'affirmer que dans de nouveaux liens relationnels. Ces nouveaux liens sont difficiles à établir avec la famille qui n'accepte cette nouvelle personnalité que si elle la croit « transitoire », mais qui la refuse dès qu'elle perçoit son caractère définitif. Il est évident, dès lors, que la reconstruction de son identité ne peut se faire pour le blessé que dans un climat relationnel familial conflictuel. S'il accepte, voire revendique les traits de personnalité qui lui sont proposés comme lui ayant jadis appartenu, il ne les reconnait pas car ils ne s'harmonisent plus avec ce qu'il est devenu. Sa volonté d'être « comme avant », malgré la nécessité de changement imposée par son évolution, ne répond qu'au désir de retrouver ses avantages sociaux et son statut familial. D'ailleurs tout se passe comme si les modèles parentaux d'identification qui avaient contribué à la constitution de sa personnalité antérieure étaient devenus inutilisables. C'est souvent vers l'équipe que le blessé se tourne alors, pour lui demander de jouer ce rôle. Si celle-ci accepte cette nouvelle « filiation », elle devra lui renvoyer une bonne image de lui-même, l'accompagner et le guider dans cette période d'incertitude. Il faut qu'elle lui offre un espace et du temps, car il doit tâtonner. Au début, il censure, redoute de s'exprimer et rigidifie son point de vue. Il n'affiche plus que des sentiments et des opinions conventionnels. La confiance en soi est émoussée et il se refuse toute initiative qui pourrait le trahir. Son dynamisme s'épuise souvent dans la mise en place et le maintien d'un mécanisme de défense stéréotypé variable selon les blessés, tels que le déplacement (cristallisation sur des faux problèmes pour ignorer les vrais, sublimation s'exprimant par des projets irréalistes ou rationalisation avec recherche d'une cohérence logique).

C'est en se créant et en maintenant autour de lui un réseau de relations sociales qu'on peut l'aider à se confronter à la réalité pour enrichir et rôder d'autres mécanismes lui permettant d'affronter le milieu extérieur qui, lui-même, doit être informé, en quelque sorte éduqué, pour mieux l'accueillir. Il pourra accéder progressivement à l'acceptation d'un Soi qui est forcément « autre » de celui qu'il était avant.

François Cohadon, Jean-Pierre Castel, Edwige Richer, Jean-Michel Mazaux, Hugues Loiseau, Les traumatisés crâniens de l'accident à la réinsertion, Editions Arnette, Chapitre « Traumatismes crâniens graves, Phase de réinsertion », Problématique, Restauration d'une identité, pp 260-261

RÉGION ILE de FRANCE
Admission à l'Institut de Formation en ERGOTHÉRAPIE
De l'Université PARIS XII VAL de MARNE à CRÉTEIL

Session du 20 mai 2006

Le texte à résumer en 120 mots.

Une marge de 5 % en plus ou en moins est admise. Le nombre total de mots devra figurer en fin de copie.

Il est précisé qu'un mot monosyllabique (à, de, le, un, etc.), un mot élidé (s', l', d', etc.), un nombre, comptent chaque fois pour un mot.

« Qui a peur de Big Brother ? » Par DENIS DUCLOS
(article du Monde Diplomatique, août 2004, remanié)

sociologue, directeur de recherches au CNRS, auteur notamment du Complexe du loup-garou, La Fascination de la violence dans la culture américaine, réédition 2005, et nouvelle postface, La Découverte, Paris.

Le contrôle social comme religion d'une société-machine bien huilée progresse depuis l'adoption, par des particuliers, de systèmes réservés auparavant aux autorités. Ou, inversement, par la récupération institutionnelle de produits commerciaux indifférenciant la fonction de police et celle de citoyen ou d'usager. Ainsi de la webcam (caméra branchée-à-Internet), qui a commencé comme produit d'appel « convivial » (voir son interlocuteur), s'est développée ensuite comme moyen de surveillance privé (voir l'entrée de sa résidence secondaire), puis s'est branchée sur des dispositifs d'alerte de la police.

Il ne faut pas croire que le contrôle des individus concerne seulement la surveillance ou la sanction. Au contraire, c'est en opposition à ces dernières que le public est de plus en plus conquis par des propositions techniciennes permettant d'éliminer tout problème à la base... Par exemple, pour justifier de dépenses vouées à automatiser la conduite automobile (et brider la capacité de décision individuelle, considérée comme une source majeure d'erreurs et d'accidents), les autorités s'appuient sur l'appel aux sentiments : « 41 000 morts par an sur les routes européennes » semble l'argument sans réplique pour développer des systèmes de transport intelligents (STI) qui prévoient le téléguidage des véhicules (projet « cybercar »).

Aux Etats-Unis, on prépare déjà des « ANS » (automated highway systems), au Japon aussi, tandis que, en France, le projet Arcos propose une gamme de systèmes allant de l'avertissement à la prise de contrôle du véhicule. Les ingénieurs planchent avec des juristes pour régler les problèmes d'« intrusivité » que cette orientation – résolue - posera, mais des consultations du public par sondage montrent un accueil assez favorable.

Un élément intermédiaire entre le public et l'institution est le « professionnel ». De plus en plus de métiers vivent de la promotion du contrôle technique en contrôle social, ce qui contribue à en normaliser l'image auprès des consommateurs et à inciter les institutions à des commandes plus massives. Le policier, par exemple, est sensible à l'argument selon lequel les techniques de répression se sont tellement adoucies qu'elles permettent à son métier de devenir un simple élément « neutre ».

Le contrôle comme idéologie se diffuse rapidement, comme par imitation, par un recodage « techno-militaire » de la vie en commun. Par exemple, dans une grande gare où se croisent patrouilles et messages appelant à la solidarité vigilante contre le terrorisme, on peut entrer dans une officine où cinq pharmaciens derrière des comptoirs type guichets de banque attendent un client vidéosurveillé et enveloppé d'annonces sonores : «Surveillez votre tension artérielle », « surveillez votre poids »... L'analogie est devenue si frappante entre les styles de contrôle dans les espaces public et privé qu'on en vient à se demander si c'est la police militarisée qui tend - chantage terroriste aidant - à investir la vie quotidienne, ou si c'est au contraire, un modèle de gestion du « bien-être social » qui est en train de gagner l'ensemble des liens humains.

Tous les métiers impliqués dans la question de l'ordre social ne témoignent pas de servilité : aux Etats-Unis, de nombreuses associations se sont insurgées contre la vidéosurveillance dans les lieux publics. En France, ce sont les travailleurs sociaux ou les éducateurs qui se sont révoltés contre l'inscription légale de la délation, qui remet en cause toute politique de prévention de la délinquance.

Les professionnels situés aux premières loges de la production des technologies du contrôle ne sont pas les moins conscients et les moins anxieux de ses dérives possibles. Ainsi, ce cadre chez un grand constructeur automobile constate avec inquiétude que l'on travaille à fabriquer des trains de roues capables de tourner dans une direction différente de ce que commande le volant. L'ordinateur embarqué pourra contredire une fausse manœuvre, dans la logique affichée par les projets de « STI ». On pourra peut-être s'en servir aussi... pour récupérer plus facilement une voiture volée !

Le « contrôle scientifique » des populations ne sera donc jamais une sorte d'adaptation moderne de la démocratie, comme trop de gens - révoltés à juste titre contre l'insécurité contemporaine - seraient prêts à le croire. Il contient en lui-même des ferments d'autocratisme inacceptables. C'est pourquoi - qu'il se présente comme directive pour le bien-être sanitaire, comme recherche pour diminuer les accidents de la route ou comme moyen pour identifier les terroristes - il doit faire l'objet d'un suivi citoyen des plus attentifs.

Session du 17 mai 2008

Le texte à résumer en 100 mots est au verso.
Une marge de 5 % en plus ou en moins est admise. Le nombre total de mots devra figurer en fin de copie.

Il est signalé qu'un mot monosyllabique (à, de, le, un, etc.), un mot élidé (s', d', l', etc.), un nombre, comptent chaque fois pour un mot.

Paul VALERY, « La politique de l'esprit », Variété III, 1932
Tout concorde à diminuer les chances de ce que pourrait être ou plutôt de ce qui aurait pu être de plus noble et de plus beau. Comment se peut-il ?

J'observe d'abord très facilement qu'il y a chez nous une diminution une sorte d'obnubilation générale de la sensibilité. Nous autres modernes, nous sommes fort peu sensibles. L'homme moderne a les sens obtus, il supporte le bruit que vous savez, il supporte les odeurs nauséabondes, les éclairages violents et follement intenses ou contrastés ; il est soumis à une trépidation perpétuelle ; il a besoin d'excitants brutaux, de sons stridents, de boissons infernales, d'émotions brèves et bestiales.

Il supporte l'incohérence, il vit dans le désordre mental. D'autre part, ce travail de l'esprit auquel nous devons tout nous est parfois devenu trop facile. Le travail mental coordonné est muni aujourd'hui de moyens très puissants qui le rendent plus aisé, parfois au point de le supprimer. On a créé des symboles, il existe des machines qui dispensent de l'attention, qui dispensent du travail patient et difficile de l'esprit ; plus nous irons, plus les méthodes de symbolisation et de graphie rapide se multiplieront. Elles tendent à supprimer l'effort de raisonner.

Enfin, les conditions de la vie moderne tendent inévitablement, implacablement à égaliser les caractères ; et c'est malheureusement et nécessairement sur le type le plus bas que la moyenne tend à se réduire. La mauvaise monnaie chasse la bonne.

Autre danger : je remarque que la crédulité et la naïveté sont en voie de développement inquiétant. J'observe depuis quelques années un nombre nouveau de superstitions qui n'existaient pas il y a vingt ans, en France, et qui s'introduisent peu à peu, même dans les salons. On voit des personnes fort distinguées frapper le bois des fauteuils et pratiquer des actes conjuratoires ou fiduciaires1. D'ailleurs, un des traits les plus frappants du monde actuel est la futilité ; je puis dire, sans risquer d'être trop sévère : nous sommes partagés entre la futilité et l'inquiétude. Nous avons les plus beaux jouets que l'homme ait jamais possédés : nous avons l'auto, nous avons le yo-yo, nous avons la T.S.F.2 et le cinéma ; nous avons tout ce que le génie a pu créer pour transmettre, avec la vitesse de la lumière, des choses qui ne sont pas toujours de la plus haute qualité. Que de divertissements ! Jamais tant de joujoux ! Mais que de préoccupations ! Jamais tant d'alarmes !

Que de devoirs enfin ! devoirs dissimulés dans le confort même ! devoirs que la commodité, le souci du lendemain, multiplient de jour en jour, car l'organisation toujours plus parfaite de la vie nous capte aussi dans un réseau, de plus en plus serré, de règles et de contraintes, dont beaucoup nous sont insensibles ! Nous n'avons pas conscience de tout ce à quoi nous obéissons. Le téléphone sonne, nous y courons ; l'heure sonne, le rendez-vous nous presse... Songez à ce que sont, pour la formation de l'esprit, les horaires de travail, les horaires de transport, les commandements croissants de l'hygiène, jusqu'aux commandements de l'orthographe qui n'existaient pas jadis, jusqu'aux passages cloutés... Tout nous commande, tout nous presse, tout nous prescrit ce que nous avons à faire, et nous prescrit de le faire automatiquement.

---

1 Fiduciaires : basés sur la confiance

2 T.S.F. : transmission sans fil. Il s'agit de la radio.

Session du 22 mai 2010

Le texte est à résumer en 150 mots.

Une marge de 5 % en plus ou en moins est admise. Le nombre total de mots devra figurer en fin de copie.

Il est signalé qu'un mot monosyllabique (à, de, le, un, etc.), un mot élidé (s', d', l', etc.), un nombre, comptent chaque fois pour un mot.

Alain SUPIOT, L'esprit de Philadelphie, Editions du Seuil, 2010.

Pour convertir les rapports de force en rapports de droit, le droit du Travail doit reposer sur un trépied juridique constitué par l'organisation, l'action et la négociation collectives. Si l'un de ces trois pieds vient à manquer, la situation est déséquilibrée et le Droit ne parvient plus à métaboliser les ressources de la violence. C'est ce qui se passe aujourd'hui : la liberté d'entreprendre a été émancipée des cadres juridiques nationaux tandis que la liberté syndicale et le droit de grève y demeurent enfermés. Non seulement ce contexte déséquilibre les relations entre syndicats et grandes entreprises, mais il rend le droit de grève largement inopérant. Tout d'abord parce que la masse grandissante des travailleurs précaires ne peut pas faire grève. Et ensuite parce que la grève n'a de sens que dans un face à face entre employeur clairement identifiable et une collectivité de salariés placée sous ses ordres. Or cette relation binaire fait aujourd'hui souvent défaut. Les collectivités de travail sont fragmentées par l'externalisation, la sous-traitance et l'intérim. Et l'employeur est souvent différent des véritables décideurs, qui peuvent fuir leurs responsabilités et se cacher derrière l'écran des différentes sociétés placées dans leur dépendance économique. La grève tend alors à devenir l'arme des forts tandis que les faibles en sont de fait privés. Les pilotes d'Air France peuvent faire grève, mais pas les bagagistes sous-traités de Roissy. Ne pouvant plus se manifester dans le champ social, les tensions nées de l'exploitation du travail ne trouvent plus à s'exprimer que sur des bases identitaires. La dégénérescence corporative du syndicalisme et le repliement sur des revendications identitaires (religieuses, ethniques, sexuelles...) sont les deux faces d'une même médaille. Il conviendrait donc de réformer les droits d'action collective pour rendre aux plus faibles une capacité collective d'agir sur leur propre sort. Plus largement, il faudrait explorer les formes d'actions collectives ternaires, qui mobilisent aussi les consommateurs ou les investisseurs et sont une arme adaptée aux formes actuelles d'exercice de la liberté d'entreprendre. Et ouvrir ainsi largement la palette d'actions collectives internationales, susceptibles de faire contrepoids à la libre circulation des marchandises et des capitaux.

Recourir au concept de capacité permettrait ainsi, sinon de juguler, du moins d'endiguer la tendance au renversement des moyens (économiques) et des fins (humaines). Ce renversement est particulièrement visible dans la *novlangue* en usage dans les institutions communautaires, imprégnée de ce que Bruno Romano appelle le fondamentalisme fonctionnel : on ne parle plus d'êtres humains, de capacités professionnelles ou de libertés, mais de capital humain, d'employabilité ou de flexibilité. Ces déplacements terminologiques appréhendent les personnes comme des choses et substituent aux catégories juridiques des manières de pensée importées de la physique ou de la biologie. Popularisée par Staline avant d'être formalisée par la science économique contemporaine, l'idée de capital humain a servi d'équivalent communiste à la notion nazie de « matériel humain ». Elle procède donc d'une vision scientiste du monde qui réduit l'homme à l'état de ressource économique. Il en va de même de l'employabilité, qui consiste, au sens étymologique à *plier* les hommes *dans* les besoins des marchés au lieu de partir de leur intelligence et de leur créativité, c'est-à-dire de leurs capacités professionnelles. Quant à la notion de flexibilité, elle permet de mettre dans le même sac les travailleurs et les matériaux, là où raisonner en termes de liberté d'agir obligerait à concilier la liberté d'entreprendre et celle du travail, et à se conformer avec ce qu'il y a toujours d'inattendu et d'imprévisible, non seulement dans la circulation marchande et monétaire, mais aussi dans l'esprit et le travail des hommes.

Malgré la séduction du pessimisme qu'elle ne peut manquer d'exercer, l'hypothèse d'une dissolution inéluctable des catégories juridiques dans la pensée cybernétique et gestionnaire est sans doute infondée. L'utopie du remplacement du gouvernement des hommes par l'administration des choses travaille l'Occident depuis deux siècles, et la fascination qu'elle exerce de nos jours ne signifie pas qu'elle cesse d'être une utopie appelée comme toutes les utopies à se heurter un jour au principe de réalité. Il semblait ainsi entendu que la sécurité économique des êtres humains, dont la Déclaration de Philadelphie avait fait l'un des buts des politiques commerciales et financières, était condamnée à disparaître au profit d'une précarité de principe, propres à les rendre « flexibles » et aptes à s'adapter aux besoins des marchés. Cette politique se heurte toutefois aux réalités de la vie humaine. Ces réalités sont celles de la succession des générations qui implique des sécurités inconnues de la sphère marchande. La plus humble des prestations de travail mobilise le temps long de l'éducation et de la formation des travailleurs, qui sont d'autant plus « performants » qu'ils jouissent d'une réelle sécurité économique et de solides capacités professionnelles. D'où l'apparition dans le vocabulaire communautaire de cet hybride qu'est la flexicurité. Il faut bien sûr saluer cette redécouverte des besoins humains fondamentaux. Mais coller ainsi dans un même mot des notions différentes donne plus sûrement le jour à une chimère qu'à un concept opératoire.

Session du 21 mai 2011

Le texte est à résumer en 150 mots.

Une marge de 5 % en plus ou en moins est admise. Le nombre total de mots devra figurer en fin de copie.

Il est signalé qu'un mot monosyllabique (à, de, le, un, etc.), un mot élidé (s', d', l', etc.), un nombre, comptent chaque fois pour un mot.

Les diverses cultures ont développé indépendamment leur conception du Droit ; elles doivent désormais le faire en tenant compte les unes des autres. Le besoin apparaît ainsi d'un noyau commun auquel adhérera la totalité de l'humanité.

Il ne s'agit surtout pas d'uniformiser les règles du comportement, mais de permettre à leur diversité de s'épanouir à partir de ce noyau, à la façon dont de multiples ruisseaux peuvent diverger à partir d'une source unique.

Cette origine commune reflète la définition adoptée pour l'être humain ; cette définition comporte nécessairement une part d'arbitraire. Un des choix possibles est de se borner à ne voir en chacun qu'un objet produit par la nature. Rien ne justifie alors de faire intervenir dans l'organisation de la société des critères autres que l'efficacité. Si l'on adopte cette vision, les « autres » ne sont pour chacun que des moyens ; il en use en fonction de son propre intérêt. La structure « la meilleure » est alors celle qui fait régner l'ordre. Le Droit se résume à une liste de devoirs ; chaque individu est soumis à la Loi, que ce soit la Loi imposée par le dictateur ou la Loi du marché.

Mais un autre regard peut être adopté, celui qui voit en chaque humain un sujet, c'est-à-dire une personne dotée de conscience. Cette personne est le produit de son immersion dans une communauté humaine ; le critère de la valeur de celle-ci est la richesse des apports réciproques qu'elle provoque. L'organisation « la meilleure » est celle qui permet à chaque personne de rencontrer les autres. Le Droit définit alors l'ensemble des attitudes favorisant ces rencontres.

Faire adopter cette seconde définition par la totalité des collectivités humaines, quels que soient leurs religions, leurs cultures, leurs systèmes, leurs structures sociales, a longtemps semblé un projet irréalisable. Peu nombreux étaient ceux qui osaient imaginer qu'un jour ce noyau commun serait reconnu, adopté, présenté comme une référence. Cela a pourtant bel et bien été le cas il y a un demi-siècle : tous les États membres de l'ONU ont adopté en 1948 la Déclaration universelle fondée sur la reconnaissance d'une personne en tout être humain. Cette avancée inouïe de la communauté humaine a été rendue possible par le désir de ne plus avoir jamais à revivre les horreurs de la Seconde Guerre mondiale. Mais ce n'est qu'un début ; l'élan qui a ainsi été donné encourage à proposer d'autres utopies fertilisant l'avenir des humains. (...).

La santé, cet état de bien-être que chacun souhaite, est trop dépendante des aléas imposés par la nature pour être présentée comme un droit. Du moins peut-on souhaiter que chacun ait accès aux soins permettant de la rétablir, ou de l'améliorer. (...).
Dès que le concept de droit aux soins apparaît, l'économiste perd toute raison d'intervenir dans le domaine de la santé. Or le financement de ce domaine représente une part toujours plus grande de la richesse nationale. Cette part doit-elle être jugée comme excessive ou comme insuffisante ? Le déficit de la Sécurité sociale doit-il ou non être réduit, et si oui par quelles mesures ? Ce n'est pas à l'économiste de répondre, mais au citoyen. Il s'agit d'une décision typiquement politique, elle implique le choix de la civilisation vers laquelle tend la société. Les spécialistes peuvent faire de savants calculs pour mesurer le coût et les conséquences pour 'économie d'un programme d'amélioration de la santé publique, de même ils peuvent évaluer l'impact d'un programme d'exploration de la planète Mars, mais c'est au citoyen de définir les priorités entre ces projets. C'est à lui, dans le cadre d'une « démocratie de l'éthique », d'orienter les décisions du pouvoir.
La hiérarchie dans la capacité de prendre des décisions doit donc être modifiée : ce n'est pas au ministre des Finances de fixer le montant des ressources attribuées au ministre de la Santé ; c'est à celui-ci de calculer au mieux ses besoins, et à celui-là de les satisfaire en y adaptant sa politique financière, notamment en ajustant le niveau des prélèvements fiscaux. Ce renversement du cheminement causal n'est nullement impossible, puisqu'il se produit systématiquement en cas de guerre. Lorsque la patrie est en danger, le ministre des Finances n'a d'autre pouvoir que de régler les factures présentés par les généraux ; l'intendance suit.
La lutte contre la maladie est, elle aussi, une véritable guerre, aussi légitime que celles, nombreuses dans notre histoire, menées contre les peuples voisins. Elle justifie, au moins autant, de mettre en parenthèses les impératifs financiers. Le droit aux soins ne dépend dans chaque État que des décisions des autorités nationales ; il a donc pu passer, assez rapidement dans certains pays, comme le nôtre, du statut de rêve au statut de quasi-réalité. Il est désormais temps de le généraliser à toute l'humanité et, pour cela, de ne pas nationaliser le système sanitaire, mais de le planétiser. Car pour être définitivement gagnée, cette guerre devra impliquer l'ensemble des humains en un front auquel participeront tous les peuples.

Albert JACQUARD, Mon Utopie, Paris, Editions Stock, 2006, p. 90-94.

Session du 12 mai 2012

Jacques TESTARD, Le rêve insensé de la technoscience, Altermondes, Hors-Séries N°11, Sciences et démocratie, mai 2011.

Le texte est à résumer en 120 mots. Une marge de 5 % en plus ou en moins est admise. Le nombre total de mots devra figurer en fin de copie. Il est signalé qu'un mot monosyllabique (à, de, le, un, etc.), un mot élidé (s', d', l', etc.), un nombre, comptent chaque fois pour un mot.

Prométhée est toujours vivant. Le titan de la mythologie grecque, qui donna la connaissance et le feu aux hommes, continue d'inspirer de nombreux scientifiques qui caressent encore aujourd'hui le rêve insensé de maîtriser l'homme et la nature, de perfectionner le monde.

Exergue : Depuis que la science s'est muée en technoscience, elle est nourrie par les demandes du marché. A science compétitive, chercheurs en compétition !

Dans notre système politique, la recherche ne vise pas la perfection du monde mais sa maîtrise. Un monde parfait ne serait donc pas celui qui permet aux hommes de s'épanouir mais celui qui favorise la consommation de biens toujours inédits et souvent séduisants, produits par les scientifiques. Le « toujours plus » que favorise la recherche diffère ainsi du « toujours mieux » que les citoyens pourraient et devraient revendiquer.

Cette obsession de vouloir contrôler la nature et les humains (1) n'est pas le plus grave. Ce qui l'est plus, c'est qu'on ne parvienne qu'incomplètement à réaliser ce projet prométhéen. La marge entre la promesse annoncée et le résultat obtenu génère des risques que les experts n'avaient pas voulu envisager et qui sont susceptibles, non seulement d'annuler les bénéfices escomptés, mais surtout d'entraîner une régression par rapport à l'état initial. L'accident nucléaire de Fukushima en est une illustration récente : afin de produire 20% de l'énergie nationale, experts et industriels ont pris le risque de détruire d'innombrables êtres vivants, dont des humains, et d'interdire pour longtemps l'occupation d'immenses territoires. Or, le Japon aurait pu faire le choix de produire cette énergie autrement voire même de miser sur la réduction de la consommation énergétique de 20% (en luttant notamment contre le gaspillage), ce qui n'est pas un objectif démesuré. Peu importe ! Les nucléocrates français réaffirment leur capacité indiscutable (il est interdit d'en discuter) de maîtriser l'énergie nucléaire. D'autres promesses technologiques, soit disant « sous contrôle », pourraient également à l'avenir conduire à des catastrophes. Les plantes transgéniques provoquent des déséquilibres dans le règne vivant et des risques de toxicité alimentaire. Les effets biologiques des nanoproduits sont largement inconnus alors qu'ils sont déjà disséminés un peu partout. L'expansion d'un eugénisme soft (que symbolise le tri des embryons) et les bricolages du transhumanisme s'apparentent plus à une manipulation aventuriste de notre espèce qu'à de la recherche pour le savoir ou pour vivre mieux.

Les scientifiques sont les principaux artisans du monde de demain. Mais plutôt que d'en tirer de l'orgueil, ils devraient faire montre d'humilité surtout quand les changements qu'ils provoquent sont potentiellement irréversibles. Comment savoir qui est responsable de l'effet indésirable d'un médicament ou d'une innovation quand elle découle du travail de dizaines ou de milliers de chercheurs soutenus par des industriels et encouragés par les pouvoirs politiques ? La juxtaposition de compétences variées dans les laboratoires, avec le concours de financiers, de cadres institutionnels et d'élus, conduit à la dilution des responsabilités. Depuis que la science s'est muée en technoscience, soit depuis les années 1960-70, elle est nourrie par les demandes du marché. Son but n'est plus la connaissance mais l'innovation, l'industrie prenant une part croissante dans le financement et surtout dans l'orientation des travaux de recherche. A science compétitive, chercheurs en compétition ! Certains veulent moraliser la machine à chercher en instituant une formation à l'éthique pour les chercheurs, mais l'efficacité d'une telle mesure ne serait crédible que dans un monde où la compétition ne serait pas le but. Comment exiger du chercheur la performance absolue (mesurée par le nombre de publications, de brevets…) sans attenter à ses capacités éthiques ? Le chercheur est un être ni pire ni meilleur que les autres. Dans un monde animé par le profit, la croissance, la compétition et la maîtrise, il court, comme tout le monde, et contribue fortement à entraîner la société dans le mur. C'est pourquoi la recherche ne doit pas échapper au contrôle démocratique. La responsabilité effective du scientifique serait alors de solliciter des instances de la société capables de contrôler sa propre activité.

Notre monde agonise de ses excès. Alors, de nouvelles valeurs tendent à s'imposer comme la solidarité, la frugalité, la convivialité, le respect de la nature. Les chercheurs devront donc muter ou disparaître. Puisque le Paradis n'est pas vraisemblable, la société va devoir affronter de nouvelles adversités, comme les crises climatiques ou les épidémies. Les technologies devront être adaptées pour remplir de nouvelles missions et répondre aux besoins légitimes des populations. Par exemple, l'agriculture biologique mérite, elle aussi, des savoir-faire améliorés. Il ne doit plus revenir aux seuls chercheurs et/ou à leurs tutelles de décider des projets d'innovation. L'activité de recherche finalisée doit devenir un véritable service public où les citoyens indiqueront les orientations qu'ils souhaitent (2). Qu'ils se nomment savants, scientifiques ou chercheurs, qu'ils soient simples citoyens ou membres d'institutions, des hommes et des femmes, avec ou sans blouse blanche, seront nécessaires pour assumer la tâche nouvelle et exaltante de coopérer avec la planète pour le bien commun. Après quelques décennies d'autodépréciation de leur fonction au service des marchés, les chercheurs vont pouvoir enfin réenchanter leur métier et se (re)mettre au service des citoyens du monde.

Session 2014

Egalité, identités et justice sociale par **Nancy Fraser**, juin 2012 (Le Monde Diplomatique)

Le texte est à résumer en 120 mots. Une marge de 10 % en plus ou en moins est admise. Le nombre total de mots devra figurer en fin de copie. Il est signalé qu'un mot monosyllabique (à, de, le, un, etc.), un mot élidé (s', d', l', etc.), un nombre, comptent chaque fois pour un mot.

Les combats pour réduire les inégalités ont longtemps porté sur le partage équitable des richesses. Depuis quelques décennies, un nouveau type de demande articule l'exigence de redistribution au respect des différences, des identités minoritaires et à la lutte contre les discriminations. Peut-on penser le rapport entre ces deux conceptions, de façon à ce qu'elles se renforcent réciproquement ?

La « reconnaissance » s'est imposée comme un concept-clé de notre époque, à l'heure où le capitalisme accélère les contacts transculturels, brise les schémas d'interprétation et politise les identités. Des groupes mobilisés sous la bannière de la nation, de l'ethnie, de la « race », du genre, de la sexualité luttent pour « faire reconnaître une différence ». Dans ces batailles, l'identité remplace les intérêts de classe comme lieu de la mobilisation politique — on demande plus souvent à être « reconnu » comme Noir, homosexuel, Corrézien ou orthodoxe que comme prolétaire ou bourgeois. La domination culturelle remplace l'exploitation comme synonyme d'injustice fondamentale.

Se confrontent ici deux conceptions globales de l'injustice. La première, l'injustice sociale, résulte de la structure économique de la société. Elle prend la forme de l'exploitation ou du dénuement. La seconde, de nature culturelle ou symbolique, découle des modèles sociaux de représentation, qui, lorsqu'ils imposent leurs codes d'interprétation et leurs valeurs, et cherchent à exclure les autres, engendrent la domination culturelle, la non-reconnaissance ou le mépris.

Cette distinction entre injustice culturelle et injustice économique ne doit pas gommer le fait que, dans la pratique, les deux formes s'imbriquent habituellement de manière à se renforcer dialectiquement. La subordination économique interdit en effet toute participation à la production culturelle, dont les normes sont elles-mêmes institutionnalisées par l'Etat et par le monde économique.

Comment, dans ces conditions, penser la justice ? Doit-on donner la priorité à la classe sur le genre, la sexualité, la race, l'ethnicité, et rejeter toutes les revendications

« minoritaires » ? Insister sur l'assimilation aux normes majoritaires, au nom de l'universalisme ou du républicanisme ? Ou faut-il chercher à allier ce qui reste d'indépassable dans la vision socialiste et ce qui semble justifié dans la philosophie « postsocialiste » du multiculturalisme ?

Il y a deux façons de remédier à l'injustice. Les remèdes correctifs, tout d'abord, visent à améliorer les résultats de l'organisation sociale sans en modifier les causes profondes. Les remèdes transformateurs, pour leur part, s'appliquent aux causes profondes : l'opposition se situe entre symptômes et causes.

Sur le plan social, les remèdes correctifs, historiquement associés à l'Etat-providence libéral, s'emploient à atténuer les conséquences d'une distribution injuste en laissant intacte l'organisation du système de production. Au cours des deux derniers siècles, les remèdes transformateurs ont été associés au projet du socialisme : le changement radical de la structure économique qui sous-tend l'injustice sociale, en réorganisant les rapports de production, modifie non seulement la répartition du pouvoir d'achat, mais également la division sociale du travail et les conditions d'existence.

Combinant systèmes sociaux universels et imposition strictement progressive, les remèdes transformateurs, en revanche, visent à assurer à tous l'accès à l'emploi, tout en tendant à dissocier cet emploi des exigences de reconnaissance. D'où la possibilité de réduire l'inégalité sociale sans créer de catégories de personnes vulnérables présentées comme profitant de la charité publique. Une telle approche, centrée sur la question de la distribution, contribue donc à remédier à certaines injustices de reconnaissance.

Redistribution corrective et redistribution transformatrice présupposent toutes deux une conception universaliste de la reconnaissance, c'est-à-dire l'égale valeur morale des personnes. Mais elles reposent sur des logiques différentes vis-à-vis de la différenciation des groupes.

Les remèdes correctifs à l'injustice culturelle relèvent de ce qu'on appelle couramment le multiculturalisme : il s'agit de mettre fin au non-respect des identités collectives injustement dévalorisées, mais en laissant intacts à la fois le contenu de ces identités et le système de différenciation identitaire sur lequel elles reposent. Les remèdes transformateurs sont quant à eux habituellement associés à la déconstruction. Ils cherchent à mettre fin au non-respect en transformant la structure d'évaluation culturelle sous-jacente. En déstabilisant les identités et la différenciation existantes, ces remèdes ne se contentent pas de favoriser le respect de soi, ils changent les perceptions que nous nous faisons de nous-mêmes.

En traitant du défaut de reconnaissance comme d'un préjudice engendré uniquement par les valeurs idéologiques et culturelles, les défenseurs du modèle identitaire en viennent parfois à méconnaître son assise dans la structure sociale et à ignorer l'injustice économique pour concentrer leurs efforts sur la seule transformation de la culture, considérée comme une réalité en soi. Peuvent ainsi être négligés les liens, institutionnalisés dans les systèmes d'assistance sociale, entre les normes hétérosexuelles dominantes et le fait que certaines ressources soient refusées aux personnes homosexuelles. Mais ce courant peut également ne voir les inégalités économiques que comme de simples expressions de hiérarchies culturelles : l'oppression de classe découle, dans cette logique, de la dépréciation de l'identité prolétarienne. En image inversée d'un marxisme vulgaire qui bannissait autrefois la politique de reconnaissance au profit de la politique de redistribution, le culturalisme vulgaire implique que réévaluer des identités dépréciées reviendrait à s'attaquer aux sources mêmes de l'inégalité économique…

INSTITUT DE FORMATION EN ERGOTHERAPIE D'EVREUX

Session 2014

Résumer le texte ci-dessous en 100 mots +/- 5%

Il est précisé que :

- Un mot monosyllabique (à, de, le, un, etc.), un mot élidé (s', l', d', etc.), un nombre, comptent chaque fois pour un mot.
- Les mots composés avec un trait d'union comptent pour 2 mots.
- La ponctuation (., ;:?!), les signes conventionnels (>,<,...), les guillemets, les parenthèses ou crochets doivent être associés à un mot dans une case.
- Il ne sera pas tenu compte des mots au-delà du centième.

Yersin, s'il était catholique, on en ferait un saint, on canoniserait illico le vainqueur de la peste, tant il semble que l'histoire soit d'inspiration surnaturelle.

Elle repose cependant sur trois témoignages concordants et indépendants. Celui de Yersin lui-même conservé à l'Institut Pasteur, celui de l'évêque sans doute dans les archives du Saint-Siège, et celui du consul dans celles du Quai d'Orsay. Le diplomate envoie son rapport dans les jours qui suivent : « Le vendredi 26 juin, vers onze heures, je reçus la visite du docteur Yersin, qui m'exposa le but de sa mission, et me demanda si je croyais qu'il réussirait à obtenir l'entrée des hôpitaux chinois de pestiférés, et à y essayer l'emploi du sérum curatif qu'il avait découvert. Je ne dissimulai pas au docteur qu'il m'était impossible de l'autoriser à tenter ici les expériences auxquelles il voulait se livrer, expériences que l'hostilité de la population cantonaise contre tout ce qui est européen pouvait rendre très dangereuses pour les Résidents. Je proposai au docteur, avant de quitter Canton, de se rendre avec moi à la mission catholique. »

Les deux hommes y sont reçus par monseigneur Chausse, lequel allait justement appeler un médecin. Il est préoccupé par l'état de santé d'un jeune séminariste de dix-huit ans, Tisé, qui se plaint depuis quelques jours de maux de tête et d'une violente douleur à l'aine. Ce matin la fièvre s'est déclarée et le jeune homme est alité. Ça l'ennuie, monseigneur, déjà qu'il n'en a pas tant que ça, des convertis, et Dieu qui lui reprend celui-là, allez y comprendre quelque chose. On vient de lui administrer l'extrême onction. On l'a convaincu, le jeune Chinois, que depuis des siècles que les jésuites évangélisent en ces parages, un chinatown a bien eu le temps de s'installer au jardin d'Eden, où les affiches des maisons de thé sont bilingues, mandarin-latin. On prie à son chevet. On attend que lui poussent les ailes blanches idéales.

Yersin : « Mgr Chausse me conduit auprès de lui à trois heures de l'après-midi : le jeune Chinois est somnolent, il ne peut se tenir debout, sans vertige, il éprouve une lassitude extrême, la fièvre est forte, la langue chargée. Dans l'aine droite, il existe un empâtement très douloureux au toucher. Nous avons bien devant nous un cas de peste confirmé, et la violence des premiers symptômes peut le faire classer parmi les cas graves. »

Le consul : « Je ne m'oppose pas à ce que l'inoculation du sérum antipesteux soit faite, à la condition toutefois que l'opération ait lieu hors de la présence de Chinois, et que les détails en seront strictement tenus secrets jusqu'au rétablissement complet du malade. De telle sorte que nous éviterons les ennuis qui pourraient survenir en cas d'insuccès. »

Yersin : « A cinq heures, six heures après le début de la maladie, je pratique une injection de 10 cc chacune. De neuf heures du soir à minuit, aucun changement dans l'état du malade qui reste somnolent, s'agite et se plaint souvent. La fièvre est toujours très forte et il a un peu de diarrhée. A partir de minuit, le malade devient plus calme et à six heures du matin, au moment où le Père directeur vient prendre des nouvelles du pestiféré, celui-ci se réveille et dit qu'il se sent guéri. La fièvre, en effet, est complètement tombée. La lassitude et les autres symptômes graves ont disparu. La région de l'aine n'est plus douloureuse au toucher et l'empâtement presque effacé. La guérison est si rapide que si plusieurs personnes n'avaient, comme moi, vu le patient la veille, j'en arriverais presque à douter d'avoir traité un véritable cas de peste. On comprendra que cette nuit passée auprès de mon premier pestiféré ait été pour moi pleine d'anxiété. Mais au matin, lorsque avec le jour parut le succès, tout fut oublié même la fatigue. » Yersin est le premier médecin à sauver un pestiféré.

Patrick DEVILLE, Peste et Choléra, Editions du Seuil, 2012.

INSTITUT DE FORMATION EN ERGOTHERAPIE DE LAVAL

Session 2015

Résumer le texte ci-dessous en 120 mots +/- 10%

Dépression : l'un de ses mécanismes aurait été favorisé par l'évolution

Il existerait, dans certaines dépressions, un mécanisme cognitif mis en place par la sélection naturelle qui, à l'origine, devait renforcer la capacité d'*homo sapiens* à faire face à une situation stressante très complexe. Il s'agit du processus dit de « rumination analytique », connu des psychiatres, où la pensée rationnelle se fixe de manière persistante sur une idée et se ferme à toute autre sollicitation. Cette hypothèse, émise par des chercheurs de l'Université McMaster (Ontario, Canada) dans un article publié dans la revue scientifique PLOS ONE, débouche sur l'idée que certains types de dépressions pourraient être traitées, non pas en cherchant à atténuer ce symptôme (par médication) mais au contraire en renforçant le processus et en l'orientant sur les bonnes questions.

En effet, la pensée obsessionnelle et envahissante est l'une des caractéristiques de la dépression, dont souffrent 350 millions d'humains dans le monde. Mais toutes ces pensées ne se valent pas : certaines naissent de la dépression, comme l'idée que l'on est incapable de faire face à la vie, qu'on est mauvais, etc. D'autres peuvent en être à l'origine et refléter une réaction à ce que le cerveau perçoit comme un problème réel et extérieur, même si l'individu n'en a pas conscience.

Ce type de rumination a pour caractéristique, selon les chercheurs, de monopoliser toutes les ressources de la pensée – au détriment des autres activités cognitives comme l'attention, l'interaction, etc. – dans un mécanisme de défense mis en place chez *homo sapiens* pour affronter et résoudre des problèmes complexes et vitaux, le manque de nourriture ou la proximité d'un prédateur, auxquels notre espèce faisait concrètement face à l'époque des cavernes.

Aujourd'hui, les problèmes peuvent être plus abstraits mais le cerveau continue à réagir de la même manière : il peut assimiler à un prédateur une personne dont on pense qu'il nous veut du mal, ou interpréter comme un manque imminent de ressources alimentaires un conflit menaçant son emploi plus ou moins directement... La situation – qu'elle soit présente ou déjà vécue, consciemment perçue ou non – déclenche alors un processus de rumination analytique consistant à envisager tous les points de vue autour du problème afin de trouver une stratégie d'attaque. Cela se passe au niveau cognitif et n'est pas nécessairement perçu clairement par la conscience.

Mais si toutes les dépressions n'ont pas pour origine un problème réel et extérieur, et ne s'accompagnent pas toujours de rumination analytique, jusque-là, le traitement médicamenteux de la dépression vise à en atténuer tous les symptômes indistinctement – du moins sans distinguer entre les types de pensées envahissantes. Or, dans le cas d'une rumination analytique, il est impossible de contrecarrer le mécanisme, même avec des médicaments, car il est lié à l'évolution et inscrit dans nos circuits cérébraux.

Les chercheurs canadiens proposent alors une méthode pour identifier la présence d'un tel mécanisme dans la forêt des symptômes dépressifs, via un questionnaire court. Après l'avoir soumis à 579 jeunes adultes sélectionnés par un collège d'experts (psychiatres) pour leur symptômes dépressifs, les chercheurs ont identifié les 20 *items* (caractérisant 20 types de ruminations) permettant de quantifier systématiquement le taux de rumination analytique, isolant ce processus évolutionniste de tous les autres symptômes vécus par le malade – comme la fatigue, les pensées morbides, les troubles du sommeil ou de l'alimentation, les troubles obsessionnels-compulsifs, etc.

Ils suggèrent de traiter ces cas par l'explicitation du conflit auquel réagit le cerveau, et aider le patient à le résoudre par la pensée rationnelle et consciente, sans aucunement chercher à l'atténuer artificiellement. Il s'agit typiquement d'un résultat de *médecine évolutionniste* où l'on tente d'identifier, dans des maladies actuelles, d'anciens mécanismes adaptatifs qui ont perdu leur avantage dans le contexte de la vie moderne, ceci dans le but de développer des traitements plus efficaces.

Román Ikonicoff, Médecine Sciences et Vie 24/11/2014

PHYSIQUE LAVAL 2015

Les technologies de l'information et de la communication (TIC) et le développement durable

Texte 1 - D'après un article de Denis DELBECQ dans le magazine de développement durable Terraeco Avril 2009

« Alerte chez les mastodontes du Web : leurs serveurs dévorent des watts. Et leur facture électrique explose. Un petit régime s'impose.

(...)L'ensemble des serveurs informatiques de la planète, qui stockent et fournissent à la demande les documents d'Internet et des entreprises, rejettent déjà autant de gaz à effet de serre que la moitié de l'aviation mondiale en un an, autant qu'un pays comme l'Argentine. Si l'on ajoute nos ordinateurs, nos téléphones et les infrastructures qui vont avec, le pouvoir de nuisance climatique des avions est dépassé (...)

A y regarder de près, c'est le fonctionnement même des centres de serveurs, aussi appelés «fermes de calcul », qui constitue un gouffre énergétique. Les milliers de machines, parfois dizaines de milliers, qui y sont entassées, créent des ambiances caniculaires qu'il faut climatiser pour éviter les pannes. Car la nature est ainsi faite que l'électricité consommée dans les puces informatiques, les disques de stockage et les infrastructures de réseau se transforme en chaleur. Sans compter toutes les installations annexes chargées de sécuriser la qualité du courant (onduleurs, groupes électrogènes...). L'addition est implacable: en moyenne, pour 1kWh utile dépensé dans un serveur, il faut en brûler un deuxième pour la climatisation et un troisième pour garantir que le courant ne soit pas interrompu(...)

Face à ce constat, les entreprises cherchent d'abord à optimiser le fonctionnement des ordinateurs- serveurs. (..) Mais pendant que les industriels imaginent des ordinateurs et des serveurs moins voraces, les utilisateurs, eux, se ruent sur les nouveaux usages d'Internet (...). In fine, la facture énergétique se déplace donc des fournisseurs vers les internautes. Elle n'est, dans tous les cas, pas près de baisser. »

Texte 2 - D'après un article de Fabrice Flipo dans la revue du développement durable terraeco, Mai 2009.

« Le secteur des télécoms a très récemment découvert qu'il n'était pas aussi «dématérialisé » qu'il le pensait. Il utilise des quantités considérables d'énergie, entre 7% et 13,5% de la consommation électrique française, tout de même. Il exploite des ressources rares: il est à l'origine de 30% de la demande mondiale d'argent, 12% d'or, 30% de cuivre, et jusqu'à 80% de ruthénium ou d'indium, selon des chiffres 2007 d'Umicore, l'un des leaders mondiaux des matériaux. Enfin, les Technologies de l'information et de la communication (TIC) nécessitent des produits toxiques: retardateurs de flamme bromés, phtalates ou béryllium. La pression des associations écologistes a largement contribué à cette prise de conscience. Greenpeace a publié, dès 2005, un rapport pointant les problèmes du secteur. »

Texte 3 - D'après « Production d'électricité », tendances à long terme (PANORAMA DES STATISTIQUES DE L'OCDE 2008 – ISBN 978-92-64-04055-7 – © OCDE 2008

La production mondiale d'électricité a progressé à un rythme annuel moyen de 3.7 % entre 1971 et 2005, à comparer à une croissance de 2.2 % de la production totale d'énergie primaire (...)

La part de la production d'électricité à partir de combustibles fossiles est de 67 % en 2005.

(...)La part des énergies nouvelles et renouvelables, comme l'énergie solaire, éolienne et géothermique et l'utilisation de la biomasse et des déchets, s'est accrue. Cependant, ces formes d'énergie restent limitées : elles ne représentaient en 2005 que 2.2 % de la production totale d'électricité (...).

Questions :

1) Dégager les idées principales des deux premiers textes sans les paraphraser, en deux ou trois lignes chacun.
2) Pourquoi parle-t-on de gaz à effet de serre alors qu'il n'est pas cité dans les deux premiers textes de quelconques combustions ? Expliquer en deux ou trois lignes en utilisant le texte 3.
3) Expliquer pourquoi un serveur consomme beaucoup d'énergie.
4) Les groupes électrogènes sont des moteurs à explosion utilisant du fuel comme combustible. Ils fournissent de l'électricité. Ce sont donc des convertisseurs d'énergie.
   Tracer un diagramme d'énergie avec les trois formes d'énergie mises en jeu.
5) Retrouver dans les textes l'unité de puissance, l'unité d'énergie.
6) Que pensez-vous pouvoir faire à votre échelle pour diminuer votre consommation électrique due à l'utilisation des TIC ?
7) Produire, à partir des documents joints, une réponse argumentée à cette affirmation souvent proférée dans les média :

   > "Dématérialiser l'information en utilisant l'Internet et les sms évite d'utiliser du papier pour communiquer et économise ainsi les ressources de la planète".

   La production ne devra pas dépasser une vingtaine de lignes.

Eléments de réponses :

1) ***Dégager les idées principales des deux premiers textes sans les paraphraser, en deux ou trois lignes chacun.***
- *Texte 1 :*
  Les ordinateurs et les serveurs consomment de grande quantité d'électricité et de plus en plus puisque la demande de stockage et de transfert de données augmente sans cesse.

- *Texte 2 : Les télécommunications (internet mais aussi téléphonie mobile) consomment de l'électricité mais aussi beaucoup de ressources rares : cuivre, argent... Ils utilisent aussi des produits toxiques qui polluent l'environnement.*

2) ***Pourquoi parle-t-on de gaz à effet de serre alors qu'il n'est pas cité dans les deux premiers textes de quelconques combustions ? Expliquer en deux ou trois lignes en vous aidant du texte 3.***
   L'électricité consommée provient à 67% des énergies fossiles que l'on fait brûler dans les centrales thermiques en dégageant du CO_2 qui est un gaz à effet de serre.

3) ***Expliquer pourquoi un serveur consomme beaucoup d'énergie.***
   Un serveur doit être alimenté en électricité pour fonctionner, mais il doit en même temps être refroidi grâce à des climatiseurs qui consomment aussi de l'électricité. Il faut, de plus, sécuriser l'alimentation électrique grâce à différents systèmes.

4) ***Les groupes électrogènes sont des moteurs à explosion utilisant du fuel comme combustible. Ils fournissent de l'électricité. Ce sont donc des convertisseurs d'énergie.***
   Tracer un diagramme de conversion énergétique avec les trois formes d'énergie mises en jeu.
   Le carburant possède de l'énergie chimique, l'explosion produit de l'énergie mécanique, l'alternateur permet de produire de l'énergie électrique.

Moteur à explosion ***alternateur***

Energie chimique ⟹ ***Energie mécanique*** ⟹ ***Energie électrique***

5) ***Retrouver dans les textes l'unité de puissance, l'unité d'énergie.***
   L'unité de puissance est le watt (W), l'unité d'énergie est le kilowattheure (kWh)

6) ***Que pensez-vous pouvoir faire à votre échelle pour diminuer votre consommation électrique due à l'utilisation des TIC ?***
   Il est important d'éteindre complètement les appareils (sans les laisser en mode veille) et le plus souvent possible.
   Il faut faire recycler les produits usagés (ordinateurs, téléphones portables...) car ils contiennent des métaux qui pourraient devenir rares.

Produire, à partir des documents joints, une réponse argumentée à cette affirmation souvent proférée dans les média :

"Dématérialiser l'information en utilisant l'Internet et les sms évite d'utiliser du papier pour communiquer et économise ainsi les ressources de la planète".

La production ne devra pas dépasser une vingtaine de lignes.

Eléments de réponses :

Les ordinateurs et serveurs sont :

- *De grands consommateurs d'électricité pour fonctionner, être refroidis, être régulés,*
- *Utilisent des ressources rares qu'il faut extraire du sous-sol,*
- *Utilisent des composés toxiques qui se retrouvent dans l'environnement s'ils sont mal recyclés.*

L'électricité utilisée est en grande partie fournie par les énergies fossiles, donc productrice de gaz à effets de serre.

En conclusion, l'économie de papier réalisée avec les TIC avec moins de bois et donc moins d'abattage d'arbres est remplacée par une autre dépense énergétique.

CENTRE HOSPITALIER INTERCOMMUNAL DE MEULAN – LES MUREAUX

Session du 24 mai 2012

Pierre BOURDIEU, Sur l'Etat, Cours du 7 mars 1991.

Le texte est à résumer en 135 mots. Une marge de 10 % en plus ou en moins est admise. Le nombre total de mots devra figurer en fin de copie.

Il est précisé qu'un mot monosyllabique (à, de, le, un, etc.), un mot élidé (s', l', d', etc.), un nombre, comptent chaque fois pour un mot.

L'écrit est l'instrument étatique par excellence, l'instrument de totalisation : les premiers signes écrits sont associés à la tenue des registres, en particulier des registres de comptabilité. Il est donc l'instrument spécifique de l'accumulation cognitive ; il rend possible la codification, c'est-à-dire l'unification cognitive qui rend possibles la centralisation et la monopolisation au profit de détenteurs du code. La codification que constitue la grammaire est aussi un travail d'unification inséparable d'un travail de monopolisation.

Il faudrait développer le lien entre la concentration du capital culturel et la naissance de l'État. La construction de l'État est inséparable de la construction d'un capital culturel national qui est en même temps un capital symbolique national : par exemple, toute construction de l'État s'accompagne de la construction d'un Panthéon des grands hommes. Le Panthéon est un acte étatique par excellence : c'est le tombeau des grands hommes sélectionnés, qui désigne à la fois les hommes méritant l'admiration (c'est aussi le cas des funérailles nationales) et, subrepticement, les principes de sélection des grands hommes. Et les principes étant cachés dans les produits sélectionnés, ils s'imposent d'autant plus subtilement.

En matière de culture, l'État est aux mécènes ce que la justice royale est à la justice seigneuriale : l'État se donne le monopole de l'action culturelle et du même coup dépossède les simples particuliers du pouvoir de dépenser leur argent à fonds perdus en faveur de la culture. Si on déplore l'absence de mécénat - ce dont je me [félicite], le mécénat étant une forme terrible de domination sur le monde culturel - ou la difficulté de développer le mécénat dans le cas de la France, c'est précisément parce que le processus de monopolisation de l'exercice de la culture a été particulièrement concentré, et ce d'une manière particulièrement précoce. Je vous livre une simple remarque historique que j'ai notée pour vous faire comprendre. C'est la même année [1661] que Louis XIV instaure son pouvoir personnel et arrête Nicolas Fouquet, le dernier des grands mécènes. Immédiatement, il prend à son service tous les artistes qui étaient protégés par Fouquet, [le peintre Charles] Le Brun, [le jardinier André] Le Nôtre, etc. Il ne faut pas oublier que c'est un monopole bizarre, un monopole de la dépense à fonds perdus. Une des propriétés de l'économie de la culture, c'est qu'elle est non économique au sens restreint du terme. Mais les dépenses économiques se retrouvent sur le plan symbolique, sinon il n'y aurait pas de dépenses culturelles... Il ne peut donc y avoir de pratique culturelle sans public, comme le sont la plupart des pratiques cultivées, que parce qu'il y a des dépenses à fonds perdus assurées par l'État. Paradoxalement, l'État s'assure le monopole de ces dépenses, ce qui paraîtrait contradictoire si on ne voyait pas que la concentration de ces dépenses est inséparable de la concentration des profits de la logique culturelle et des retours symboliques par lesquels sont payées les dépenses à fonds perdus, toutes les sociétés récompensant symboliquement les actes accomplis en transgression de la loi de l'intérêt économique. Donc l'État concentre la culture et il faudrait reprendre ici le thème de l'unification des structures mentales, le fait que l'État s'approprie les structures mentales, qu'il produit un habitus (1) culturel unifié dont il maîtrise la genèse et du même coup la structure.

(1) **Sociol.** Manière d'être d'un individu, liée à un groupe social, se manifestant notamment dans l'apparence physique (vêtements, maintien, voix, etc.).

Session du 24 mai 2013

Epreuve de contraction de texte. Durée 1 heure

Jean-François DORTIER, Octobre 2012.

Le texte est à résumer en 150 mots. Une marge de 10 % en plus ou en moins est admise. Le nombre total de mots devra figurer en fin de copie.

Il est précisé qu'un mot monosyllabique (à, de, le, un, etc.), un mot élidé (s', l', d', etc.), un nombre, comptent chaque fois pour un mot.

La métacognition, dans sa définition la plus générale, est la « *connaissance que l'on a de ses propres processus cognitifs* » selon la définition canonique du psychologue John Flavell (1976). La métacognition est donc un terme complexe qui désigne une idée simple : apprendre à apprendre.

Pour simplifier, on peut distinguer deux grandes approches de la métacognition en éducation. Il y a tout d'abord les méthodes de « remédiation cognitive » ou « d'éducabilité cognitive ». Elles visent à améliorer les capacités cognitives de personnes ayant des troubles acquis (comme par exemple des troubles de l'attention). L'autre approche de la métacognition est plus pragmatique : elle vise plus à enseigner aux élèves et étudiants de bonnes méthodes de travail.

Enfin, la notion de « métacognition » tend à désigner aujourd'hui dans les sciences cognitives toutes les formes de connaissance réflexives qu'un individu a de lui-même ou de ses propres processus mentaux. En bref, pour apprendre à exécuter une tâche complexe, vous devez vous concentrer sur ce que vous faites et sur la manière de le faire.

Étendre sans fin les possibilités de sa mémoire est un rêve très ancien. Dès l'Antiquité, se sont développés les premiers « arts de la mémoire ». Ainsi, des auteurs grecs ou romains, comme Cicéron ou Quintilien, avaient élaboré des techniques de mémorisation reprises et perfectionnées au Moyen Âge par une foule d'auteurs, fondées notamment sur la « méthode des lieux ». Le procédé consistait à imaginer une architecture (un monument ou une ville) composée de multiples lieux – allées, salles, couloirs, galeries, entrées. Une fois ces lieux « visualisés », il s'agissait de déposer à chaque endroit une information particulière. Le processus de remémoration consistait alors à se promener visuellement dans ces lieux où l'on pouvait donc retrouver chacun des éléments qui y avaient été déposés.

Grâce à ces techniques, et par un entraînement régulier, certains parvenaient à des prouesses mnémotechniques. Les techniques visuelles de la mémoire tenaient à l'époque une part essentielle dans l'enseignement. Elles faisaient partie intégrante de la rhétorique ancienne.

À la fin du XIXe siècle, l'Allemand Hermann Ebbinghaus avait découvert les bénéfices de l'apprentissage distribué sur l'apprentissage massé. Autrement dit, pour apprendre une leçon, il vaut mieux diviser l'apprentissage en plusieurs séquences séparées par des laps de temps plutôt que tout concentrer sur une séance.

En 1908, l'Américain Robert Yerkes a établi un principe général qui montre que la performance à une tâche croît en fonction de la motivation du sujet : plus on est motivé, mieux on réussit. En revanche, si la motivation est trop forte et dépasse un certain seuil, alors la performance décroît. (...)

La mémoire est aussi reliée au « sens ». Mémoriser, c'est donc souvent faire entrer les souvenirs dans des schémas mentaux simplifiés destinés à leur donner un sens et une cohérence. Mais l'intégration des données dans un schéma mental cohérent et destiné à « donner du sens » n'est pas toujours possible. De même, la recherche du sens n'est pas forcément une panacée lorsqu'il s'agit d'apprendre l'orthographe et la grammaire françaises où l'arbitraire règne en maître.

Apprendre enfin, c'est aussi savoir oublier. Non seulement on sait que la mémoire exige une part d'oubli pour ne garder que les éléments principaux, mais on sait aussi que les apprentissages supposent de tracer des voies dans le cerveau, en élaguant au passage des chemins de connaissance qui viendraient brouiller les cartes de l'intelligence s'ils étaient trop nombreux. Pour tracer ces circuits dans le cerveau (de l'apprentissage de la conduite automobile à celui d'une langue étrangère), il faut aussi acquérir des automatismes, et donc limiter le nombre de solutions possibles à un problème. Apprendre, c'est paradoxalement aussi fermer certaines portes de l'esprit : simplifier, automatiser, routiniser certaines routes mentales afin de ne pas se perdre dans les méandres des possibles.

Session 2014

Veuillez faire de ce texte un résumé en 145 mots. Une marge globale de 10% est tolérée.

Leurs ancêtres fondaient leur culture sur un horizon temporel de quelques milliers d'années, ornées par l'Antiquité gréco-latine, la Bible juive, quelques tablettes cunéiformes, une préhistoire courte. Milliardaire désormais, leur horizon temporel remonte à la barrière de Planck, passe par l'accrétion de la planète, l'évolution des espèces, une paléoanthropologie millionnaire. N'habitant plus le même temps, ils vivent une tout autre histoire.

Ils sont formatés par les médias, diffusés par des adultes qui ont méticuleusement détruit leur faculté d'attention en réduisant la durée des images à sept secondes et le temps des réponses aux questions à quinze, chiffres officiels ; dont le mot le plus répété est « mort » et l'image la plus représentée celle de cadavres. Dès l'âge de douze ans, ces adultes-là les forcèrent à voir plus de vingt mille meurtres.

Ils sont formatés par la publicité : comment peut-on leur apprendre que le mot « relais », en langue française, s'écrit « -ais » alors qu'il est affiché dans toutes les gares « -ay » ? Comment peut-on leur apprendre le système métrique quand, le plus sottement du monde, la SNCF leur fourgue des S'Miles ?

Nous, adultes, avons transformé notre société du spectacle en une société pédagogique dont la concurrence écrasante, vaniteusement inculte, éclipse l'école et l'université. Pour le temps d'écoute et de vision, la séduction et l'importance, les médias se sont saisis depuis longtemps de la fonction d'enseignement.

Critiqués, méprisés, vilipendés, puisque pauvres et discrets, même s'ils détiennent le record mondial des prix Nobel récents et des médailles Fields par rapport au nombre de la population, nos enseignants sont devenus les moins entendus de ces instituteurs dominants, riches et bruyants.

Ces enfants habitent donc le virtuel. Les sciences cognitives montrent que l'usage de la Toile, la lecture ou l'écriture au pouce des messages, la consultation de Wikipédia ou de Facebook n'excitent pas les mêmes neurones ni les mêmes zones corticales que l'usage du livre, de l'ardoise ou du cahier. Ils peuvent manipuler plusieurs informations à la fois. Ils ne connaissent, ni n'intègrent, ni ne synthétisent comme nous, leurs ascendants.

Ils plus la même tête.

Par téléphone cellulaire, ils accèdent à toutes personnes ; par GPS, en tous lieux ; par la Toile, à tout le savoir : ils hantent donc un espace topologique de voisinages, alors que nous vivions dans un espace métrique, référé par des distances.

Ils n'habitent plus le même espace.

Sans que nous nous en apercevions, un nouvel humain est né, pendant un intervalle bref, celui qui nous sépare des années 1970.

Il ou elle n'a plus le même corps, la même espérance de vie, ne communique plus de la même façon, ne perçoit plus le même monde, ne vit plus dans la même nature, n'habite plus le même espace.

Né sous péridurale et de naissance programmée, ne redoute plus, sous soins palliatifs, la même mort.

N'ayant plus la même tête que celle de ses parents, il ou elle connaît autrement.

Il ou elle écrit autrement. Pour l'observer, avec admiration, envoyer, plus rapidement que je ne saurai jamais le faire de mes doigts gourds, envoyer, dis-je, des SMS avec les deux pouces, je les ai baptisés, avec la plus grande tendresse que puisse exprimer un grand-père, Petite Poucette et Petit Poucet. Voilà leur nom, plus joli que le vieux mot, pseudo-savant, de « dactylo ».

Ils ne parlent plus la même langue. Depuis Richelieu, l'Académie française publie, à peu près tous les vingt ans, pour référence, le Dictionnaire de la nôtre. Aux siècles précédents, la différence entre deux publications s'établissait autour de quatre à cinq mille mots, chiffre à peu près constant ; entre la précédente et la prochaine, elle sera de trente-cinq mille environ.

A ce rythme, on peut deviner qu'assez vite nos successeurs pourraient se trouver, demain, aussi séparés de notre langue que nous le sommes, aujourd'hui, de l'ancien français pratiqué par Chrétien de Troyes ou Joinville. Ce gradient donne une indication quasi photographique des changements que je décris.

Cette immense différence qui touche la plupart des langues tient, en partie, à la rupture entre les métiers des années récentes et ceux d'aujourd'hui. Petite Poucette et son ami ne s'évertueront plus aux mêmes travaux.

La langue a changé, le labeur a muté.

Michel SERRES, Petite Poucette, pages 11 à 14.

Session 2015

Veuillez faire de ce texte un résumé en 120 mots. Une marge globale de 10% est tolérée.

La première maison que j'ai habitée en Normandie, pendant les années soixante-dix, n'avait pas de cheminée. C'était déjà un beau terrier, rempli de livres, de photos, d'affiches d'exposition. Quand des amis la découvraient, venus souvent de la région parisienne, ils finissaient toujours par s'étonner:

- Il n'y a pas de cheminée?

Martine, ma compagne, me regardait et souriait doucement, complice. Il n'y avait pas de cheminée, mais tout invitait à en parler, à s'étonner de son absence. Nous aimions bien cette question. Nous espérions bien que tout était cheminée. Passants de la maison, vous regardiez les murs d'images et vous restiez dans le cercle blond de nos lampes. Assis dans le velours râpé, les pieds posés sur la paille un peu rêche des tapis, vous buviez un vin chaud, vous disiez joliment:

- Il ne manque qu'une cheminée!

Elle ne vous manquait pas, puisque vous en parliez. Mais elle flambait dans le vin chaud, dans la lumière de la lampe, dans la rousseur du chat qui venait se faire caresser. Dire qu'il manquait une cheminée, c'était à l'évidence affirmer de la façon la plus pudique que vous étiez bien et que vous n'étiez pas pressés de retrouver les bouchons de l'autoroute.

On l'aura compris, le terme de cheminée n'était utilisé - c'est presque toujours le cas - que de façon métonymique. En parlant de cheminée, on désigne le feu pratiqué dans la cheminée, pas la construction elle-même. L'expression «feu de cheminée» est équivoque, et la périphrase «feu dans la cheminée» semble inutilement lourde.

La construction compte pourtant. Je l'ai réalisé en m'installant au début des années quatre-vingt dans ma très ancienne maison nouvelle, celle que j'habite encore aujourd'hui. Voilà quelques jours, c'était dimanche, et après le déjeuner les amis sont venus s'engourdir avec nous autour de la cheminée, espacer les bavardages et partager un bien-être palpable et facile, dans la pièce où j'écris ce texte aujourd'hui. Ma maison fut anciennement une ferme - des habitants du village aiment à nous dire qu'ils venaient y chercher le lait. Mais elle connut encore auparavant une période bourgeoise, d'où subsistent quelques lambris et deux ou trois cheminées de marbre noir avec quelques volutes prétentieuses et pattes de lion sur les côtés. Dans les autres pièces, les cheminées sont plus sobres et rustiques, juste encadrées de bois. Cette alternance compte pour moi, elle est ce qui représente le mieux la variété des vies qui sont passées là avant la mienne.

Mais pour le feu, c'est toujours la même que nous utilisons. Et c'est le feu qui compte. Je crois que les invités ne distinguent même pas consciemment les pattes de lion. Car le feu, c'est d'abord une idée. Une certaine façon d'être ensemble, où l'on n'est pas dispensé d'inviter les atmosphères d'auberge à la Dickens, avec les passagers de la diligence transis de froid et de pluie venant se réchauffer - sans négliger le renfort d'un grog à l'eau-de-vie. Il y a aussi les images anciennes de l'école, où la sérénité de la vie domestique ne pouvait se concevoir sans l'arrière-plan d'une flambée, ni sans l'espace du cantou, où les vieux oubliaient leurs articulations meurtries. On y faisait chauffer la soupe. Car pendant des centaines d'années, le feu fut d'abord utile. Moyen de chauffage qui appelait la convergence, le rapprochement. Les zones restées froides dans les pièces l'étaient davantage, gagnaient aussi avec la nuit un pouvoir d'inquiétude, un imaginaire de secrets menaçants. Pour aller du feu de la pièce à vivre à celui de la chambre à coucher, il y avait un océan d'obscurité et de froidure à traverser, qui parlait tant à l'imaginaire des enfants. Parfois, la chambre n'était même pas chauffée, on se contentait d'un moine passé entre les draps du lit, une curieuse luge où l'on accrochait un poêlon plein de braises. Au matin, les carreaux des fenêtres se constellaient d'un délicat décor de gel.

Pour moi, venu à l'ère du baby-boom, ces images-là sont bien présentes, mais immergées dans la petite enfance, quand on allait dans la ferme des grands-parents. Tout le reste de ma vie, je n'ai connu qu'un feu de luxe. Et je crois que c'est le meilleur. Pas de nécessité. Pas d'utilité. Du feu pour le plaisir. Celui de lire seul devant les flammes, celui de partager - et même le plaisir d'installer la flambée, qui n'est pas le moins pacifiant, ni le moins délectable.

Car le luxe du feu est singulier. Il n'éclabousse pas les autres, il n'exclut pas. Il a ce pouvoir étonnant de réveiller toutes les ombres du passé- ou plutôt toutes les lumières. Et dans le présent il invite, il rapproche. Comme il est bon ce temps du feu que ne cautionne aucun désir d'efficacité - sinon celle d'être bien, et d'être ensemble! Il rend sacrilèges les couleurs criardes, le babil fatiguant de la télévision. Le feu est beau. Quand on veut lui redonner valeur utile en le gratifiant d'un insert - comme ce mot lui-même est pincé, mesquin, technique! -, on lui vole ce qui est devenu sa raison d'être: créer une vie chaude qui contient tout le meilleur des vies passées, la quintessence d'être bien.

Et puis voilà que vient cette nouvelle désolante et ridicule, ce petit crime contre le plus exquis et le plus convivial de la civilisation. Le feu peut s'interdire!

Philippe Delerm est écrivain. Ancien professeur et passionné de sport, il a notamment publié La Première gorgée de bière et autres plaisirs minuscules (1997), ou, plus récemment, Elle Marchait sur un fil (2014). Son dernier ouvrage, La Beauté du geste (Éditions du Seuil, 152 p., 32 €), est paru en 2014.

INSTITUT DE FORMATION EN ERGOTHERAPIE — MONTPELLIER

Session du 10 juin 2006

Résumez ce texte en 115 mots. Une marge de 10 % en plus ou en moins vous est accordée. Indiquez le nombre de mots employés.

Compte pour mot, toute unité de langage. Par exemple, « l'hirondelle » compte pour deux mots.

SI L'ON PEUT RECONNAITRE un mérite à Joanne K. Rowling, c'est celui de nous déconcerter. Dans Harry Potter et la Coupe de feu, adaptation du roman homonyme qui sort actuellement sur les écrans, les pédagogues qui incarnent l'autorité parentale font un choix d'une cruauté inouïe. Ils ordonnent à Harry de participer à un tournoi réservé aux meilleurs élèves de plus de 17 ans, alors qu'il n'en a que 14 et n'est pas candidat ! Et il ne s'agit pas de n'importe quel tournoi, puisque « celui qui échouerait à une seule de ses épreuves n'aurait aucune chance de remporter le titre, ni de survivre ». En clair, l'élite des pédagogues de Poudlard décide d'envoyer un mineur à une mort certaine.

Pourquoi une telle cruauté ? Parce qu'une coupe dite « magique » l'a ordonné. Or il se révèle rapidement qu'elle est facile à truquer et que tous les Sorciers le savent... Mais peu importe. Une fois désigné un candidat, « le règlement est formel, rappelle M. Croupton, et nul ne peut s'y dérober ». Que se passerait-il en cas de refus ? Nul n'en sait rien, comme si une situation non prévue par le règlement ne pouvait pas se produire...

Voilà donc les préceptes élémentaires de la pédagogie, de la responsabilité parentale, et même de la simple humanité, transgressés d'un coup. Harry Potter ne devra sa survie qu'au désir du prince des ténèbres de le voir terminer les épreuves. Mais en attendant, le message aura été clair : au pays du Bien, le règlement est roi, et cela même s'il est corrompu par un habile sorcier... à moins que ce ne soit par un astucieux législateur ! Nous sommes là au cœur de l'inhumanité ordinaire. Il suffit de faire passer l'attachement à la tradition, au règlement ou à l'ordre social avant le bon sens et la compassion.

Toute la cruauté du monde n'a jamais été accomplie avec un autre état d'esprit : elle est une violence sans état d'âme qui se pare des vertus de l'obéissance, voire de la défense de la civilisation. On n'est pas cruel par plaisir, mais pour rester fidèle à sa collectivité, aux lois et aux rites qui la structurent, même si ceux-ci se révèlent inhumains. C'est pourquoi nous sommes tous menacés de le devenir sans même nous en rendre compte, et il est préoccupant que ce film banalise cette situation en montrant les meilleurs pédagogues en train de s'y conformer.

Mais si ceux qui défendent le « Bien » sont capables d'un tel manque d'humanité, que reste-t- il aux méchants ? Là aussi, le choix de Rowling est terrible : le plaisir ! A l'inhumanité triste et sans état d'âme des « bien-pensants », Voldemort oppose un sadisme flamboyant. Quelle jouissance il prend à faire souffrir... On l'envierait presque, et s'il y a un personnage attirant dans ce film, c'est bien lui ! Le modèle risque-t-il d'être imité ? Pas si simple. Les images violentes banalisent la violence, mais elles n'opèrent pas pour tous de la même façon. Certains y trouvent une invitation à l'exercer, tandis que d'autres y voient une bonne raison de craindre un peu plus d'en être les victimes...

Avec cet épisode, Rowling a donc brouillé les pistes. Ses figures du Bien se révèlent capables d'une cruauté extrême par respect des conventions, tandis que le personnage censé incarner le Mal est littéralement fascinant. Et si Harry Potter résiste à cette tentation, qui le protègera, et les autres élèves avec lui, du conformisme meurtrier de ses maîtres ?

Ce qui manque dans ce film ? Qu'un adulte se dresse et crie sa honte d'un « règlement » capable d'envoyer un adolescent à la mort. Participerait-il d'une préparation des spectateurs à accepter de grands sacrifices, voire une certaine inhumanité, dans le cadre de la lutte contre le terrorisme ? En tout cas, les explosions du début évoquent clairement des attentats, tandis que le champ de cendres qui leur succède rappelle les ruines du World Trade Center...

Serge TISSERON

« HARRY POTTER ET LA COUPE DE FEU »

« Cruauté ordinaire » article paru dans « Le Monde diplomatique » de décembre 2005

Session du 7 juin 2008

Résumez ce texte en **130** mots. Une marge de 10% en plus ou en moins vous est accordée.
Indiquez le nombre de mots employés.
Compte pour un mot, toute unité de langage. Par exemple, « l'hirondelle » compte pour deux mots.

(...) Tout souvenir intime est une rencontre deux fois socialisée. Lors de la première socialisation, notre mémoire est imprégnée par le milieu écologique qui laisse des traces dans notre cerveau. La seconde socialisation se fait par l'événement qui ne peut devenir un souvenir que s'il est chargé d'émotion par notre entourage. Les enfants isolés n'ont pas de souvenirs, alors que l'isolement laisse des traces dans leur cerveau. Et les adultes à qui on donne des bêtabloquants ou des antidépresseurs n'élaborent pas de souvenirs tant qu'ils prennent ces substances qui empêchent l'émotion.

Ce n'est que lorsque nous sommes devenus adultes que nous pouvons choisir dans notre passé les événements significatifs qui prennent sens, à la lumière de ce que nous sommes devenus et selon la personne à qui nous nous adressons. Tout souvenir est un dialogue entre ce que le milieu a tracé au fond de nous et ce que nous voulons révéler de nous-mêmes aux autres. Un récit est une représentation de mots qui raconte un enchaînement d'événements significatifs. Dire son histoire crée un sentiment de soi cohérent. C'est une réconciliation entre les deux parties du moi divisé. Le Moi socialement accepté tolère enfin le moi secret non racontable. Le sujet parle enfin de lui et s'exprime dans sa totalité, comme s'il disait : « Le coup que j'ai reçu a provoqué le recroquevillement d'une partie douloureuse de ma personnalité. Je ne pouvais exprimer que la partie saine, celle que les autres acceptaient d'entendre sans malaise. Aujourd'hui, je me suis rendu riche artisan, écrivain ou avocat. Cette réparation socialement acceptée me donne assez de distance et de souveraineté pour enfin exprimer ma personnalité. Dès l'instant où je redeviens entier, en disant simplement ce qui m'est arrivé, je me pose moi-même face à l'autre. J'entre en relation totale. Je ne suis plus divisé en une partie claire et une autre fantomatique ». La mémoire de soi, deux fois socialisée, alimente notre récit qui est lui-même une rencontre, une négociation entre le parleur et celui qui l'écoute.

L'historisation est un processus qui soigne et qui est nécessaire à la construction de toute identité individuelle ou collective. Je sais qui je suis, comment je réagis, ce que j'aime et ce dont je suis capable, en faisant le récit de mon histoire intime. Nous savons qui nous sommes, ce qui caractérise notre groupe ou notre nation, en faisant le récit des hommes que nous admirons, en racontant nos merveilleuses victoires et nos douloureuses revanches. (...)

In « Un merveilleux malheur » par **Boris Cyrulnik.**

<u>Session du 5 juin 2010</u>

Résumez ce texte en faisant un effort de reformulation personnelle en 135 mots. Une marge de 10 % en plus ou en moins vous est accordée.
Indiquez le nombre de mots employés dans la case prévue à cet effet.
Compte pour mot, toute unité de langage. Par exemple, « l'hirondelle » compte pour deux mots.

Quand arrive le dimanche soir, 50% des Français ont le blues et passent une mauvaise nuit en songeant à la reprise du lendemain. Voilà ce que révèle une étude du groupe Monster (avril 2008) sur la « phobie du lundi » : 52% des salariés français souffrent de troubles du sommeil dans la nuit du dimanche au lundi.
Le phénomène n'est pas spécifiquement français, ni même francophone. Belges, Suisses et Canadiens ne sont pas épargnés. Le phénomène est international. Le mal est même pire

aux Etats- Unis ou en Grande-Bretagne où 70% des salariés dorment mal le dimanche soir ! En Italie, en Espagne, ce n'est guère mieux : 50% sont touchés. C'est dans les pays nordiques — Danemark et Norvège - que le trouble se révèle le moins grave 30% « seulement » sont affectés par la phobie du lundi.

Parmi eux, plus d'un a dû rêver de rester au fond de son lit, comme ce personnage antihéros d'une nouvelle de David Lodge : *L'homme qui ne voulait plus se lever.*

Que se passe-t-il ? Pourquoi tant de stress ? Comment en est-on arrivé là ?

D'abord le diagnostic. Le blues du dimanche soir n'est qu'un symptôme d'un malaise plus profond. L'avalanche de publications, articles, rapports sur le mal-être au travail est déjà en soi un signe révélateur. Lorsque Christophe Dejours, en 1980, publie *Travail, usure mentale,* l'ouvrage est remarqué mais reste encore isolé, En 1998, son *Souffrance en France* sera un *best-seller*. Puis la vague éditoriale va prendre de l'ampleur *Le Mal-Être au travail, Quand le travail rend fou, Le Harcèlement moral au travail, Souffrances, le coût du travail humain,* etc. Depuis quelques années, cette déferlante de travaux consacrés à la souffrance au travail s'est muée en un véritable raz-de-marée.

Le stress est le premier révélateur de la souffrance au travail. Ses signes cliniques sont connus : sentiment de surcharge, fatigue chronique, angoisse et insomnie, idées noires, culpabilité, difficultés de concentration, palpitations, émotivité exacerbée, et souvent, en corollaire, consommation accrue de tabac et d'alcool, mal de dos, ulcère, troubles cardio-vasculaires, envie de tout plaquer...

Le stress trop intense peut entraîner des dépressions et mener au suicide. 30% des salariés de l'Union européenne connaîtraient un niveau de stress trop élevé ; 28% des cadres présenteraient un niveau de stress aigu.

Et le stress ne représente qu'une partie du problème : il n'est que l'une des facettes d'une souffrance au travail, qui recouvre un mal-être plus général. Il concerne le surmenage, la fatigue, le harcèlement, les troubles somatiques. Tout cela est rebaptisé « risques psychosociaux ». Ils ne cessent d'augmenter dans les pays occidentaux, ceci dans la plupart des professions.

Dans un rapport de février 2007, sur la santé et la sécurité au travail, la Commission européenne souligne que la souffrance au travail est un problème prioritaire, et alerte sur l'ampleur grandissante du mal-être. « *Les problèmes liés à une mauvaise santé mentale constituent la quatrième cause la plus fréquente d'incapacité au travail. L'OMS estime que, d'ici 2020, la dépression deviendra la principale cause d'incapacité de travail »,* Fait nouveau, le stress touche toutes les catégories de personnels. Dans le secteur privé comme dans le secteur public. Chez les employés et ouvriers comme chez les cadres. Cette dernière catégorie est même particulièrement exposée.

Le « blues » du dimanche soir : état des lieux - Sciences Humaines — Septembre 2009 - N°207 bis

Session du 28 mai 2011

Résumez ce texte en faisant un effort de reformulation personnelle en 120 mots. Une marge de 10% en plus ou en moins vous est accordée.
Indiquez le nombre de mots employés dans la case prévue à cet effet. Compte pour mot, toute unité de langage. Par exemple, « l'hirondelle » compte pour deux mots.

Aucune vie intense n'est exempte d'épreuves. Aucun cœur aimant n'échappe à la brisure. Plus haut vole le désir, plus il est menacé. Et toute âme noble se voit en ce monde meurtrie et injuriée.
L'honneur de l'être humain est de se relever, non de se plaindre, non de se résigner. La grandeur d'un héros se reconnaît à ce qu'il subit des coups mais refuse la défaite : aucune plaie ne le fait renoncer à sa liberté.

Qu'elle apparaisse sous forme de déchirure d'amour, de beauté ou de douleur, la blessure a pour sens d'ouvrir l'homme à l'inconnu, voire à l'illimité. Et d'abord elle rappelle que toute grande rencontre laisse une trace ineffaçable et que la grâce d'être touché au cœur désigne, élit même l'être véritablement vivant. (...)

Il y a une folle illusion à se vouloir à l'abri de tout, illusion soigneusement entretenue par la société moderne. De qui, de quoi peut-on se garder ? de la malice du monde, de la trahison et des peines amoureuses ? de la charge des ans, de la mort ignominieuse ? Qui se pense assez puissant ou assez riche pour écarter le malheur ? Le monde contemporain, qui ne parle que de bien-être, de bonheur, de santé et de sécurité, se trouve accablé d'une terrible maladie, la maladie d'infantilisme. Aussi n'invoque-t-il que ce mot magique qui trahit son effroi devant la fragilité et le trépas : « guérir ». Grâce à la recherche scientifique, grâce à telle plante, telle gymnastique, tel régime alimentaire, en recourant au besoin à la méditation, à la récitation de mantras et autres recettes zen ou chamaniques, la créature humaine peut se protéger de tout, et surtout oublier qu'elle est mortelle. L'obsession de guérir anesthésie la conscience et étouffe le questionnement métaphysique.

Or, il n'est que deux façons d'être indestructible : soit à la façon d'une machine imperturbable que l'on entretient en changeant les pièces, en veillant sur le mécanisme ;

soit en découvrant son essence immortelle. La seconde voie est celle qu'indiquent et que nourrissent la philosophie véritable, les spiritualités des diverses traditions ainsi que les mythes qui sont les éveilleurs de conscience et des passeurs de sagesse.

Pour la plupart des gens, guérir équivaut à ne plus jamais avoir mal. Supprimer la souffrance, l'inquiétude, au bénéfice du seul épanouissement de soi qui est bonheur, bien-être. C'est un enfermement redoutable et un rêve chimérique. Mais dans les récits initiatiques et les textes sacrés, guérir signifie réparer la blessure de l'homme mortel, c'est-à-dire restaurer celui-ci dans sa nature édénique, dans son être seigneurial.

Ainsi, la blessure n'est ni la souffrance ni le mal, elle est au contraire le rappel que notre nature véritable n'est ni limitée ni souffrante. Elle donne accès à une autre perception, elle est une aspiration à un infini que ne peut combler aucun bien de ce monde.

Introduction de la Divine Blessure de Jacqueline KELEN – (A. Michel – 2005)

<u>Session du 2 juin 2012</u>

Résumez ce texte en faisant un effort de reformulation personnelle en 115 mots. Une marge de 10% en plus ou en moins vous est accordée.
Compte pour mot, toute unité de langage. Par exemple, « l'hirondelle » compte pour deux mots.

Il n'est pas d'exemple où un être humain ait pu atteindre le statut d'adulte sans que soient intervenus dans sa vie d'autres êtres humains, adultes ceux-là. L'enfant, en effet, vient au monde infiniment démuni et in ne peut grandir que s'il est introduit dans le monde, si des adultes prennent en charge son arrivée dans la maison. Là, il lui faut apprendre les règles de ceux qui l'accueillent. Ce n'est pas facile : l'intégration dans la *domus* est toujours une entreprise de « domestication », une affaire d'horaires à respecter, d'habitudes à prendre, de codes à acquérir, d'obligations auxquelles il faut se soumettre.

C'est pourquoi celui qui est éduqué ne peut pas choisir lui-même ce à quoi il doit être éduqué. Nos enfants ne choisissent pas la langue dans laquelle ils vont s'exprimer, les coutumes avec lesquelles ils vont vivre. Pas plus qu'ils ne pourront, à l'école, choisir les disciplines qu'ils vont devoir apprendre pour s'intégrer dans la société. Si l'enfant pouvait choisir ses objets d'apprentissage, c'est qu'il serait déjà éduqué. Aucun « respect » ne peut justifier ici l'abstention éducative. L'adulte a un impératif « devoir d'antécédence ». Il ne peut abandonner l'enfant sans l'inscrire dans une histoire et lui donner les moyens de se développer dans la collectivité qui l'accueille : habitudes et savoir-faire qui lui permettent de vivre au quotidien, langages fondamentaux pour communiquer avec ses semblables dans tous les domaines, connaissances des phénomènes naturels et sociaux dans lesquels il devra s'insérer, identification des enjeux historiques qui permettent de prendre une place parmi les hommes de son temps.

La laïcité combattante du XIX° se voulait apprentissage de la résistance à l'emprise du clergé catholique et, à travers le rationalisme qu'elle prônait, à toutes les formes de superstition qui peuvent s'emparer des esprits. Si l'emprise des cléricaux n'est plus aujourd'hui, dans nos sociétés occidentales, un danger majeur, l'idéal laïc reste néanmoins parfaitement d'actualité.

Il est plus que jamais nécessaire, en effet, d'apprendre à nos enfants à résister à toutes les formes de pensée sectaire qui les menacent : ésotérismes de toutes sortes mais aussi tribus, bandes et groupes qui exercent sur les individus une « pression à la conformité » telle que nul ne peut prendre le risque de s'éloigner un instant, d'avoir des goûts personnels, a fortiori de penser par lui-même. Le repli sur un groupe trop puissant menace en effet la liberté individuelle : il fait payer aux individus un tribut très lourd en termes de renoncement à leur liberté pour les garantir contre la solitude qui les inquiète tant.

MEIRIEU Philippe, (2002), Transmettre oui… mais comment ?, Extrait d'un article paru dans « Sciences Humaines », hors-série N°36.

Session du 1 juin 2013

Résumez ce texte en 115 mots. Une marge de 10 % en plus ou en moins vous est accordée. Indiquez le nombre de mots employés. Compte pour mot, toute unité de langage. Par exemple, « aujourd'hui » compte pour 1 mot, « l'hirondelle » pour 2 mots, « c'est-à-dire » pour 4 mots.
Vous noterez, dans la case, le nombre total de mots utilisés dans votre contraction de texte.
Dans la colonne de droite, vous noterez, en fin de chaque ligne, le nombre de mots utilisés.

La transmission trouve évidemment son terrain de choix dans la famille et dans l'école. L'importance de l'une et de l'autre rend d'autant plus essentielle leur complémentarité. Or, les processus de transmission à l'œuvre dans la famille et dans l'école peuvent s'étayer, mais ils peuvent aussi s'annuler. Une telle situation peut porter sur un contenu - par exemple en cas de désaccord d'une famille sur certaines valeurs transmises à l'école, comme la laïcité -, mais elle peut aussi porter sur la capacité de l'enfant à bénéficier des transmissions scolaires. Pour que l'enfant puisse bénéficier de la situation de transmission, il faut en effet qu'il accepte que l'adulte soit en situation de lui transmettre et être capable d'intégrer ses expériences nouvelles à l'ensemble de sa personnalité. Or, ces deux processus peuvent être gravement gênés par l'existence de secrets.

Les enfants qui grandissent dans des familles où il existe des secrets graves présentent souvent des troubles de leurs apprentissages scolaires. Ils sont, par exemple, rêveurs, dissipés, ou concentrent leur intérêt sur une seule matière aux dépens de toutes les autres. Pour comprendre ce processus, nous devons, il est vrai, rompre avec un certain nombre d'erreurs qui entourent la notion de secret de famille. Tout d'abord, un secret de famille n'est pas seulement quelque chose que l'on ne dit pas, puisque nous ne disons bien entendu pas tout et à tout moment. Il porte à la fois sur un contenu qui est caché et sur un interdit de dire et même de comprendre qu'il puisse y avoir, dans une famille, quelque chose qui fasse l'objet d'un secret. En outre, dans leur grande majorité, les secrets ne sont pas organisés autour d'évènements coupables ou honteux comme on le croit souvent. Les fameuses « fautes de nos ancêtres » ne sont qu'une source très minime de secrets de famille. La plupart d'entre eux sont en fait organisés autour de traumatismes vécus par une génération et incomplètement symbolisés par elle. Il peut s'agir de traumatismes privés, comme un deuil, mais aussi collectifs comme une guerre ou une catastrophe naturelle. Ces évènements n 'ont pas reçu de mise en forme verbale , mais ils ont toujours été partiellement symbolisés sous la forme de gestes et d'attitudes et, parfois aussi, d'images montrées ou racontées en famille. En effet, la symbolisation n'est pas seulement verbale. Elle est aussi sensorimotrice, à travers les gestes, attitudes, mimiques, et elle est également imagée à travers les images construites ou seulement imaginées. Ces symbolisations partielles peuvent, dans le cas d'évènements douloureux, se traduire chez les parents par des silences ou des propos énigmatiques, des pleurs ou des colères sans motif apparent, totalement incompréhensibles pour leurs enfants.

Ceux-ci vont se trouver, de ce fait, confrontés à de grandes difficultés.

Tisseron S., (2002), extrait d'un article paru dans « Sciences Humaines» hors-série n°36.

Session 2015

Résumez ce texte en 160 mots. Une marge de 10% en plus ou en moins vous est accordée.

Indiquez le nombre de mots employés. Compte pour mot, toute unité du langage. Par exemple, « aujourd'hui » compte pour un mot, « l'hirondelle » pour 2 mots, « c'est-à-dire » pour 4 mots.

- **Vous noterez, dans la case, le nombre total de mots utilisés dans votre contraction de texte.**
- **Dans la colonne de droite, vous noterez, en fin de chaque ligne, le nombre de mots utilisés.**

Longue vie aux vieux cerveaux !

Le vieillissement cérébral est souvent présenté comme une catastrophe, et un ticket d'entrée presque obligé pour la maladie d'Alzheimer. Plusieurs chercheurs s'insurgent : pour eux, le cerveau des personnes âgées peut échapper au déclin.

Et si vieillir était une bonne nouvelle ? Et si la vieillesse n'était pas une maladie ? Et si on pensait le vieillissement autrement ?

Ces allégations – titres d'ouvrages récemment parus (1) – peuvent surprendre. Selon le discours ambiant, un véritable « *tsunami* » s'abattrait sur les pays occidentaux avec l'augmentation spectaculaire de l'espérance de vie et l'accroissement du nombre de *seniors*... Tout cela accompagné d'un véritable fléau dont le nom est même passé dans le langage courant : « *c'est mon Alzheimer* », s'entend-on prononcer à la moindre défaillance de mémoire...

Pourtant depuis quelque temps, de nombreuses voix de chercheurs, de neuropsychologues, de gérontologues, s'élèvent contre « *ce lancinant refrain* » qui considère les détériorations de l'âge comme une maladie. Un refrain dont les conséquences sont devenues délétères par les peurs et les stigmatisations qu'elles engendrent.

Non qu'il s'agisse de nier la réalité du vieillissement cognitif (pertes de mémoire, de concentration, de flexibilité face aux nouvelles informations) qui s'accroît au fil de l'âge. Mais, si la terrible maladie, découverte en 1906 par le psychiatre Alois Alzheimer, existe bien, c'est son extension à tout un ensemble de troubles que remettent en cause nombre de publications actuelles. « *Les vieillards que l'on accable avec ce diagnostic se présentent avec des tableaux cliniques tellement différents qu'il est difficile d'admettre que l'on puisse les regrouper sous le vocable unique d'une seule et même maladie* », signale le gériatre Alain Jean (2). [···]

Autre sujet très controversé : le dépistage précoce de la maladie. Le MCI (*mild cognitive impairment,* déficit cognitif léger) est censé évaluer les prémices de MA chez des *seniors* présentant des troubles de mémoire et de l'attention. Mais là encore, de nombreuses données mettent en avant une faible validité de ce diagnostic, qui ne prédit pas la démence dans les deux tiers des cas. D'autant que les performances aux tests sont très variables, conditionnées souvent par le stress de se voir étiqueté futur Alzheimer, la fatigue, la prise de médicaments dont les effets négatifs sont connus sur la mémoire et l'attention, et qui font que l'on peut observer de faibles performances au MCI chez des sujets normaux. Cette extension de la demande du diagnostic précoce, nourrie par une grande peur sociale et l'angoisse des patients, remplit les salles d'attente des cliniciens spécialisés. Elle fait aussi fructifier les fabricants de tests de dépistage et autres logiciels de stimulation cognitive dont on reconnaît aujourd'hui les effets plus que modérés.

Au total, « *le spectre d'Alzheimer* », omniprésent par les dépistages, les diagnostics et surdiagnostics, aboutit à stigmatiser la population des personnes âgées, et même, ajoute Alain Jean, « *à les exclure d'une société qui se voudrait éternellement jeune. Il existe en fait une multiplicité de facteurs qui interviennent de manière délétère dans les détériorations cognitives du grand âge□: les deuils, l'angoisse de mort, le regard négatif de la société sur les vieillards, et notamment sur ceux qui commencent à ''perdre la tête''. Mais aussi des interactions manifestes engendrées par les douleurs chroniques, les anesthésies opératoires, les médicaments inadaptés..*□»

Partie intégrante de l'aventure humaine

C'est pourquoi des chercheurs et des cliniciens proposent de changer de focale. Pour eux, le vieillissement cognitif n'est pas une maladie, «□*l fait partie intrinsèquement de l'aventure humaine*□», écrivent les Van der Linden. Son évolution est très variable selon les individus et d'innombrables études montrent le poids des facteurs psychologiques, sociaux, culturels, environnementaux. On sait par exemple que l'activité physique (dès la cinquantaine) contribue à optimiser le fonctionnement cognitif. Ces effets bénéfiques seraient dus pour partie à son action sur le système endocrinien du stress. Alors que justement, les grands stress de la vie (deuils, stress post-traumatique) et les émotions négatives peuvent aggraver le vieillissement cérébral.

L'insertion sociale et familiale, les relations amoureuses, les loisirs, des activités intellectuelles stimulent également le cerveau et entretiennent l'estime de soi. Tandis que le sentiment de solitude, l'absence de sens à l'existence, souvent associés à des handicaps physiques engendrent des symptômes dépressifs susceptibles d'accroître la détérioration cognitive.

On sait aussi que nous ne sommes pas égaux face à la vieillesse□: généralement, plus on a fait d'études, moins on présente de problèmes de mémoire et de risque de démence. Des facteurs tels que le niveau scolaire, la profession exercée, et même, selon certaines recherches, le bilinguisme, contribueraient à former ce que les psychologues appellent une «□*réserve cérébrale*□» qui limiterait les effets du vieillissement. [···]

Martine FOURNIER.

1. **André Alaman**, *Le Bel âge du cerveau. Et si vieillir était une bonne nouvelle*□? Autrement, 2014.
2. **Alain Jean**, *La vieillesse n'est pas une maladie. Alzheimer, un diagnostic bien commode,* Albin Michel, 2015.

INSTITUT DE FORMATION EN ERGOTHERAPIE DE RENNES

Session de 2008

Vous résumerez ce texte en 130 mots (tolérance admise de 10 % en plus ou en moins). Indiquez en fin de résumé le nombre de mots utilisés.

Notre monde moderne est tout occupé de l'exploitation toujours plus efficace, plus approfondie des énergies naturelles. Non seulement il les recherche et les dépense, pour satisfaire aux nécessités éternelles de la vie, mais il les prodigue, et il s'excite à les prodiguer au point de créer de toutes pièces des besoins inédits (et même que l'on n'eût jamais imaginés), à partir des moyens de contenter ces besoins qui n'existaient pas. Tout se passe dans notre état de civilisation industrielle comme si, ayant inventé, on inventait d'après ses propriétés une maladie qu'elle guérisse, une soif qu'elle puisse apaiser, une douleur qu'elle abolisse. On nous inocule donc, pour des fins d'enrichissement, des goûts et des désirs qui n'ont pas de racines dans notre vie physiologique profonde, mais qui résultent d'excitations psychiques ou sensorielles délibérément infligées. L'homme moderne s'enivre de dissipation. Abus de vitesse, abus de lumière, abus de toniques, de stupéfiants, d'excitants... Abus de fréquence dans les impressions ; abus de diversité ; abus de résonance ; abus de facilités ; abus de merveilles ; abus de ces prodigieux moyens de déclenchement, par l'artifice desquels d'immenses effets sont mis sous le doigt d'un enfant. Toute vie actuelle est inséparable de ces abus. Notre système organique, soumis de plus en plus à des expériences mécaniques, physiques et chimiques toujours nouvelles, se comporte, à l'égard de ces puissances et de ces rythmes qu'on lui inflige, à peu près comme il le fait à l'égard d'une *intoxication insidieuse*. Il s'accommode à son poison, il l'exige bientôt. Il en trouve chaque jour la dose insuffisante.

L'œil, à l'époque de Ronsard, se contentait d'une chandelle, - si ce n'est d'une mèche trempée dans l'huile ; les érudits de ce temps-là, qui travaillaient volontiers la nuit, lisaient (et quels grimoires !), écrivaient sans difficulté, à quelque lueur mouvante et misérable. L'œil, aujourd'hui, réclame vingt, cinquante, cent bougies. L'oreille exige toutes les puissances de l'orchestre, tolère les dissonances les plus féroces, s'accoutume au tonnerre des camions, aux sifflements, aux grincements, aux ronflements des machines, et parfois les veut retrouver dans la musique des concerts.

Quant à notre sens le plus central, ce sens intime de la distance entre le désir et la possession de son objet, qui n'est autre que le sens de la durée, ce sentiment du temps, qui se contentait jadis de la vitesse de la course des chevaux, il trouve aujourd'hui que les rapides sont bien lents, et que les messages électriques le font mourir de langueur. Enfin, les événements eux-mêmes sont réclamés comme une nourriture jamais assez relevée. S'il n'y a point, le matin, quelque grand malheur dans le monde, nous sentons un certain vide : « Il n'y a rien, aujourd'hui, dans les journaux ! » disons-nous. Nous voilà pris sur le fait, nous sommes tous empoisonnés. Je suis donc fondé à dire qu'il existe pour nous une sorte d'intoxication par l'énergie, comme il y a une intoxication par la hâte, et une autre par la dimension.

Paul VALERY, Variété, Le Bilan de l'Intelligence, 1935.

Session du 5 mai 2010

Vous ferez de ce texte un résumé en 137 mots. Une marge de 10% en plus ou en moins est tolérée.

Le « zapping », un phénomène social

Dans un article paru en 1988, Gilles Lipovetsky dénonce les effets du « zapping ». Moyen pour le téléspectateur d'échapper à une publicité envahissante, le « zapping » est, selon lui, surtout une pratique révélatrice de la société actuelle.

Un spectre hante la vie des professionnels de la télé et de la publicité : le « zapping ». Avec la multiplication des chaînes et la télécommande, s'est répandue cette nouvelle attitude des téléspectateurs consistant à sauter d'une chaîne à l'autre, en particulier dès qu'apparaissent des « pages » de publicité.

Certes, le phénomène est inégalement partagé selon les pays - la France, à la différence des États-Unis, est, paraît-il, peu touchée encore par l'épidémie - mais son extension probable dans les années à venir et les inquiétudes qu'il suscite dans les milieux rivés aux scores d'écoute méritent qu'on s'arrête un peu plus sur cette nouvelle figure de l'instabilité «postmoderne ».

Si le phénomène ne manque pas de donner des migraines aux publicitaires, il devrait réconforter ceux qui se complaisent dans la dénonciation rapide du matraquage de la «persuasion clandestine ». Car le zapping, à l'évidence, révèle la latitude extrême des individus face à l'invasion publicitaire. Quelle erreur d'avoir identifié la « pub » à l'emprise totalitaire, au « Meilleur des mondes »[1], quand on considère la facilité avec laquelle on réussit à ne pas subir son harcèlement euphorique[2] !

Tout, sauf un endoctrinement total, tout, sauf une domination permanente - d'autant plus forte qu'elle serait douce. Plus la publicité investit en argent et en créativité, moins elle est sûre de ses effets. Plus elle se répand sur nos écrans, plus on a de moyens d'y échapper. Plus son temps d'antenne croît, plus l'audience devient aléatoire. Telle est la condition paradoxale du fait publicitaire face à la montée du nomadisme vidéotique. [...]

Mais ce qui est en jeu dépasse de beaucoup le réflexe antipublicitaire. La « sauterie » télécommandée gagne également les autres programmes : chaque « homo telespectator[3] » est, à présent, potentiellement saisi de la démangeaison du changement. La difficulté à fixer l'intérêt s'accroît en ces temps de rediffusion massive de séries et téléfilms fort peu différenciés. Avec tout ce que cette agitation peut impliquer de tiraillements, de mini-conflits dans les familles. Le zappeur subit les foudres de son entourage : il est cet égoïste qui n'écoute personne, suit ses impulsions-seconde sans prendre en compte le goût des autres. Conduite hyperindividualiste typique appliquée à l'écoute audiovisuelle.

Tout y est : goût du changement et de l'animation accélérée, curiosité captée par tout et rien, le zappeur est cet être qui presse plus vite que son ombre, toujours présent-absent devant l'image télévisée. [...]

Si l'on considère le phénomène d'un peu plus haut, on réalise qu'il n'est pas sans quelque parenté avec les conduites en vigueur dans toute la machine sociale. Peut-être est-il comme le parangon[4] de la personnalité individuelle à l'âge de la mode généralisée. Car, depuis longtemps, « le zapping est passé dans les comportements de la vie quotidienne ». On ne cesse de changer de lieu, de femme, de goûts, d'idées, de sport, et tout est emporté dans le procès du nouveau et de l'éphémère. Pourquoi en serait-il autrement devant la télé ? Le zapping ne fait que traduire, en accéléré, cette mise en circulation des corps, des esprits, de la culture qui caractérise notre société frivole. Il est le miroir d'un temps toujours avide d'autre chose, pragmatique[5], sans grand projet ni constance. Un temps où tout change sans nous, mais avec nous, où tout ennuie, mais où rien ne révolte. Où tout lasse mais où rien ne casse.

Gilles Lipovetsky, Le Point n° 809, 21 mars 1988.

Notes :

[1] Meilleur des mondes : allusion au roman de science-fiction d'Aldous Huxley, Le Meilleur des mondes.
[2] Harcèlement euphorique : le téléspectateur est poursuivi par d'incessantes publicités qui sont destinées à donner des images de bonheur.
[3] Homo telespectator : homme de l'ère télévisuelle. Formule pseudo-latine imitée de diverses expressions telles que « homo sapiens », homme de l'ère de la connaissance.
[4] Parangon de la personnalité individuelle : ici critère d'excellence de cette personnalité.
[5] Temps pragmatique : époque portée à s'intéresser prioritairement aux réalités matérielles de la vie.

Session de 2011

Veuillez faire de ce texte un résumé en 120 mots. Une marge de 10% en plus ou en moins est tolérée.

Au fait : pourquoi le livre recherche-t-il tant les faveurs de la télévision ? La réponse est banale : elle touche plusieurs millions d'individus en même temps ; et si l'on s'en réfère aux tarifs des spots publicitaires diffusés avant et après les émissions littéraires, celles-ci représentent pour les éditeurs l'équivalent de milliards de francs de promotion (la publicité pour le livre est d'ailleurs interdite à la télévision). Une bonne « prestation » télévisée au cours d'une émission littéraire à fort indice d'écoute peut du jour au lendemain révéler un auteur hier encore inconnu ou faire décoller les ventes. Il en résulte que le passage à la télévision est aujourd'hui le parcours obligé de toute la gent éditoriale. Pour l'auteur débutant ou obscur, c'est la possibilité de se voir décerner un acte de naissance littéraire. Pour l'éditeur, c'est un billet de loterie qui ne coûte rien et peut rapporter gros : un livre lancé par une « bonne télé » s'arrache dès le lendemain en librairie. Pour le lecteur, c'est un guide d'achat : la caution de l'animateur télévisé, l'estampille « passé à la télé » vaut pour lui toutes les consécrations ; pour le téléspectateur qui ne lit jamais, enfin, ces émissions sont autant de « salons littéraires » qui lui permettent de se tenir au courant de la vie culturelle, tout en faisant l'économie de la lecture proprement dite. Ainsi, à première vue, le mariage du livre et de la télévision semble devoir rallier tous les suffrages.

Il n'en est rien en fait. La télévision fait vendre, soit ; mais fait-elle toujours vendre, et faut-il vendre à tout prix ? Il existe un revers à cette médaille dorée, qui dans une certaine mesure annule ou amoindrit ce qu'elle a de positif.

Opposer le livre aux médias a quelque chose de paradoxal. Le livre n'est-il pas un média, le plus ancien historiquement, et que les médias audiovisuels, malgré leur puissance, n'ont pas encore pu détrôner ? Pourtant, c'est l'évidence, il existe une différence intrinsèque, totale, définitive, qui sépare le livre de l'audiovisuel, et fait que ces frères ennemis oscillent souvent entre l'indifférence blasée, la détestation féroce et le flirt sans lendemain. Leur union n'est pourtant pas inféconde, loin de là ; mais ces parents terribles donnent souvent naissance à des enfants hybrides et monstrueux. Mariage d'amour, parfois ; mariage de déraison, souvent. Média le plus puissant, le plus cher, et celui qui touche le plus de gens à la fois, mais privilégiant l'oral et l'image, la télévision s'oppose trait pour trait au livre, qui, lui, véhicule du texte et du sens. Culture traditionnelle d'un côté, culture de masse de l'autre ...

Edouard Brasey, L'année des lettres 1988, Livre et télévision : des relations paradoxales.

Session de 2012

Faire un résumé en 142 mots. Une marge de 10 % en plus ou en moins est tolérée.

En un siècle, de l'invention du télégraphe en 1840 au début de la Seconde Guerre mondiale, toutes les bases techniques d'une information moderne de masse ont été mises en place : télégraphe (1840), rotative de journaux (1847), téléphone (1870), T.S.F. (1922), enfin télévision (1930). En même temps, la chute des royaumes et des empires autoritaires a mis partout à la mode, sinon en vigueur, la liberté d'expression. Les conditions matérielles et politiques de l'explosion de l'information étaient enfin rassemblées et bouleversaient de ce fait les habitudes de pensée et les comportements. De rare, elle devenait surabondante; de tardive, instantanée; de coûteuse, bon marché et souvent gratuite ; de fausse... moins fausse.

Alors que pendant des siècles l'homme informé a fait figure de privilégié, l'information n'est plus, pour le citoyen des pays développés, qu'un produit de consommation qu'il n'hésite pas à gaspiller. S'il lui paraît encore un peu gênant de jeter de la nourriture ou de ne pas ouvrir un livre après l'avoir acheté, il ne sourcille même pas lorsque le poissonnier enroule ses harengs dans un journal dont personne n'a lu plus de deux colonnes. Les revues s'empilent sur les tables des abonnés qui n'ont pas le loisir de les parcourir. Les radios et les télévisions demeurent fermées, la plupart du temps, pendant que le torrent de nouvelles qu'elles débitent n'est capté que par des minorités successives d'auditeurs. Plus qu'un produit, l'information est aujourd'hui considérée, au même titre que l'eau et l'électricité, comme une ressource en permanence disponible et à laquelle on n'a accès qu'en fonction des besoins du moment ou de ses habitudes.

Le prix de l'information est, en même temps, devenu dérisoire. Pour la valeur d'une semaine de viande, on reçoit chaque jour, pendant un an, des dizaines de grandes pages bourrées d'articles. Quant aux nouvelles diffusées par la radio et la télévision, elles sont gratuites, une fois que l'on a acheté et payé la redevance d'un appareil conçu avant tout comme un instrument de loisir.

Devenue financièrement un sous-produit de la publicité, l'information, ainsi à portée de presque toutes les bourses, est la denrée moderne la plus démocratique puisque c'est la même que s'offre un ministre ou un employé de banque. Ce qui diffère entre eux, c'est que l'employé dispose, s'il le veut, de plus de temps que le ministre pour l'absorber et y réfléchir, mais que celui-ci est généralement mieux préparé pour en tirer des conclusions et s'en servir (c'est du moins ce que croit encore l'employé).

Mais de tous les progrès, le plus essentiel et le plus inachevé réside dans la qualité. L'habitude d'écrire et d'enregistrer, la recherche du fait, sa description, sa vérification, la naissance de véritables métiers de l'information ont accru en même temps sa fiabilité et les exigences du public. Il suffit néanmoins de prêter attention aux nouvelles captées en une seule journée pour mesurer la portée limitée de ces efforts. Exagérations, généralisations, simplifications excessives, omissions, mauvaises interprétations, sans insister sur une foule d'erreurs de fait, continuent à déformer les messages diffusés à profusion. Ces inexactitudes et ces contre-vérités sont d'autant plus dangereuses que l'intimidante stature des médias laisse les consommateurs de nouvelles supposer que le contenu est à la hauteur du contenant. Aussi les erreurs font-elles plus facilement leur chemin dans des esprits qui n'ont pas, comme ceux de leurs grands-parents, été formés à mettre en doute ce qu'on leur disait.

Jean-Louis Servan-Schreiber, Le Pouvoir d'informer, Éditions Robert Laffont, 1972, pp. 295-297.

Session de 2013

Veuillez faire un résumé avec une marge de 10% en plus ou en moins.

Les difficultés de l'information

Le journaliste est un observateur qui rend compte d'événements dont il n'est pas toujours le témoin direct ; il doit faire confiance à des informateurs : correspondants, agences et lecteurs, qui eux-mêmes ne sont pas toujours les témoins directs de l'événement et dont les versions sont souvent différentes. (...)

Face à cette difficulté qui consiste à établir en quelques heures, ou quelques minutes, la vérité ou la vraisemblance d'un fait, un journal n'est pas dépourvu de moyens ; il peut et doit multiplier les sources d'information, recouper et vérifier les nouvelles, publier plusieurs versions, user, bien sûr sans en trop abuser, du conditionnel, qui n'est pas une clause de style, et enfin, et surtout, compléter ou corriger quand la lacune ou l'erreur est par trop manifeste.(...)

Si l'erreur de fait est possible, l'erreur de jugement ne l'est pas moins. Toutes deux peuvent être substantiellement liées. Le jugement du journaliste, commence au moment où il apprécie la valeur, la signification, la portée ou simplement la réalité d'un événement. Dès cet instant, il entre inévitablement un élément de subjectivité dans sa décision. S'il n'en était pas ainsi, tous les journaux donneraient la même place et la même importance aux événements, et, dans un même journal tous les rédacteurs seraient instantanément d'accord à chaque étape de son élaboration : choix, volume, place de l'information. A la limite, on peut faire sienne la formule de ce professeur de journalisme : la nouvelle n'est pas un objet mais le produit d'un jugement.

Le journal a un autre moyen de faire face à cette difficulté : publier le plus grande nombre possible d'informations sur le même événement ou sur des événements différents. Le risque d'erreur ou d'omission (de fait et de jugement) est alors d'autant moins grand. Le lecteur a l'assurance ou l'espoir, que rien d'important ou de significatif ne lui sera dissimulé.

L'objectivité naît ainsi, d'une certaine façon, de l'abondance des nouvelles, mais cet effort suppose un volume qui n'est pas permis à tous les journaux.

Il est un dernier moyen de faire face aux difficultés quotidiennes de l'information. (...) C'est d'attendre, pour en parler, que l'événement ait pris définitivement tournure, qu'il soit achevé dans sa durée et sa forme. Certes, à trop s'approcher d'un événement chaud, on risque de se brûler les doigts. Mais un journalisme refroidi est-il du journalisme ? Il est plus prudent et plus confortable de se tenir à distance et d'attendre, pour présenter un fait inquiétant, exprimer une vérité cruelle, que l'opinion soit préparée à les recevoir, prête à les accepter... (...) Le journalisme, c'est la vie, la vie mouvante, passionnée, troublante ; les apeurés et les frileux n'ont guère plus de place ou de rôle dans la vie que dans le journalisme.

Jacques Fauvet, « *Difficultés de l'information* » (extrait), Le Monde, 25 mars 1977.

Session 2014

Résumez le texte suivant en 125 mots. Une marge de 10 % est tolérée en plus ou en moins.

Qu'est-ce qu'un risque ? Le dictionnaire le définit comme un « danger éventuel plus ou moins prévisible ». Il est souvent associé à la nuisance, c'est-à-dire « ce qui est dangereux, défavorable, dommageable, néfaste, nocif, toxique ». On comprend ainsi la vigilance des responsables de la santé publique à vouloir, éventuellement par voie législative, réduire voire tenter de supprimer tous les risques qui pourraient porter atteinte à la santé de la population. Cette vigilance est légitime et les défaillances en la matière peuvent être à l'origine de véritables catastrophes humaines.

L'attention portée aux risques et à leurs conséquences peut paradoxalement devenir nuisible lorsqu'elle est avant tout conçue comme une mesure de protection des responsables politiques ou institutionnels ainsi que des professionnels en exercice. En pareille circonstance, le risque et les mesures de protection qui sont édictées en son nom s'apparentent davantage à un carcan qui empêche plus qu'il ne favorise l'action. S'il ne fait aucun doute qu'un certain nombre de règles de références se doivent d'être établies et parfois observées avec rigueur, ne perdons pas de vue que celles-ci peuvent devenir insensées – elles n'ont pas de sens – si elles privent celui qui doit s'y référer de ce qui est fondamental dans l'action soignante, c'est-à-dire *penser*. En effet, la mission du soignant, quelle que soit la nature de son métier, n'est pas d'*appliquer* des actes, des gestes ou des règles en des situations même désignées comme individualisées, mais bien de tenter d'*approprier* ces mêmes actes, gestes ou règles à des personnes en la singularité qui caractérise leur existence. La distinction entre les expressions *soins individualisés* et *soins personnalisés* ne peut être ignorée. C'est dans cette appropriation – non l'application – de protocoles, de procédures, voire de savoirs parfois scientifiquement établis, que le soignant peut donner de l'intelligence à son métier et éprouver du plaisir à l'exercer. Sa pensée est stimulée et sa créativité sollicitée. Il agit comme un artiste riche de son histoire, de sa curiosité et de son ouverture au monde, de ses connaissances, de ses habiletés, de sa dextérité, de ses intuitions et sensibilités ; il interroge subtilement et inlassablement sa présence à l'autre en vue de tenter de réaliser le plus judicieusement possible sa mission de soignant : aider une personne à s'inventer un mode de vie compatible avec la situation qui est la sienne. Le soignant artiste propose ainsi ses ressources à cet autre afin qu'il puisse lui-même devenir ou redevenir l'artiste de sa propre vie.

Une telle proposition ne peut s'exercer qu'au sein d'un espace de liberté consenti, favorisé et valorisé par le cadre institutionnel. Notons, néanmoins, que le consentement institutionnel, tacite ou explicite, ne saurait se suffire à lui-même. La représentation qu'a le soignant de son métier et les autorisations qu'en tant qu'artiste du soin il s'octroie à lui-même sont également déterminantes. (501 mots)

Session 2015

Veuillez faire un résumé de ce texte en 120 mots + ou – 10%.

Depuis l'origine, les différentes formes de médecines ont chacune été conçues pour venir en aide aux hommes et aux femmes malades ou dépendants. De tout temps, il s'est agi, par des moyens divers et à l'efficacité variable, d'apporter de l'aide aux humains confrontés à la maladie ou aux séquelles d'un accident, d'une affection, d'une anormalité ou encore d'un dysfonctionnement congénital. Ces moyens ont pour objectif d'aider à reprendre le cours normal de l'existence ou d'essayer de la poursuivre en éprouvant le moins de difficulté possible. La notion d'aide est ainsi centrale dans quelque forme de médecine que ce soit et caractérise, de manière fondamentale, l'action de tous ceux qui ont choisi pour métier de s'y référer ou d'œuvrer au sein des organisations qui s'y rattachent, quelle que soit la nature de ce métier.

Il peut ainsi être utile de se rappeler que le sens premier du mot « thérapeute » renvoie à la notion d'aide et désigne, précisément, « celui qui vient en aide ». Tous les professionnels de l'équipe pluridisciplinaire peuvent de la sorte être qualifiés de « thérapeutes » dès lors que l'intention qui les anime est celle d'essayer d'apporter de l'aide à la personne malade ou dépendante afin qu'elle puisse vivre du mieux qu'elle peut ce qu'elle a à vivre. La centration sur la tâche à effectuer qui conduit à faire ce qu'il y a à faire ne traduit pas cette intention d'apporter de l'aide et ne reflète donc pas une pratique à visée thérapeutique. Cette aide n'est pas nécessairement technique et ne relève pas exclusivement de ce que recouvre le vocable « science ». Le réconfort que peut apporter une présence ou le plaisir, même éphémère, que peut procurer tel ou tel geste ou telle activité se présentent également comme des moyens pouvant venir en aide à celui qui vit, comme il le peut, ce qu'il a à vivre.

Tous les professionnels de l'équipe pluridisciplinaire sont des *professionnels du service*, quel que soit leur statut. En effet, au-delà des interprétations approximatives et des connotations restrictives voire péjoratives, le terme « service » désigne littéralement « faire quelque chose pour quelqu'un ». Cette expression ne veut pas dire « faire à la place de » ni « se soumettre à l'autre » tel un serviteur zélé et asservi. C'est de servir dont il est question, c'est-à-dire déployer ses moyens – tant ses ressources de professionnels que son intelligence humaine de situation – pour que ceux-ci puissent se révéler le plus aidants possibles *pour* la personne à qui ils se destinent. C'est lorsque les moyens dont on dispose sont mis en œuvre pour l'aide singulière qu'ils peuvent apporter à la personne à laquelle on s'adresse que le terme « service » prend toute son ampleur et exprime toute la noblesse de ce qui l'anime.

Walter HEESBEEN, Penser le soin en réadaptation Ed. Séli Arslan.

INSTITUT DE FORMATION EN ERGOTHERAPIE — ROUEN

Session 2014

Veuillez faire un résumé de ce texte en 51-52 lignes maximum. Veuillez faire des paragraphes en fonction des idées.

Sciences Humaines, Article de la rubrique « Les représentations mentales », Mensuel N° 128 - Juin 2002, Les représentations mentales

L'univers des représentations ou l'imaginaire de la grenouille de JEAN-FRANÇOIS DORTIER.

Notre univers mental est fait de représentations. De l'idée de grenouille à l'image du bonheur, les représentations possèdent quelques règles d'organisation et de fonctionnement qui en font des outils essentiels pour penser, orienter nos actions, communiquer avec autrui, et imaginer...

Quel point commun y a-t-il entre un hamburger, Jésus-Christ et une petite grenouille ? Outre le fait qu'ils se mangent tous les trois (1), ils possèdent une autre particularité commune, qu'ils partagent d'ailleurs avec les ours en peluche, la schizophrénie, la tour Eiffel, le chiffre sept, le Père Noël ou l'existentialisme. Tous ces mots évoquent quelque chose en nous : une image, un souvenir, un fantasme, une idée plus ou moins vague... Bref, tous existent à l'état de représentation mentale.

En psychologie, la représentation est définie généralement comme un ensemble de connaissances ou de croyances, encodées en mémoire et que l'on peut extraire et manipuler mentalement. Ainsi la représentation mentale de votre cousin Maxime renvoie-t-elle à un ensemble d'informations, d'images, de sentiments associés à sa personne. Et cette représentation permet de l'identifier, de le décrire, de l'apprécier, et de se comporter à son égard de telle ou telle façon (faut-il l'inviter ou non à votre mariage ?).

Ces représentations ne sont pas seulement de petites étiquettes mentales qui nous servent à décrypter notre environnement. On les utilise aussi pour communiquer avec autrui, pour rêver, imaginer, planifier et orienter nos conduites. Les représentations structurent notre paysage mental et à ce titre, elles sont devenues l'un des thèmes d'étude privilégiés des sciences humaines. De la psychologie à l'anthropologie, de l'histoire à la sémiologie, la plupart des sciences humaines se sont penchées sur le sujet. Si ces études sont loin de constituer un champ de recherche unifié, il n'est pas impossible d'y repérer quelques tendances convergentes et mécanismes communs dans leur organisation et leur fonctionnement.

Qu'est-ce qu'une grenouille ?

Prenons un exemple de représentation mentale parmi d'autres : la grenouille.

Pour un psychologue cognitif, l'image courante que l'on se fait de la grenouille se résume à un schéma assez simple : c'est un petit animal à quatre pattes, qui fait des bonds, coasse, et vit auprès des mares. Mais comment s'y prend-on pour résoudre mentalement un problème du type : « *La grenouille a-t-elle des lèvres ?* » La question peut paraître sans grand intérêt, mais ce type de problème est au cœur d'un des débats les plus importants en psychologie cognitive : pense-t-on avec des images ou par concepts ? *(voir l'encadré, p. 26)*

Pour un spécialiste de psychologie sociale, la grenouille sera également un intéressant objet de réflexion. Car l'image de la grenouille varie d'une société à l'autre. En témoigne le fait que les Français jugent bon de la cuisiner, ce qui choque beaucoup leurs voisins (2). Cela nous rappelle que les grenouilles, comme bien d'autres choses, sont aussi le produit d'une société qui leur donne sens. Les représentations mentales sont aussi des faits de société : l'historien peut facilement nous en convaincre. L'helléniste Pierre Lévèque a d'ailleurs rédigé un joli petit livre sur *Les Grenouilles dans l'Antiquité* (3). Il nous montre que pour les Grecs ou les Egyptiens, la petite bête était associée à plusieurs divinités, et que ses représentations trouvaient leur place dans des sanctuaires. Ainsi chez les Grecs, la déesse-mère Artémis était liée à la grenouille, tout comme, en Egypte, la déesse des naissances Héqet ; en Inde, la grenouille figurait dans des rituels de guérison...

Il existe donc une symbolique de la grenouille. A ce titre, d'ailleurs, une « psychanalyse de la grenouille » n'est pas impossible. Plusieurs éléments nous y engagent. La grenouille n'a-t-elle pas souvent été associée au sexe féminin ? L'ethnopsychiatre Georges Devereux (1908-1985) a même écrit tout un livre sur ces figures de femmes ou de déesses dites Baubo (4), placées dans une position obscène dite « de la grenouille », les cuisses largement écartées pour montrer leur sexe (5)...

Cette petite exploration de l'imaginaire de la grenouille nous montre déjà les multiples facettes de ce que l'on nomme « représentations ». Les grenouilles (ou tout autre objet) peuvent être traitées tour à tour comme des schémas cognitifs (images, concepts), des représentations sociales (différentes selon les milieux et les époques), comme des « forêts de symboles » véhiculant un imaginaire fantasmatique et suscitant des évocations multiples.

Il en va des grenouilles comme des canards, des serpents, des dragons, des parapluies, des maisons, des îles désertes, du cousin Maxime, des pompiers, des hommes politiques, du bonheur, des stars et des dieux : l'univers des représentations forme un vaste ensemble d'objets mentaux qui peuplent nos esprits.

De cet ensemble foisonnant, les sciences humaines sont cependant parvenues à dégager quelques logiques et mécanismes communs. Résumons-les autour de quelques idées forces :

1) les représentations mentales sont organisées ;

2) elles sont stables ;

3) elles sont utiles ;

4) elles sont vivantes.

L'organisation des idées

Les représentations mentales sont structurées selon des lois qui leur sont propres. Une des premières quêtes des chercheurs en sciences cognitives, dans les années 60, fut de savoir sous quelles formes le cerveau humain « encodait » les représentations mentales. Une première hypothèse fut de considérer notre lexique mental sur le modèle d'un dictionnaire, où chaque représentation est définie par une liste de propriétés. Par exemple :

1) *« Les grenouilles ont quatre pattes »* ;

2) *« Ce sont des batraciens »* ;

3) *« Elles pondent des œufs qui se transforment en têtards »* ;

4) *« Les têtards se transforment en grenouilles »*, etc.

Chacune de ces propositions peut se décomposer en propositions plus simples et élémentaires.

En combinant les propositions entre elles par des règles d'inférence, on peut aboutir à des déductions du type : si Monica est une grenouille, alors Monica vit près d'un étang, elle pond des œufs qui se transformeront en têtards, etc. Cette vision des représentations mentales sous forme propositionnelle a connu de nombreux développements (propriétés, prédicats, réseaux sémantiques). Le but était de formaliser les connaissances humaines sous forme d'arbres et de graphes, ou réseaux sémantiques, et de les transposer en programme informatique.

Mais l'espoir de retranscrire toutes les représentations mentales sous forme d'un langage symbolique a été déçu. En effet, si notre cerveau fonctionnait selon les règles strictes de la logique des propositions, il serait immédiatement pris en défaut face à des situations atypiques. Une grenouille à trois pattes, par exemple, viole une des propositions de base du lexique mental, qui veut que *« les grenouilles sont de petits animaux à quatre pattes »*. En toute logique, notre pauvre grenouille handicapée doit être exclue de la catégorie des grenouilles. De même, nous serions incapables d'identifier la petite *Rheobratacus silus*. Cette petite grenouille australienne a tous les caractères de ses espèces cousines, à part le fait d'incuber ses œufs dans son estomac avant de les recracher sous forme de petites grenouilles complètement formées ! Ici encore, une règle habituelle de reconnaissance des grenouilles (elles libèrent des oeufs qui se transforment en têtards) suffirait à l'exclure de la catégorie pour un esprit régi par des règles formelles (6).

Or, il est évident que nous ne procédons pas ainsi pour nous représenter le monde. Face à ces cas limites (une grenouille à trois pattes ou qui crache ses petits), nous savons tout de suite identifier l'animal comme membre de la catégorie (7). Pourquoi ? Parce que nous identifions un objet, un animal, ou tout autre chose, par ressemblance avec un prototype de référence et non en établissant une liste plus ou moins longue de ses propriétés. Ainsi, un bâtiment est reconnu comme une maison (et non un château, une église ou une HLM) parce qu'il possède un « air de famille » avec le modèle courant de référence. Cette théorie dite des « prototypes » a été élaborée dans les années 70 par la psychologue américaine Eleanor H. Rosch (8). Elle a apporté un nouveau regard sur les représentations mentales. Une représentation (d'un objet, d'un être vivant, etc.) n'est pas constituée d'une minibase de données exhaustive sur le sujet. Elle se présente comme le prototype le plus courant de sa catégorie.

Dans les années 70 vont surgir d'autres théories des représentations mentales, bâties sur le même principe. Les théories des schémas, des scripts, des *frames*, des modèles mentaux et autres Mops *(voir mots-clés, p. 31)*. Ils ont tous en commun de considérer les représentations mentales à partir d'un *pattern* (patron, canevas, configuration) de référence. Ainsi, la théorie des schémas, reprise du psychologue anglais Frederick Bartlett (1886-1969) (9), suppose que notre mémoire encode les informations (souvenirs d'événements, lecture d'un livre, écoute d'un exposé...) non pas comme une liste d'informations désordonnées, mais en les rassemblant autour de schémas simples, cohérents et familiers.

La vision des représentations mentales organisées en petits noyaux de sens est l'une des thèses centrales de la psychologie sociale. *(voir l'encadré, p. 28)*. Serge Moscovici a montré que la réception de la psychanalyse, en se diffusant auprès du grand public, se réduisait de plus en plus à un schéma simple et grossier (psychanalyse = inconscient + complexe d'Œdipe). Bien d'autres travaux sont venus confirmer par la suite ce phénomène de « réduction » des représentations mentales à un petit noyau stable. On la retrouve en philosophie des sciences avec les notions de thématas, de paradigmes.

Toutes les théories cognitives contemporaines des représentations mentales (schémas, Mops, prototypes, *frames*, stéréotypes...) envisagent celles-ci comme un « formatage » des informations par des modèles ou cadres de référence. Mais d'où viennent alors la force et la prégnance de ces modèles, de ces « idées fixes » ?

Les représentations ont la vie dure

Les représentations mentales sont organisées autour de pôles de référence. Et ces points d'ancrage sont très stables. Nos opinions sur la psychanalyse, nos amis, la mondialisation ou la cuisine ne varient pas au gré des informations qui nous parviennent. Sans quoi nous changerions d'opinion politique après chaque débat, en fonction des interventions des uns et des autres. Or, on ne change pas de représentation comme on change de chemise ; les représentations ont la vie dure, elles sont stables et robustes. Pourquoi ? Du fait d'un triple ancrage - psychologique, social et institutionnel -, repéré par plusieurs disciplines des sciences humaines.

- L'enracinement psychologique profond des représentations mentales est lié à la formation de schèmes de perception et de comportement acquis tôt dans l'enfance (Jean Piaget), ou encore à des « formes » (*Gestalt*) impliquées dans notre système perceptif. Edgar Morin désigne sous le nom d'« *imprinting* culturel » ce façonnage très précoce qui « *s'inscrit cérébralement dès la petite enfance par la stabilisation sélective des synapses, inscriptions premières qui vont marquer irréversiblement l'esprit individuel dans son monde de connaître et d'agir* » [10]. Certains anthropologues et psychologues évolutionnistes pensent même que notre « esprit » organise le monde à partir de modules et d'archétypes invariants hérités de notre passé évolutif.

Bien sûr, il n'existe pas de module héréditaire spécialement dédié à la représentation des grenouilles, pas plus qu'il n'en existe pour reconnaître les réfrigérateurs ou les brosses à dents. Mais la capacité à cataloguer les choses en « objets inertes », « êtres vivants », et à classer ces derniers en catégories stables, serait, elle, bel et bien programmée. Les neurosciences nous en apportent une preuve. Des patients, atteints de lésions du cerveau très spécifiques, éprouvent des difficultés à reconnaître des objets familiers, des animaux ou des visages...

- Un ancrage social vient s'ajouter à l'enracinement psychologique des représentations. Les routines mentales, les mécanismes d'influence et de subordination aux normes de groupe assurent tout d'abord une stabilité des représentations dans la vie quotidienne ou le travail *(voir l'article de M. Ballé, p. 36).*

Mais si une représentation s'installe et perdure dans un groupe, ce n'est pas du seul fait du poids des habitudes et de l'inertie mentale. Certaines représentations s'enracinent plus que d'autres, parce qu'elles assument d'autres fonctions que celle de décryptage du monde. Les représentations sociales en donnent un bon exemple. Selon Jean-Claude Abric, elles possèdent quatre fonctions essentielles : une fonction cognitive, une fonction d'orientation de l'action, une fonction de justification des pratiques et une fonction identitaire.

Cette dernière a été particulièrement étudiée à propos des stéréotypes et représentations sociales des groupes. Les préjugés des supporters de foot de Marseille à l'égard des Parisiens (ou inversement) ne sont pas simplement une représentation grossière, caricaturale et stupide. C'est un élément d'identité du groupe. Les représentations sociales permettent à un groupe de se définir par rapport à un autre et de s'évaluer positivement ou négativement à son égard. Ce racisme ordinaire, dans le sport, la politique, l'entreprise, les relations interethniques, est l'un des penchants les plus profonds de la pensée en société.

Denise Jodelet en donne un exemple dans la belle enquête qu'elle a menée sur les représentations de la folie à Ainay-le-Château, un petit village du Cher. Cette agglomération a la particularité de posséder une institution psychiatrique qui pratique depuis longtemps le placement des malades mentaux auprès des familles. Or, malgré la proximité des malades avec les habitants, les représentations des fous (qu'on appelle ici les « bredins ») tendent à se réduire à quelques catégories de base, assez grossières (« le crétin », le « maboul », le « dérangé »). Le maintien de ces catégories péjoratives permet aux gens du village non seulement de « domestiquer l'étrange », mais aussi de se démarquer des fous, d'affirmer leur identité et de se reconnaître comme normaux et en bonne santé face aux gens du dehors [11].

- L'assise institutionnelle est un autre facteur de stabilité des représentations. L'image que nous avons de la France, des malades mentaux ou des Eglises ne se forge pas dans le seul creuset d'un cerveau solitaire ou dans le cénacle de petits groupes. Les représentations se reproduisent et sont véhiculées par le biais d'institutions de toute sorte : l'école, les partis politiques, l'Etat, les médias. Ce phénomène d'inscription institutionnelle des représentations a été décrit par des anthropologues comme Maurice Halbwachs (*Les Cadres sociaux de la mémoire*, Albin Michel, rééd. 2000), Mary Douglas (*Comment pensent les institutions ?*, La Découverte, 1999), Benedict Anderson (*L'Imaginaire national*, La Découverte, 2002).

Les historiens s'intéressent désormais beaucoup aux conditions dans lesquelles une société traite de son passé, met en scène ou efface de sa mémoire collective. Ils observent comment un événement (la Révolution française, la Première Guerre mondiale, le régime de Vichy, la guerre d'Algérie...) est rapporté et transmis *via* les manuels scolaires, le cinéma, les commémorations, les monuments et autres lieux de mémoire. L'histoire des représentations est devenue un champ de recherche à part entière *(voir l'encadré, p. 30)*.

Depuis peu, la géographie aussi s'occupe de ces questions de représentation. A travers les cartes, les manuels scolaires, les albums, les guides de voyage, la publicité, les documentaires, on se construit une vision d'un pays ou d'une région. L'image que l'on se fait des Alpes, de l'Irlande ou de l'Inde soulève des enjeux qui ne sont pas purement cognitifs. Ces représentations de l'espace déterminent l'orientation des choix des vacanciers. Dans un monde où le tourisme est en passe de devenir la première industrie mondiale, le poids des représentations se mesure parfois en millions de dollars...

Si les représentations mentales tendent à s'organiser autour de petit schèmes cognitifs de base, c'est que leur rôle ne se borne pas à décrire la réalité. Elles nous servent aussi à évaluer les objets et à agir. Elles sont utiles et fonctionnelles.

Revenons à notre grenouille. Notre vision du petit batracien ne se réduit pas à une description neutre et objective. L'animal peut être jugée sympathique, laid, dégoûtant ou comestible. Ce marquage affectif de la représentation détermine nos liens avec la grenouille : peut-on la prendre dans la main ? Est-elle dangereuse ? Peut-on en manger ?

On le voit : les représentations ne sont pas que des images de la réalité. Elles véhiculent aussi de véritables petits modes d'emploi du monde ; les représentations de la grenouille, du tube de dentifrice ou de la cigarette nous disent également comment il faut se comporter à leur égard. Cette dimension évaluative et pratique des représentations mentales a été soulignée par plusieurs courants de recherche. La psychologie sociale, on l'a vu, nous dit que les représentations sont des guides pour l'action : elles construisent nos goûts et nos dégoûts à l'égard de notre environnement.

Imaginaire, fantasmes, préjugés, théories...

Notre rapport à la grenouille, comme à tout autre objet du monde, est donc « finalisé ». C'est ce que la philosophie de l'esprit désigne sous le terme « d'intentionnalité ». L'intentionnalité - la notion est issue de la phénoménologie (Franz Brentano, Edmund Husserl, Maurice Merleau-Ponty) - signifie que les idées qui nous servent à penser le monde passent par des représentations qui sont orientées par nos désirs et nos projets.

Notre vision de la grenouille, par exemple, est reliée d'une façon singulière à notre statut d'être humain. Pour un enfant, la grenouille sera un objet de curiosité, pour un savant, un objet d'étude, pour un gourmet, un objet de délices... Bref, il n'existe pas de représentations des choses sans « intention », ou « projet ». Il en va ainsi de la plupart des représentations : du coq au vin comme du bonheur, de Jésus-Christ comme du hamburger.

Les représentations sont donc organisées, stables et utiles. Faut-il concevoir ce stock de représentations comme une boîte à outils mentale, formée de petits modules fonctionnels destinés à décoder notre environnement, gérer nos conduites et organiser nos activités ?

C'est en partie vrai. Mais en partie seulement. D'abord parce que tout en étant stables, les représentations sont tout de même changeantes. Elles varient au cours du temps, basculent parfois d'une conception à une autre, totalement opposées. Un des sujets de réflexion de l'histoire des idées et des représentations consiste d'ailleurs à essayer de comprendre comment et pourquoi se transforment les représentations (12). Un point de vue original en la matière réside dans les théories « épidémiologiques » de la diffusion des idées.

Un processus de filtrage cognitif

Le biologiste Stephen Dawkins a élaboré une théorie des « mêmes », destinée à rendre compte de la diffusion et de la transformation des idées humaines. Chaque représentation (de la grenouille à l'idée de Dieu) est conçue comme un petit module mental, niché au cœur de notre cerveau et destiné à guider nos conduites au quotidien. Certains mêmes sont plus adaptés que d'autres à gérer nos conduites et donc plus prégnants. Ainsi, le même du

Petit Chaperon rouge s'implante mieux dans notre esprit que la philosophie de Hegel, parce que sa simplicité est mieux adaptée à notre structure mentale (plus sensible aux récits qu'aux réflexions trop abstraites).

Mais en se transmettant d'un cerveau à un autre, certains mêmes subiraient des mutations, comparables aux mutations génétiques : des défauts de réplications en quelque sorte. Pour Dan Sperber, auteur de *La Contagion des idées* (Odile Jacob, 1996), ouvrage qui se présente comme une tentative « d'épidémiologie des représentations », la mutation des représentations est liée à un mécanisme plus fondamental et profond que la simple erreur de reproduction. Toute représentation, en passant d'un cerveau à un autre, est soumise à un processus de filtrage cognitif qui déforme et réinterprète les informations échangées dans les catégories nouvelles.

Il est un autre élément qui explique la vitalité des représentations, leurs transformations permanentes. La grenouille peut aiguiller, par le jeu des renvois, vers tout un univers de significations : la grenouille de bénitier, l'homme-grenouille, le « grenouillage » politique, la grenouille du Muppett Show, etc., et, par extension et glissements de sens, à l'image d'un étang, à la dissection, au baromètre... Le monde mental de la grenouille est sans fin.

Cette « ouverture du sens » a été mise en lumière par la sémiologie - science des signes. En sémiologie, la représentation d'un objet ou d'une idée (par l'intermédiaire d'un signe, une icône, ou d'un symbole) n'est jamais réductible à une signification unique. Tout est toujours porteur de sens potentiellement multiples. Comme l'explique Umberto Eco dans *Sémiotique et philosophie du langage* (Puf, 1992), il n'y a pas de clôture du sens. Les tentatives théoriques pour réduire une représentation - signe, icône, symbole - à un sens unique ont été des échecs.

Voilà pourquoi l'image de la grenouille peut prendre dans notre esprit des formes aussi diverses : de l'image d'un animal inoffensif, en passant par celles d'une divinité ou d'un fantasme sexuel, à celle d'un messager de la pluie. L'animal réel, lui, reste inchangé. Ce que résumait à sa façon Jean Rostand (1894-1977), grand biologiste : *« Les idées passent, les grenouilles restent. »*

<u>**Session 2015**</u>

Veuillez faire un résumé du texte suivant en deux pages maximum (60 lignes maximum).

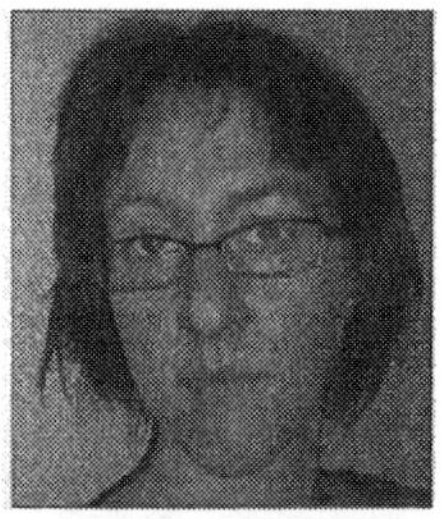

Nadège SIMON
Ergothérapeute
EHPAD
Résidence Paris Maine Alésia 187 bis Avenue du Maine 75014 PARIS
nadergo@hotmail.fr

Chienne de vie – Life dog

Ergothérapies N°29 – Mars 2008 (pages 13 à 17)

Résumé : Ergothérapeute en EHPAD, je suis confrontée à la problématique de la personne âgée démente. J'ai mis en place un atelier de zoothérapie au sein d'un Espace de Vie. Je présenterai ici cet atelier, son cadre et ses objectifs thérapeutiques pour les personnes accueillies. Le propos d'une résidente au cours de l'une des séances de zoothérapie m'a véritablement touchée et je le développerai ici. En définitive, je mettrai en avant les résultats obtenus grâce à la réalisation de l'atelier de zoothérapie et la mobilisation des personnes qu'il a suscitée.

Summary : As an occupational therapist in a hosting center for dependent elderly people (EHPAD), I am confronted with the elderly dementia problems. I built up and realized a zoo therapy workshop within a Life space. In this article, I will describe this activity, its framework and its therapeutic objectives for the people who take part in it. I was really touched by a resident's words during one of the zoo therapy sessions and I will comment on it here. Finally, I will present the results we obtained thanks to the people's involvement in the zoo therapy activity.

Mots-clés :

Démence • Ergothérapie • Zoothérapie • Chien • Echange

Keywords :

Dementia • Occupational therapy •Animals assisted therapy • Dog • Exchange

Remerciements : L'auteur remercie pour sa collaboration Baudouin URIEZ, zoo-thérapeute à AZP – La patte sur le cœur, à Maisons Alfort. b.duriez®azp.fr

Les chiffres tombent, 25 % des plus de 80 ans et 50 % des pl us de 90 ans présentent une démence. Un pourcentage élevé qui nous fait réfléchir, ainsi que le gouvernement qui en fera « la grande cause nationale » de l'année.

Mais qu'est-ce que la démence ? La définition médicale des états démentiels nous met en garde dès les premiers mots : « Leur pluralité se justifie par la variabilité de leur représentation clinique, de leur âge de survenue, mais surtout par le difficile problème de leur origine. » Il n'est donc pas aisé de définir avec exactitude le terme de démence puisque son expression peut prendre différentes formes et qu'initialement le terme de démence constitue un concept anatomo-clinique ; ce qui signifie qu'il fait uniquement figure de diagnostic probable du vivant de la personne. Toutefois les démences, quelles qu'elles soient, ont des caractéristiques communes que l'on peut résumer à des troubles de la mémoire associés à un affaiblissement global et acquis des fonctions intellectuelles. L'étymologie du mot se veut également floue puisque démence signifie absence d'intelligence, d'esprit. Absence d'esprit ? La personne démente ne serait alors qu'un corps... vieux et cabossé qui plus est ! Cette idée peut faire bondir (premier degré), sourire (second degré) ou affliger (triste réalité) lorsqu'on se retrouve face aux attitudes et réactions de certains aidants soignants, familles...

Jeune promue en Etablissement d'Hébergement pour Personnes Agées Dépendantes (EHPAD), j'ai découvert avec stupeur la méconnaissance de la démence. Un mot qui fait peur, qui fait « fou », acéré comme un couperet qui descend peu à peu. Comment intégrer notre suivi en ergothérapie dans ce processus démentiel ? Quels axes privilégier ? Si l'on se réfère au Mémento Alzheimer de 2004, les « ergothérapeutes contribuent, en utilisant les techniques pour réapprendre les gestes de la vie quotidienne ou en conseillant des appareils et accessoires adaptés aux handicaps, à permettre aux personnes de retrouver ou de maintenir leur autonomie individuelle et sociale ». Notre travail d'ergothérapeute ciblerait alors l'installation du patient au lit, au fauteuil roulant, la proposition d'aides techniques et la réalisation d'ateliers ciblés sur les actes de la vie quotidienne. Cette proposition me semble un peu réductrice, quoiqu'elle s'inscrive directement dans la ligne étymologique du mot « démence ».

La résidence Paris Maine Alésia, au sein de laquelle je travaille, dispose d'un lieu de vie sécurisé accueillant les résidents les plus dégradés sur les plans physique, psychique et/ou cognitif. Cet espace a longtemps véhiculé un message péjoratif, sorte de mouroir clos, l'entrée d'un résident en ses murs signifiant pour la plupart (famille comme soignant) «

début de la fin ». De par l'architecture de l'EHPAD, l'Espace de Vie est situé au bout d'un couloir d'un étage entièrement sécurisé afin de démystifier ce lieu « fermé - caché », j'ai souhaité y apporter « de la vie » : une « Chienne de Vie », ou la naissance d'un atelier de zoothérapie.

I. ZOO ... QUOI ? PETITE DÉFINITION DE LA ZOOTHÉRAPIE

Selon l'Institut Français de zoothérapie, « la zoothérapie est une médiation qui s'exerce en individuel ou en petit groupe à l'aide d'un animal familier, consciencieusement sélectionné et éduqué, sous la responsabilité d'un professionnel, appelé le « zoothérapeute », dans l'environnement immédiat de la personne chez qui l'on cherche à éveiller des réactions visant à maintenir ou à améliorer son potentiel cognitif, physique, psychosocial ou affectif ». J'ai souhaité élaborer ce groupe en co-thérapie afin de bénéficier de la complémentarité des deux thérapies. Le zoothérapeute apporte son chien, sa connaissance de l'animal et des interactions que l'on peut induire avec le patient dément. L'ergothérapeute apporte sa connaissance du résident et définit des axes de travail individualisés pour chaque personne prise en charge. C'est lui qui réalise les bilans et apprécie l'évolution personnelle du résident au cours de l'atelier. Ensemble sont définis les différents jeux ou activités à réaliser en séance (définition des axes à travailler : mobilisation articulaire, équilibre, mémoire, praxies) et/ou choix des exercices (lancers de balle, parcours de locomotion, brossage du chien, puzzle...).

Je parle de co-thérapie mais rien n'aurait pu exister sans la présence de Vanie, jeune Golden retriever spécialement éduquée pour travailler[1] auprès de personnes handicapées. Cette chienne, appartenant au zoothérapeute est le médiateur vivant de ce projet. Il ne s'agit pas là d'un chien visiteur : simple présence, support de caresses ; en effet il est investi au cours de la séance, on s'en occupe, on joue avec lui, il est support d'échange et de relation. Il est le médiateur vivant d'un travail thérapeutique.

II. PRÉSENTATION DU CADRE

Les séances hebdomadaires d'une heure amènent un repère spatio-temporel aux per-sonnes démentes accueillies au sein de l'Espace de Vie. Cet atelier s'adressant à un groupe fermé, une pré-sélection des résidents potentiellement intégrables est réalisée en amont, en collaboration avec le personnel soignant de la structure. Les thérapeutes et Le chien rendent ensuite visite à chacun des résidents en individuel et observent ce qui se joue avec l'animal, comment la personne va réagir vis-à-vis de lui : désintérêt, peur, fuite, expression de souvenirs... Le langage corporel comme verbal est pris en considération. A l'issue de cette première rencontre, zoothérapeute et ergothérapeute désignent ensemble les trois résidents qui constitueront le groupe. Le choix de réaliser l'atelier en groupe réduit (trois personnes, deux thérapeutes, le chien) permet à chacun de disposer de temps auprès de Vanie, d'entrer en relation, de réaliser des activités avec elle, il favorise les échanges entre les participants et la verbalisation des ressentis. L'ergothérapeute définit les objectifs thérapeutiques de chacun des résidents afin d'élaborer un projet de soin, véritable feuille de route partagée avec le zoothérapeute.

III. POURQUOI LA ZOOTHÉRAPIE ? MES OBJECTIFS THÉRAPEUTIQUES

Mon premier souhait était de créer au sein de l'Espace de Vie un atelier thérapeutique apportant un dynamisme nouveau. Je voulais casser l'image d'un lieu sécurisé où rien ne se passe et c'est en ce sens que la venue d'un intervenant extérieur m'a semblé pertinente. Non lié à la structure, il apporte un regard nouveau riche d'expériences multiples au sein d'autres EHPAD .Réaliser l'atelier en co-thérapie a permis de concilier une connaissance du résident avec le recul et la neutralité des observations d'un œil extérieur.

Mes objectifs thérapeutiques lors de l'atelier sont multiples et individualisés, mais on peut dégager trois grands axes que sont : la revalorisation, le travail des fonctions supérieures et le travail moteur.

3.1. La revalorisation

Le médiateur vivant qu'est le chien permet de travailler sur l'image que la personne âgée démente projette d'elle-même. En effet, elle se voit confier des « responsabilités » en réalisant les soins de l'animal (nettoyage des yeux, des oreilles). Le rapport « soignant - soigné » s'inverse au profit du résident qui retrouve un « pouvoir » et par là même une valeur. Il est source de verbalisation et permet d'appréhender sous un autre angle les réactions que la personne atteinte de démence peut avoir au cours de la toilette ou lors des soins. De plus, l'atelier, fonctionnant sur le mode du groupe fermé, permet la conservation des relations sociales dans un cadre sécurisant. Les thérapeutes sollicitent les échanges, qu'ils soient verbaux ou corporels, autour de la base commune qu'est le plaisir à être en présence du chien. Une dynamique s'instaure au fil des séances, où la parole de chacun est écoutée et entendue, une relation de confiance se crée entre les résidents et avec les soignants. La présence du chien offre un moment de plaisir où l'on va pouvoir jouer, mais aussi échanger avec l'Autre dans un langage verbal et corporel. Cette dualité prend ici toute, sa dimension, l'animal réagissant principalement au non verbal. En montant cet atelier, je souhaitais donner aux résidents une « aire de jeu » permettant un retour à des relations corporelles et plus particulièrement tactiles. Le chien, son contact, l'attitude des thérapeutes doivent permettre l'expression corporelle du patient. En offrant au corps du résident la possibilité de s'exprimer et un environnement apte à le recevoir nous réamorçons une relation à l'Autre, en perdition. Le langage corporel est ainsi investi dans une action positive et plaisante, il devient porteur de sens. La personne âgée ayant tendance à se replier sur elle-même peut extérioriser u ne affectivité souvent débordante.

La communication s'établit alors sur d'autres bases et l'enfermement imposé par l'inintelligibilité des propos est levé.

3.2. Les troubles des fonctions supérieures

Le chien offre un support ludique pour les différentes perturbations cognitives qui émergent avec l'entrée et l'avancement dans la démence. L'atelier de zoothérapie permet de travailler sur l'aphasie, l'apraxie, l'agnosie et les perturbations des fonctions exécutives. Je présenterai brièvement différents jeux que l'on peut mettre en place au cours de l'atelier et qui ont pour objectif de faire « travailler » ces fonctions déficitaires. Tout d'abord la présence du chien fait directement appel au stock mnésique et lexical de la personne (souvenirs liés au vécu personnel, termes spécifiques de l'univers canin, verbalisation des ressentis...) et stimule ses capacités de restitution.

Le chien permet l'utilisation de différents objets de la vie quotidienne et donc un travail, ludique et revalorisant, au tour des troubles praxiques (brosser le chien, lui donner à boire, mettre son body, enlever le collier) et gnosiques (manipulations de balles, brosses, gants, bouteilles d'eau, appariements d'objets, associations par couleur). De plus, nous utilisons, durant les séances, différents supports ayant un lien direct avec le chien ou représentant Vanie, par exemple jeu de domino dont les points sont remplacés par des photos, petits puzzles. Lorsque nous réalisons ce type d'exercices nous faisons en sorte de maintenir l'aspect ludique en recherchant l'interaction avec l'animal vivant.

3.3. La motricité

En dernier lieu, l'animal va permettre de réaliser différents exercices mettant en jeu le corps tant dans une motricité globale (locomotion) que dans des gestes fins et ciblés. Le placement du chien par rapport à la personne lors de l'activité va permettre de travailler des points précis de rééducation par l'orientation spécifique du mouvement qu'il va solliciter. La réalisation de parcours de marche, d'activités de lancers de balles (avec le déséquilibrage - rééquilibrage qu'elles induisent ainsi que les mouvements de ramassage) permet un travail sur l'équilibre et une approche ludique et plaisante de la prévention des chutes.

IV. LA « VÉRACITÉ » DU CHIEN

Au cours d'une séance de zoothérapie, alors qu'on lui demandait sa propre définition de la zoothérapie, Mme L. nous a répondu : « C'est de soigner la personne par la tranquillité, par la véracité du chien ». Cette définition qu'elle nous a donnée dans l'instant m'a fait prendre conscience de cet aspect que j'avais pour le moins occulté. En effet, la « véracité » du chien n'est pas quelque chose que l'on planifie, que l'on travaille ou que l'on évalue, elle « est » tout simplement. Alors que la vie en institution pose la question de « l'avoir » (« vous avez mal ? », « vous avez bien mangé ? », « vous avez vu votre fille ? »), la présence du chien offre un temps d'expression à « l'être ». En effet, comme nous l'explique Hubert Montagner, « On ne s'en rend pas compte, mais la plupart des gens détournent les yeux lorsqu'ils sont en présence d'une personne malade ou handicapée. Les animaux jamais. Au contraire, ils cherchent le regard et prolongent même ce rapport ». Cette présence, cette interaction corporelle avec le résident est une des clés thérapeutiques de la venue de l'animal au sein de l'institution. L'animal ne juge pas, n'a pas « peur de la démence », ne voit pas la personne comme handicapée mais comme un être vivant digne d'intérêt. La personne âgée retrouve un complice avec qui elle peut « être », partager et échanger sur un mode physique comme verbal. La réalisation de l'atelier en groupe restreint permet à chacun de bénéficier d'un véritable moment de plaisir et de bien-être puisque l'attention des thérapeutes permettra d'adapter chaque séance aux besoins spécifiques des personnes. La venue du chien a ainsi une véritable incidence sur la mémoire émotionnelle[2] du résident ; chez les personnes âgées les plus dégradées par les troubles démentiels cette mémoire émotionnelle devient la clef de la réussite du projet. Elle permet de désamorcer des comportements d'agitation pathologique en apportant au résident un moment de bien-être et d'échange agréable. Les interactions réalisables et réalisées sont multiples et cette diversité d'échanges avec un être vivant permet de désamorcer une tendance au repli sur soi, au désintérêt, à la désafférentation sociale qu'induit peu à peu l'avancée dans la démence. De plus, le contact du chien, les différents jeux que l'on peut proposer permettent un retour à une sensorialité vraie puisqu'ils vont faire émerger deux notions du toucher. On retrouve la capacité à « être », la personne utilise son toucher et accède à la notion « d'être touchée ». En jouant avec les sens, et plus particulièrement le toucher, nous permettons une interaction directe entre « l'intérieur » et « l'extérieur ». La peau n'est ainsi plus l'organe d'un sens en tant que tel, mais la surface d'interposition entre le sensible et le sens. On est alors dans le partage et l'échange, dans le plaisir de l'instant.

En définitive, au-delà des bénéfices observés sur les personnes âgées (resocialisation, plaisir à sortir de sa chambre, diminution des comportements d'agitation pathologique, acceptation des soins...), la réalisation de l'atelier de zoothérapie a catalysé la mise en place d'activités animées par les soignants au sein de l'Espace de Vie. En cristallisant les regards, en suscitant la curiosité, les échanges et l'envie, l'atelier a su renforcer la motivation des équipes sur le terrain à s'investir dans des projets d'animations pour les personnes démentes.

Aujourd'hui, la zoothérapie a fait ses preuves dans notre structure. Fortement investie par les résidents, l'atelier fait beaucoup parler de lui. Au-delà de l'impact visible sur nos résidents, l'engouement des soignants et familles pour ce projet m'a profondément touchée. La venue de Vanie a permis à certains de réamorcer un échange avec leur patient, leur parent. Elle offre en effet un sujet d'échange porteur d'une valeur positive, revalorisant pour la personne âgée. Les interrelations résident-soignant-famille s'en trouvent renforcées. La question se pose maintenant d'accueillir en nos murs un nouveau résident ... à quatre pattes, une nouvelle « Chienne de Vie » afin qu'un maximum de personnes puissent bénéficier de la présence de l'animal[3] et de ses vertus[4].

NOTES :

1. J'utilise ici le terme travailler dans le sens « Exercer un effort continu en vue de produire ou de modifier quelque chose. » Ressource: Centre National de ressources textuelles et lexicales en ligne, http://www.cnrtl.fr/lexicographie

2 Je tiens à rappeler les notions suivantes. Lorsqu'un récepteur envoie un stimulus au thalamus, celui-ci en réalise deux copies, l'une se dirige vers le cortex qui va l'analyser et y apporter une réponse, l'autre se dirige vers l'amygdale, siège des émotions et de l'affectif.

Dans les troubles démentiels c'est le cortex qui est touché ; la mémoire émotionnelle, située au sein de l'amygdale, n'est pas ou peu altérée.

Je tiens à signaler qu'une personne peut résider dans cet établissement avec son animal de compagnie tant qu'elle est en mesure de lui apporter les soins et l'attention nécessaires.

Certains résidents ont ainsi leur chat dans leur chambre.

Depuis l'écriture de cet article, des changements ont eu lieu au sein de l'établissement, une aide-soignante de L'Espace de Vie vient travailler avec son chien, un jeune cocker qui circule à sa guise au sein du lieu de Vie du premier étage.

J'amène régulièrement ma golden retriever sur mon lieu de travail.

Bibliographie :

CLEMENT J.P. DARTHOUT N. (2006). Guide pratique de psychogériatrie, Paris. Masson. DE PALMA M. (2004). Entre l'humain et l'animal. Outremont, Ed. Quebecor.

DEFONTAINES B. (2005). Trous de mémoire et maladies de la mémoire, Paris. Bash Editions médicales. MINISTÈRE DÉLÉGUÉ AUX PERSONNES ÂGÉES (2004). Mémento Alzheimer, Ed. SICOM.

MONTAGNER H. (2002). *L'animal et l'enfant*. Paris, Odile Jacob.

PLAN MALADIE D'ALZHEIMER ET MALADIES APPARENTÉES 2.004-2007, disponible sur le site du ministère de la santé : www.sante.gouv.fr/htm/actu/alzheimerpresse/planalzheimer.pdf VERNAY D. (2003). Le chien partenaire de vies. Ramonville-Saint-Agne, Ed. Eres.

INSTITUT DE FORMATION EN ERGOTHERAPIE — TOURS

Session 2013

Résumez ce texte en 160 +/- 10 %.

Depuis des siècles, des milliers d'ouvrages ont été consacrés au mariage, à la famille, à l'amour ou à la sexualité des hétérosexuels. En fait, l'hétérosexualité en tant que telle n'apparaissait guère dans ces écrits, en général point de vue, donc point aveugle de toute vision. Dès lors, l'absence de réflexion sur l'hétérosexualité est en elle-même un fait remarquable, quoique rarement remarqué.

Pourtant, le monde qui nous entoure est tout entier obsédé par l'imaginaire du couple hétérosexuel : les contes de l'enfance, les romans des adultes, le cinéma, les médias et les chansons populaires, tout célèbre à l'envi le couple de l'homme et de la femme. Exaltée comme si elle était un objet culte, l'hétérosexualité est en même temps négligée comme si elle n'était qu'une routine sociale. Elle constitue un sujet orphelin, totalement ignoré par la communauté intellectuelle, ignoré par la société tout entière en fait.

Sur l'hétérosexualité, les questions les plus simples n'ont guère été posées. À commencer par la question des causes. En effet, quelle est donc l'origine de l'hétérosexualité ? Bien qu'en général, l'hétérosexualité semble la chose la plus « naturelle » du monde, il paraît assez difficile d'en rendre raison en termes biologiques. Or, rares sont ceux qui se sont demandé si l'attirance pour l'autre sexe était commandée par un mécanisme physiologique quel qu'il soit.

L'hétérosexualité est-elle naturelle ?

Pour le sens commun, la réponse est claire : la raison d'être de l'hétérosexualité, c'est la reproduction de l'espèce, raisonnement qui tend à rechercher l'origine dans la fin. À défaut de la cause efficiente (serait-ce un phénomène anatomique, hormonal, neuronal, génétique ?), l'on tiendrait du moins la cause finale : l'origine de l'hétérosexualité résiderait dans sa finalité génésique.

Mais cette explication n'est guère satisfaisante. Tout d'abord, elle ne permet toujours pas de localiser le principe actif expliquant le comportement hétérosexuel. Est-il dans le cerveau, dans les gènes, dans les hormones ou ailleurs ? Ensuite, à supposer que l'on puisse ainsi expliquer le caractère hétérosexué de la reproduction biologique, il est sans doute plus difficile de rendre compte du caractère hétérosexuel de l'organisation sociale. De fait, une fois la copulation accomplie, il n'y a pas de nécessité apparente à ce que le couple se maintienne. C'est de fait ce qui se passe chez la plupart des mammifères, qui se séparent rapidement, comme le montrent dans l'ensemble les études d'éthologie.

Même chez les primates qui vivent souvent en société, il serait tout à fait inexact de voir une quelconque hétérosexualité au fondement de l'organisation sociale. Bien sûr, la reproduction biologique est hétérosexuée. Mais, de manière beaucoup plus complexe, la vie sociale se fonde sur des rapports de dominance, de rivalité, de coopération et de fonctionnalité assez stricts : le couple hétérosexuel est rarement la cellule de base de l'organisation du groupe et, dans bien des cas, il n'est même pas nécessaire à l'éducation des petits. De ce fait, il est clair que l'hétérosexualité n'est pas ce qui règle d'ordinaire les sociétés animales. Il existe sans doute une sorte d'« instinct » qui pousse les individus d'un sexe vers ceux de l'autre sexe pendant l'œstrus, et ce comportement est hétérosexué. En réalité, les sociétés animales ne sont guère hétérosexuelles. D'une manière générale, la science biologique n'apporte pas de réponse sur l'origine de l'hétérosexualité, qui demeure largement inexplicable.

Dès l'origine, la psychanalyse naissante a clairement remis en cause l'illusion selon laquelle l'hétérosexualité serait chose naturelle. Ainsi, en 1905, dans les *Trois Essais sur la théorie sexuelle*, Sigmund Freud écrivait : « *L'intérêt exclusif de l'homme pour la femme est aussi un problème qui requiert une explication et non pas quelque chose qui va de soi.* » Pour lui, l'hétérosexualité n'était pas une donnée immédiate de la conscience. Comme il l'expliquait dans le même essai, « *l'intérêt sexuel exclusif des hommes pour les femmes est aussi un problème qui nécessite d'être élucidé et ce n'est pas un simple fait fondé sur une attirance qui ressortirait en dernier ressort d'une nature chimique* ». Loin d'être une donnée naturelle, chimique ou biochimique, l'hétérosexualité était donc à ses yeux, comme l'homosexualité du reste, le résultat de l'histoire psychique de l'individu.

En évoquant par ailleurs la bisexualité originelle de l'enfant, Freud entendait ainsi montrer que l'hétérosexualité est le résultat d'un apprentissage psychique fort difficile, qui se construit dès la plus tendre enfance. En 1920, dans *Névrose, psychose et perversion*, il affirmait encore : « *Il faut se dire que la sexualité normale, elle aussi, repose sur une restriction du choix d'objet.* » En ce sens, la psychanalyse entendait démontrer que l'hétérosexualité n'était nullement une disposition innée. Toute l'analytique des complexes, du complexe d'Œdipe en particulier, tendait à le prouver. Cependant, malgré l'extrême diffusion de tous les discours de Freud, l'idée selon laquelle l'hétérosexualité serait une disposition acquise, aussi problématique en somme que l'homosexualité, demeura tout à fait étrangère à l'immense majorité du public, et même des psychanalystes.

L'hétérosexualité est-elle universelle ?

Les sociétés humaines sont-elles toutes hétérosexuelles ? La Grèce archaïque ou classique (exemple très illustre mais non pas isolé, comme le montrent les recherches sur les Indo-Européens en général (1)) n'est clairement pas une société hétérosexuelle, même si, bien sûr, chez les Grecs comme ailleurs, la reproduction biologique est hétérosexuée. Certes, tout citoyen entend prendre femme pour assurer sa descendance, mais il est clair que l'hétérosexualité en elle-même n'est pas la base de la culture grecque de cette époque.

Pour éclaircir le propos, on pourrait établir une comparaison avec la nourriture. Dans toutes les sociétés humaines, il y a bien sûr des pratiques alimentaires, indispensables à la survie des individus. Pour autant, toutes les sociétés ne construisent pas nécessairement une culture gastronomique, comme c'est le cas en France. L'art de la table, du vin et des fromages, les rituels, le service, la convivialité, les livres de recettes, les guides, les classements et les étoiles pour les bons restaurants, les émissions culinaires à la télé sont autant d'éléments qui définissent la gastronomie à la française. Or dans la plupart des autres pays du monde, l'alimentation est nécessaire mais secondaire. On ne se croit pas obligé d'en faire un objet d'euphorie, un rite permanent, une exaltation collective. En ce sens, la pratique alimentaire est universelle, la culture gastronomique, elle, ne l'est pas.

Une construction parmi d'autres

De même, si la pratique hétérosexuelle est universelle, la culture hétérosexuelle, elle, ne l'est pas. En allant plus loin, il faudrait peut-être même se demander si les cultures hétérosexuelles, c'est-à-dire celles où l'attirance pour l'autre sexe est partout figurée, cultivée, célébrée ne constituent pas un cas particulier que des raisons historiques, liées à l'expansion économique et coloniale, auraient rendu apparemment général. En effet, dans de nombreuses sociétés, bien que les pratiques hétérosexuelles soient l'usage ordinaire, elles ne sont jamais exaltées sur le mode de l'amour, et encore moins de la passion. Elles constituent une exigence sociale objective, le désir de l'homme pour la femme étant perçu comme nécessaire et secondaire en même temps, ce qui explique bien souvent le peu de place attribué à l'amour dans ces civilisations. En réalité, l'importance donnée à l'amour, ou plus exactement à l'hétérosexualité amoureuse, semble être une particularité de nos sociétés occidentales.

La culture industrielle a fait de ce sujet une véritable obsession. Or très peu de civilisations anciennes ou demeurées à l'écart de l'industrialisation seraient prêtes à admettre – ce que personne en Occident n'aurait l'idée de contester – que l'homme existe pour aimer une femme et la femme existe pour aimer un homme. La plupart des humains, de tout temps et de tout lieu, auraient jugé étroite cette mesure de la valeur humaine : « *De nombreuses civilisations, ainsi que les sociétés occidentales du passé, se sont davantage préoccupé d'autres enjeux culturels : célébration de personnages héroïques ou d'événements hors du commun, méditations sur les saisons, observations sur la réussite, l'échec ou la précarité des cycles agricoles, histoires de famille (dans lesquelles l'amour joue un rôle restreint, lorsqu'il n'est pas complètement absent), études ou élaborations de traditions religieuses ou politiques* . »

De ce fait, si la reproduction hétérosexuée est la base biologique des sociétés humaines, la culture hétérosexuelle, elle, n'est qu'une construction parmi d'autres et, en ce sens, ne saurait être présentée comme le modèle unique et universel. Dès lors, il convient de se demander à partir de quand, comment et pourquoi notre société a commencé à célébrer le couple hétérosexuel. Mais il faut pour cela accomplir une véritable révolution épistémologique : sortir l'hétérosexualité de « l'ordre de la nature », et la faire entrer dans « l'ordre du temps », c'est-à-dire dans l'histoire.

Session 2014

Veuillez faire un résumé du texte suivant en 150 mots. Une marge de 10% en plus ou en moins est tolérée.

La science et nous

La science, œuvre des hommes

Argument d'autorité et argument scientifique

Lorsque nous affirmons, nous éprouvons le besoin de justifier, d'argumenter.

Dans de nombreux cas, nous nous contentons, reconnaissons-le, de l'argument d'autorité : ceci est vrai, car ceci a été affirmé par Untel : « Aristote l'a dit », « les Pères de l'Église nous l'apprennent ». Cet argument renforce, certes, notre confort intellectuel en mettant dans notre camp quelques personnages prestigieux, mais il ne peut guère convaincre que ceux qui sont convaincus d'avance. Le développement de l'esprit scientifique a consisté, notamment, en un refus de ce type d'argumentation : il s'agit de prouver au moyen d'un raisonnement, de rattacher l'affirmation avancée, par des déductions logiques, à un ensemble de faits ou de doctrines préalablement accepté.

Cette démarche est, bien sûr, beaucoup plus lourde, plus laborieuse, et il est tentant d'en utiliser l'aboutissement sans prendre la peine d'en écrire les étapes. Du coup, on en revient, sous les apparences d'une démarche scientifique, à un simple argument d'autorité. Le seul changement est le remplacement des philosophes de l'Antiquité ou des doctrinaires de la Foi, constamment invoqués au Moyen Âge, par les lauréats du prix Nobel ou de la médaille Fields.

Tel psychiatre s'aventurant dans le domaine de la génétique, tel club de jeunes énarques s'efforçant de promouvoir une société élitiste parsèment leurs discours d'incantations à la « science moderne » ou aux « récentes découvertes de la biologie ». Le cas est particulièrement net pour l'actuel renouveau du racisme sous toutes ses formes ; c'est toujours au nom de la Science que l'on prétend définir et hiérarchiser les divers groupes humains. Cependant, il est aisé de constater que le contenu des « découvertes récentes » évoquées, ainsi que leurs liens avec les arguments présentés, n'est que rarement précisé.

Le prestige de la méthode scientifique est tel dans notre société qu'il suffit de parer une conclusion du qualificatif « scientifique » pour que chacun se croie obligé d'acquiescer. Car, dans l'esprit de ceux qui utilisent ainsi ce terme, la science est, par définition, ce qui ne peut être mis en doute. Et cette conception est assez largement partagée.

Conformément à l'étymologie, la science est perçue par le plus grand nombre comme une accumulation de savoirs, de connaissances, de certitudes. Elle est, pour la plupart de nos contemporains, un magnifique édifice en cours de construction grâce à l'effort des chercheurs ; son achèvement semble encore lointain, mais le rythme s'accélère ; l'objectif de cet effort est de comprendre l'univers et d'agir sur lui ; pour cela, il faut définir les paramètres qui le caractérisent, mesurer ces paramètres, décrypter les messages que contiennent les observations, imaginer les lois qui régissent les rapports entre les divers constituants de cet univers, vérifier que ces lois sont conformes aux données expérimentales ; riche de l'acquis de ses prédécesseurs, le savant progresse ; de même que les explorateurs ont réduit, puis ont fait disparaître les *terra incognita*, les taches blanches sur la mappemonde, de même les scientifiques réduisent les zones d'ombre de la connaissance.

Dans cette perspective, le critère de la justesse, de l'authenticité de cette science est son efficacité : grâce à sa compréhension plus précise des mécanismes naturels, l'homme peut agir, soumettre les éléments, s'installer (seule espèce à en être capable) sur toute la surface de la Terre, vaincre la maladie, parfois la mort, s'échapper même de sa planète et explorer, hier la Lune, un jour les planètes ; c'est à cause de ces succès que la science est vénérée, que les scientifiques sont écoutés et utilisés comme caution.

Cette description, cependant, n'est guère conforme à la science telle qu'elle est vue de l'intérieur, telle qu'elle est pratiquée. Car la science est d'abord une pratique, c'est-à-dire une activité exercée en respectant certaines règles.

Albert Jacquard, Au péril de la science ?, pages 10-12.

ANNALES DE PSYCHOMOTRICITÉ

Durée 2 heures

Institut Supérieur de Rééducation Psychomotrice

Session 1990

Dans le Meilleur des Mondes de mon imagination, l'eugénisme [(1)] et son contraire étaient pratiqués systématiquement. (...)

Dans cette seconde moitié du vingtième siècle, nous n'intervenons pas scientifiquement dans notre reproduction, mais à notre manière anarchique et chaotique, nous ne sommes pas seulement en train de surpeupler notre planète, nous avons l'air de faire en sorte que ces êtres sans cesse plus nombreux soient d'une qualité biologique inférieure. Au mauvais vieux temps, les enfants souffrant de vices héréditaires graves ou même bénins survivaient rarement ; aujourd'hui, grâce à l'hygiène, à la pharmaceutique et à la conscience modernes, la plupart de ces diminués atteignent la maturité et propagent leur espèce. Dans les conditions actuelles, tout progrès de la médecine tendra à être contrebalancé par un accroissement correspondant des chances de survie d'individus affligés de quelque insuffisance génétique. Malgré les nouvelles drogues-miracle et des traitements plus efficaces (on peut même dire en un certain sens, grâce à eux), la santé physique de la masse ne s'améliorera pas, au contraire, et un déclin de l'intelligence moyenne pourrait bien accompagner cette détérioration. (...)

Dans un pays sous-développé et surpeuplé, où les quatre cinquièmes des habitants disposent de moins de deux mille calories par jour, où un cinquième seulement a un régime alimentaire suffisant, les institutions démocratiques peuvent-elles naître spontanément ? Au cas où on les imposerait soit du dehors, soit d'en haut, pourraient-elles survivre?

Considérons maintenant le cas d'une société riche, industrialisée et démocratique, dans laquelle, en raison de la pratique chaotique mais effective de la limitation des naissances, le niveau intellectuel et la vigueur physique sont en déclin. Pendant combien de temps une telle société pourra-t-elle maintenir ses traditions de liberté individuelle et de gouvernement démocratique ? Dans cinquante à cent ans d'ici, nos enfants connaitront la réponse à cette question.

En attendant, nous nous trouvons en face d'un problème moral des plus angoissants. Nous savons que la poursuite de fins louables ne justifie pas l'emploi de moyens répréhensibles. Mais que dire de ces situations, si fréquentes maintenant, dans lesquelles des moyens louables ont des effets qui s'avèrent mauvais ?

Exemple : nous débarquons dans une île tropicale ravagée par la malaria et avec l'aide du D.D.T. nous sauvons des centaines de milliers de vies en deux ou trois ans. Mais ces centaines de milliers d'êtres ainsi sauvés et les millions d'autres qu'ils engendreront ne peuvent pas être convenablement habillés, logés, instruits, voire même nourris, avec les ressources de l'île. La mort rapide due à la malaria a été supprimée, mais une existence rendue misérable par la sous- alimentation et le surpeuplement est maintenant la règle et une mort lente, par inanition, guette un nombre de plus en plus grand d'habitants.

Et que dire des organismes congénitalement insuffisants que notre médecine et notre service social sauvent aujourd'hui, si bien qu'ils peuvent propager leur espèce ? Aider les malheureux est bien, évidemment, mais non moins évidemment, transmettre de façon massive à nos descendants les résultats de mutations défavorables et contaminer peu à peu la réserve génétique commune où devront puiser les membres de notre espèce, est mal. Nous sommes pris entre une enclume et un marteau moraux ; trouver la voie moyenne permettant d'éviter l'un et l'autre exigera toute notre intelligence et notre bonne volonté.

Aldous HUXLEY. Retour au meilleur des mondes – 1958

1/ Ce texte comporte environ 560 mots.

Vous en ferez la contraction en 130 mots, avec une tolérance de + ou - 10 %. Le nombre exact de mots utilisés sera clairement indiqué à la fin de la contraction.
(Note /15)

2/ Expliquez les expressions suivantes :
- *Au mauvais vieux temps.*
- *Nous sommes pris entre une enclume et un marteau moraux.*

(Note /5)

(1) Eugénisme : Etude et utilisation des méthodes susceptibles d'"améliorer" les caractères propres des populations humaines.
* Aldous HUXLEY est l'auteur d'un livre intitulé "Le Meilleur des Mondes", "Retour au meilleur des mondes" a été écrit plus tard, en 1958.

Session 1991

J'ai déjà dit que je croyais l'humanité installée pour un très long temps sur la terre. Je ne la vois pas succombant à la famine ou à l'épuisement des sources d'énergie.

Je crois que les dangers même qui la menacent dans son existence lui seront un aiguillon bienfaisant pour la contraindre à s'organiser et à s'unifier.

Je crois que l'intolérance, le fanatisme, le sectarisme – où, le plus souvent, il ne faut voir qu'excès de moralité mal entendue – ne seront que des régressions temporaires. Je crois que l'idée démocratique triomphera sans réserves, en ce sens qu'il me paraît impossible que l'instinct de justice ne fasse aboutir ses protestations et que l'avantage du grand nombre n'en vienne à prévaloir sur l'intérêt de quelques-uns.

J'ignore quel sera le système d'économie le plus apte à assurer l'équitable distribution des biens matériels et spirituels ; mais je suis à peu près sûr que l'époque ne peut plus être lointaine où l'on s'étonnera que, durant tant de siècles, tant de choses aient pu rester le privilège de si peu de gens, et que la société ait pu se partager en groupes si inégalement traités qu'on y différait par la taille, par le quotient intellectuel, par la résistance aux maladies, par l'espérance de vie, par le taux de criminalité.

Certes, aucun ajustement social ne saurait abolir les inégalités naturelles entre les humains ; mais ces inégalités mêmes, je crois que de moins en moins elles seront soulignées par une sanction sociale, car un temps viendra où ce ne sera plus la meilleure récompense des meilleurs que d'avoir en excès ce qui est de manque aux moins bons.

Cette nécessaire libération du grand nombre, elle ne pourra s'accomplir sans empiéter un peu rudement sur cette liberté des privilégiés que, de nos jours, on confond volontiers avec la liberté. Aussi, soulèvera-t-elle des résistances vives : comme toujours, il faudra qu'on arrache par la force ce qui eût dû être accordé de bonne grâce ; mais force ne signifie point violence, ni surtout violence aveugle, - et je crois (...) que l'on peut toujours faire les choses sans violence, bien que ce soit peut-être un peu plus long.

Ce qui apparemment sera malaisé, c'est de faire en sorte que la collectivité ne mésuse pas de sa puissance à l'égard de ceux qui la constituent. Il y aura un équilibre difficile à trouver et à sauvegarder entre le souci de l'intérêt collectif et le respect de la liberté individuelle. Même si la société future arrivait à s'organiser de façon assez harmonieuse pour qu'elle fut fondée à se regarder comme l'expression des intérêts de tous, je crois qu'elle n'en devrait pas moins persister dans son scrupule envers chacun. En d'autres termes, je crois que, tout compte fait, c'est tous les individus qui se trouveraient lésés si la collectivité s'accordait le droit de toujours, et en toute circonstance, sacrifier l'intérêt de chacun à l'intérêt de tous.

Je crois, enfin que l'individualité spirituelle de chacun devra être jalousement préservée pour le plus grand avantage de l'ensemble. L'intelligence, la sensibilité humaines ne pourraient que perdre à l'homogénéisation, à l'unification des esprits. Pendant un très long temps, et peut-être toujours, il y aura assez d'incertitude dans les jugements et dans les goûts pour que l'humanité trouve profit à ce que les hommes pensent, sentent et croient différemment.

Ce ne serait pas la peine que la nature fasse de chaque individu un être unique pour que la société réduisît l'humanité à n'être qu'une collection de semblables.

Jean ROSTAND, Ce que je crois, 1953.

- Contraction en 140 mots, avec une tolérance de 10%. On indiquera avec précision le nombre de mots utilisés.
- Questions de vocabulaire :
  Expliquez :
  - Force ne signifie pas violence ;
  - Une collection de semblables.

Session 1992

1- Contracter en 150 mots, avec une tolérance de 10%, le texte suivant qui en comporte 568.

En ce qui concerne la propagande, les premiers partisans de l'instruction obligatoire et d'une presse libre ne l'envisageaient que sous deux aspects : vraie ou fausse. Ils ne prévoyaient pas ce qui, en fait, s'est produit – le développement d'une immense industrie de l'information, ne s'occupant dans l'ensemble ni du vrai, ni du faux, ils n'avaient pas tenu compte de la fringale de distraction éprouvée par les hommes.

Dans le passé, la plupart n'avaient jamais la possibilité de l'assouvir complètement, ils le désiraient avec ardeur, mais on ne leur en fournissait pas l'occasion. Noël venait, mais une fois l'an seulement, les fêtes étaient solennelles et rares, il y avait peu de lecteurs, très peu à lire et ce qui approchait le plus d'un cinéma de quartier, c'était l'église paroissiale où les représentations, bien que fréquentes, étaient quelque peu monotones. Pour trouver une situation comparable, fût-ce de loin, à celle qui existe actuellement, la Rome impériale, où la populace était maintenue dans la bonne humeur grâce à des doses fréquentes et gratuites des distractions les plus variées, allant des drames en vers aux combats de gladiateurs, des récitations de Virgile aux séances de pugilat, des concerts aux revues militaires et aux exécutions publiques.

Mais même à Rome, il n'existait rien de semblable aux distractions ininterrompues fournies par les journaux, les revues, la radio, la télévision et le cinéma. Dans le Meilleur des Mondes (*), les distractions les plus alléchantes sont délibérément utilisées et à jet continu, comme instruments de gouvernement pour empêcher les populations d'examiner de trop près les réalités de la situation sociale et politique. L'autre monde de la religion n'est pas le même que celui du plaisir, mais ils ont assurément en commun le fait de ne pas être « de ce monde ». L'un et l'autre sont des distractions et leur pratique continuelle pourrait faire des deux, selon la formule de Marx, « l'opium du peuple ». Seuls les vigilants peuvent sauvegarder leurs libertés et seuls ceux qui ont sans cesse l'esprit présent et l'intelligence en éveil, peuvent espérer se gouverner effectivement eux-mêmes par les procédures démocratiques. Une société dont la plupart des membres passent une grande partie de leur temps, non pas dans l'immédiat et à l'avenir prévisible, mais quelque part dans les autres mondes inconséquents du sport, des feuilletons, de la mythologie et de la fantaisie métaphysique, aura bien du mal à résister aux empiétements de ceux qui voudraient la manipuler et la dominer.

Dans leur propagande, les dictateurs contemporains s'en remettent le plus souvent à la répétition, à la suppression et à la rationalisation – répétition de slogans qu'ils veulent faire accepter pour vrais, suppression de faits qu'ils veulent laisser ignorer, déchaînement et rationalisation de passion qui peuvent être utilisées dans l'intérêt du Parti ou de l'Etat. L'art et la science de la manipulation en venant à être mieux connus, les dictateurs de l'avenir apprendront sans aucun doute à combiner ces procédés avec la distraction ininterrompue qui, en Occident, menace actuellement de submerger sous un océan d'inconséquences la propagande rationnelle indispensable au maintien de la liberté individuelle et à la survivance des institutions démocratiques.

Aldous HUXLEY – Retour au Meilleur des Mondes – 1958.

(*) L'ouvrage le plus célèbre de Huxley, paru en 1931.

2- Expliquer les expressions :
- « ...ceux qui l'esprit présent et l'intelligence en éveil... » ;
- « ...la mythologie et la fantaisie métaphysique... ».

Session 1993

Un reproche bête qu'on nous fait, à nous autres écrivains naturalistes, c'est de vouloir être uniquement des photographes. Nous avons beau déclarer que nous acceptons le tempérament, l'expression personnelle, on n'en continue pas moins à nous répondre par des arguments imbéciles sur l'impossibilité d'être strictement vrai, sur le besoin d'arranger les faits pour constituer une œuvre d'art quelconque. Eh bien ! avec l'application de la méthode expérimentale au roman, toute querelle cesse. L'idée d'expérience entraîne avec elle l'idée de modification. Nous partons bien des faits vrais, qui sont notre base indestructible ; mais, pour montrer le mécanisme des faits, il faut que nous produisions et que nous dirigions les phénomènes ; c'est là notre part d'invention, de génie dans l'œuvre. Ainsi, sans avoir à recourir aux questions de la forme, du style, que j'examinerai plus tard, je constate dès maintenant que nous devons modifier la nature,

sans sortir de la nature, lorsque nous employons dans nos romans la méthode expérimentale. Si l'on se reporte à cette définition :
« L'observation montre, l'expérience instruit », nous pouvons dès maintenant réclamer pour nos livres cette haute leçon de l'expérience.

L'expérience, loin d'être diminué, grandit ici singulièrement. Une expérience, même la plus simple, est toujours basée sur une idée, née elle-même d'une observation. Comme le dit Claude Bernard : « L'idée expérimentale n'est point arbitraire ni purement imaginaire ; elle doit toujours avoir un point d'appui dans la réalité observée, c'est-à-dire dans la nature. » C'est sur cette idée et sur le doute qu'il base toute sa méthode. « L'apparition de l'idée expérimentale, dit-il plus loin, est toute spontanée, et sa nature est toute individuelle ; c'est un sentiment particulier, qui constitue l'originalité, l'invention ou le génie de chacun. » Ensuite, il fait du doute le grand levier scientifique. « Le douteur est le vrai savant ; il ne doute que de lui-même et de ses interprétations, mais il croit à la science ; il admet même dans les sciences expérimentales, un critérium ou un principe absolu, le déterminisme de phénomènes, qui est absolu aussi bien dans les phénomènes des corps vivants que dans ceux des corps bruts. » Ainsi donc, au lieu d'enfermer 1 romancier dans des liens étroits, la méthode expérimentale le laisse à toute son intelligence de penseur et à tout son génie de créateur. Il lui faudra voir, comprendre, inventer. Un fait observé devra faire jaillir l'idée de l'expérience à instituer, du roman à écrire, pour arriver à la connaissance complète d'une vérité. Puis, lorsqu'il aura discuté et arrêté le plan de cette expérience, il en jugera à chaque minute les résultats avec la liberté d'esprit d'un homme qui accepte les seuls faits conformes au déterminisme des phénomènes. Il est parti du doute pour arriver à la connaissance absolue ; et il ne cesse de douter que lorsque le mécanisme de la passion, démonte et remonté par lui, fonctionne selon les lois fixées par la nature. Il n'y a pas de besogne plus large ni plus libre pour l'esprit humain. (...)

Je résume cette première partie en répétant que les romanciers naturalistes observent et expérimentent, et que toute leur besogne naît du doute où ils se placent en face des vérités mal connues, des phénomènes inexpliqués, jusqu'à ce qu'une idée expérimentale éveille brusquement un jour leur génie et les pousse à instituer une expérience, pour analyser les faits et s'en rendre les maîtres.

Emile ZOLA, <u>Le Roman Expérimental (1880)</u>.

1/ Vous contracterez ce texte en 100 mots, avec une tolérance de 10 %. Le nombre exact de mots utilisés sera indiqué à la fin de la contraction.

2/ Expressions à expliquer :

- Le douteur est le vrai savant ;
- Arriver à la connaissance absolue.

Session 1994

Olivier Germain-Thomas (1) 9 juillet 1983	Texte à résumer en 220 mots, plus ou moins 10%. Expliquer les expressions soulignées.

La langue est mémoire et formation

Promenons-nous dans les écoles, les copies d'examens, les studios de télévision ou dans le verbiage de tant de prétendus intellectuels ; une constatation s'impose : la dégradation de la richesse, de la finesse et de la beauté de la langue française est telle que nous sommes probablement en présence d'une des plus grandes catastrophes nationales. Montrer comment cette dégradation s'est opérée serait un travail salutaire qui réserverait probablement quelques surprises. Pour ma part, j'indiquerai rapidement deux erreurs tragiques. Celle qui consiste, dans certains milieux, à affirmer que la volonté de maintenir la rigueur de la langue est un privilège de classe ; l'autre, de croire qu'en cette fin de siècle où priment la science et les techniques, la langue n'aurait qu'une fonction de communication pratique et qu'il serait donc inutile de la connaître dans ses subtilités. Ô bêtises ! Est-il vraiment nécessaire de rappeler que dans notre histoire la promotion sociale s'est toujours appuyée sur la qualité de l'expression (l'ascension de Georges Pompidou commence par une bonne copie remise au général de Gaulle) et que le français, comme toute langue élaborée, est un moyen essentiel de formation de l'esprit. On devrait savoir qu'un certain niveau de compétence, dans de nombreux domaines scientifiques, ne peut être dépassé si les structures de la langue ne sont pas développées. Connaissez et comprenez Racine, et l'accession aux mathématiques sera plus aisée.

Le développement de l'intelligence ainsi que celui de l'esprit critique doivent s'appuyer sur une base : le langage. S'il est pauvre, sans nuances, sans relief, sans complexité, plat comme une galette, ainsi seront les structures de l'esprit.

Les enseignants, les responsables pédagogiques ou politiques qui ont laissé faire par erreur d'analyse, faiblesse ou démagogie, savent-ils quelles responsabilités ils portent ? Et à tous ceux, colonisés au fond d'eux-mêmes, que l'on ne pourrait convaincre que par des exemples étrangers, je conseillerais, entre autres, d'aller faire un tour dans les écoles japonaises pour qu'ils constatent que, là où le niveau de l'enseignement scientifique est l'un des plus élevés du monde, la langue n'est pas traitée comme un luxe *bourgeois* mais comme une base vitale, quelle que soit la difficulté de son apprentissage.

Formatrice, la langue est aussi une puissante mémoire indispensable à l'identité des peuples. Les Chinois l'ont compris, qui, malgré une fugitive tentation, ont décidé de maintenir à tout prix l'idéogramme (2) dont la complexité devrait faire mourir de honte les complexés du subjonctif ou du passé simple ; les Israéliens, qui ont dû ressusciter une langue morte pour affirmer leur identité ; ou les Arabes, dont le seul lien d'unité, même précaire, provient du respect sacré d'une langue commune.

Dans quel état serions-nous à la fin du siècle si Bossuet devenait incompréhensible, Molière, langue morte ? A une époque où, comme pris de panique par la vitesse du temps, l'on s'accroche à la moindre pierre des générations passées, n'est-il pas dérisoire que notre langue, claire depuis Villon avec un peu d'effort, soit délaissée à ce point ?

Il y aurait encore tant à dire à ceux qui forment l'école du renoncement national (Charles de Gaulle). Qu'ils ouvrent simplement les yeux. Ne voient-ils pas que dans le monde le français partage seulement avec l'anglais le privilège d'être parlé sur tous les continents ? Si l'enseignement du français comme langue étrangère s'effondre en Europe, le réveil du Québec ou de la Louisiane, la vitalité du français des Caraïbes, ses extraordinaires potentialités en Afrique noire, le maintien de son enseignement dans le Maghreb, son développement en Irak ou à Hong Kong, par exemple, son renouveau en Amérique latine, etc. font maintenant de notre langue un bien collectif qui s'enrichit des différentes cultures qu'il exprime.

A l'heure du doute, et d'un certain essoufflement de nos valeurs, allons donc nous ressourcer au grand large, puisons des inspirations neuves en d'autres terres où le français exprime des réalités plus vitales que chez nous. Et ces visions d'un français plus joyeux donneront peut-être quelques vitamines aux enseignants atrophiques de notre vieille Gaule.

Litanies que tout cela ? Moins qu'on pourrait le croire ou qu'on voudrait le faire accroire. Le succès, même incomplet, de l'opération de réhabilitation de l'enseignement de l'histoire prouve que tout est possible quand l'exaspération atteint son paroxysme. L'heure, enfin, sonne pour le français. Le 16 avril dernier, *France Culture* diffusait, pendant toute une journée, des émissions consacrées à la langue française, à ses richesses, ses beautés, ses fonctions, sa présence mondiale ou les plaisirs profonds qu'elle apporte à ceux qui veulent bien se donner la peine de l'écouter dans toutes ses nuances. [...] La réaction du vaste public touché ce jour-là a montré qu'au-delà des stériles clivages politiques creusés complaisamment, un mouvement d'opinion était prêt à se développer pour peu qu'on le mobilisât. [...]

Créons autour de la langue un *remue-méninge*, à l'échelle nationale, et l'on verra les énergies s'affirmer pour défendre et illustrer la matière de notre mémoire. La France s'ouvrira à ceux qui sauront la rehausser. A bon entendeur, salut.

(1) Olivier Germain-Thomas est écrivain et producteur à Radio-France.
(2) Le Chinois utilise des signes graphiques – les idéogrammes – qui représentent un objet ou une idée (à la différence des langues à alphabet, qui procèdent par lettres et par sons).

Session 1995

Un demi-siècle après la découverte des Frères Lumières, il n'est plus sérieusement contesté que le cinéma est un art. Est-il alors présomptueux de penser qu'il y a bien, dans l'histoire du cinéma, une cinquantaine de films qui sont aussi précieux que l'Iliade, le Parthénon, la Sixtine, la Joconde ou la Neuvième et dont la destruction appauvrirait tout autant le patrimoine artistique et culturel de l'humanité ? Oui, peut-être, car une telle affirmation paraîtra bien audacieuse à ceux qui persistent à tenir le cinéma pour un « divertissement d'ilotes » ; on aurait beau jeu de répondre et de prouver que si certains méprisent le cinéma, c'est en fait parce qu'ils en ignorent les beautés et qu'en tout cas il est absolument irrationnel de tenir pour négligeable un art qui est, socialement parlant, le plus important et le plus influent de notre époque.

Mais il faut reconnaître que la nature même du cinéma fournit bien des armes contre lui.

Il est fragilité, parce que lié à un support matériel extrêmement délicat et guetté par les outrages des ans ; parce qu'il n'est pas protégé par le dépôt légal et parce que le droit moral des créateurs y est à peine reconnu ; parce qu'il est considéré avant tout comme une marchandise et parce que le possesseur a le droit de détruire les films comme bon lui semble ; parce qu'il est soumis aux impératifs des commanditaires et parce que dans aucun autre art les contingences matérielles n'ont autant d'influence sur la liberté des créateurs.

Il est futilité, parce qu'il est le plus jeune de tous les arts, né d'une vulgaire technique de reproduction mécanique de la réalité ; parce qu'il est considéré par l'immense majorité du public comme un simple divertissement où l'on se rend sans cérémonie ; parce que censure, reproducteurs, distributeurs et exploitants coupent à leur guise dans les films ; parce que les conditions du spectacle sont si lamentables que le « permanent » permet de voir la fin avant le commencement, le tout sur un écran qui ne correspond pas au format du film ; parce que dans aucun autre art l'accord critique n'est aussi difficile à réaliser et parce que tout le monde se croit autorisé, lorsqu'il s'agit de cinéma à s'ériger en juge.

Il est facilité, parce qu'il se présente le plus souvent sous les dehors du mélodrame, de l'érotisme ou de la violence ; parce qu'il consacre, dans la grande majorité de sa production, le triomphe de la sottise, parce qu'il est, entre les mains des puissances d'argent qui le dominent, un instrument d'abêtissement, « usine de rêves » (Ilya !ehrenbourg), « fleuve fugace débobinant à foison des kilomètres d'opium optique » (Audiberti).

Ainsi des tares profondes handicapent l'épanouissement esthétique du cinéma ; en outre un lourd pêché originel pèse sur son destin.

On connaît la célèbre formule finale de l'Esquisse d'une Psychologie du Cinéma, d'André Malraux : « par ailleurs le cinéma est une industrie ». Ce qui n'est apparemment pour André Malraux que la constatation d'une évidence devient, dans l'esprit de certains, l'affirmation d'un vice rédhibitoire.

Certes le cinéma est une industrie, mais on conviendra que la construction des cathédrales fut elle aussi, avant la lettre et matériellement parlant, une industrie, de par l'ampleur des moyens techniques, financiers et humains qu'elle exigeait et que cela n'entrava point l'envol de ces édifices vers la beauté. Plus que son caractère industriel, c'est son caractère commercial qui constitue un grave handicap pour le cinéma parce que l'importance d'action est celle de la rentabilité et qui croient pouvoir parler au nom du goût du public en vertu d'une soi-disant loi de l'offre et de la demande dont le jeu est faussé, parce que l'offre modèle la demande selon son bon plaisir. Bref, si le fait d'être une industrie pèse gravement sur le cinéma, ce sont plutôt les implications morales que matérielles de ce concept d'industrie qui en sont responsables.

Heureusement, cela n'empêche pas son instauration esthétique et soixante ans de cinéma ont produit assez de chefs-d'œuvre pour qu'on puisse affirmer que le cinéma est un art, un art qui a conquis ses moyens d'expression spécifiques et qui s'est pleinement dégagé de l'influence des autres arts (en particulier le théâtre) pour épanouir ses possibilités propres en toute autonomie.

Marcel MARTIN, Le langage cinématographique.

QUESTIONS

1) Résumez le texte en 190 mots (écart toléré : plus ou moins 10 %). Indiquez en fin de résumé le nombre de mots utilisés.
2) Expliquez les mots soulignés : un instrument d'abêtissement, vice rédhibitoire.

Session 1996

Les esprits géométriques (1) sont souvent faux dans le train ordinaire de la vie ; mais cela vient même de leur extrême justesse. Ils veulent trouver partout des vérités absolues, tandis qu'en morale et en politique les vérités sont relatives. Il est rigoureusement vrai que deux et deux font quatre, mais il n'est pas de la même évidence qu'une bonne loi à Athènes soit une bonne loi à Paris. Il est de fait que la liberté est une chose excellente : d'après cela, faut-il verser des torrents de sang pour l'établir chez un peuple, en tel degré que ce peuple ne la comporte pas ?

En mathématiques, on ne doit regarder que le principe, en morale que la conséquence. L'une est une vérité simple, l'autre une vérité complexe. D'ailleurs, rien ne dérange le compas du géomètre, et tout dérange le cœur du philosophe. Quand l'instrument du second sera aussi sûr que celui du premier, nous pourrons espérer de connaître le fond des choses : jusque-là il faut compter sur des erreurs. Celui qui voudrait porter la rigidité géométrique dans les rapports sociaux, deviendrait le plus stupide ou le plus méchant des hommes.

Les mathématiques, d'ailleurs, loin de prouver l'étendue de l'esprit dans la plupart des hommes qui les emploient, doivent être considérées, au contraire, comme l'appui de leur faiblesse, comme le supplément de leur insuffisante capacité, comme une méthode d'abréviation propre à classer des résultats dans une tête incapable d'y arriver d'elle-même. Elles ne sont en effet que des signes généraux d'idées qui nous épargnent la peine d'en avoir, des étiquettes génériques d'un trésor que l'on n'a pas compté, des instruments avec lesquels on opère, et non les choses sur lesquelles on agit. Supposons qu'une pensée soit représentée par A et une autre par B : quelle prodigieuse différence n'y aurait-il pas entre l'homme qui développera ces deux pensées, dans leurs divers rapports moraux, politiques et religieux et l'homme qui, la plume à la main, multipliera patiemment son A et son B en trouvant des combinaisons curieuses, mais sans avoir autre chose devant l'esprit que les propriétés de deux lettres stériles ?

Mais si exclusivement à toute autre science, vous endoctrinez un enfant dans cette science qui donne peu d'idées, vous courez les risques de tarir la source des idées mêmes de cet enfant, de gâter le plus beau naturel, d'éteindre l'imagination la plus féconde, de rétrécir l'entendement le plus vaste. Vous remplissez cette jeune tête d'un fracas de nombres et de figures qui ne lui représentent rien du tout ; vous l'accoutumez à se satisfaire d'une somme donnée, à ne marcher qu'à l'aide d'une théorie, à ne faire jamais usage de ses forces, à soulager sa mémoire et sa pensée par des opérations artificielles, à ne connaître, et finalement à n'aimer que ces principes rigoureux et ces vérités absolues qui bouleversent la société.

On a dit que les mathématiques servent à rectifier dans la jeunesse les erreurs du raisonnement. Mais on a répondu très ingénieusement et très solidement à la fois, que pour classer des idées, il fallait premièrement en avoir ; que prétendre arranger l'entendement d'un enfant, c'était vouloir arranger une chambre vide. Donnez-lui d'abord des notions claires de ses devoirs moraux et religieux enseignez-lui les lettres humaines et divines : ensuite, quand vous aurez donné les soins nécessaires à l'éducation du cœur de votre élève, quand son cerveau sera suffisamment rempli d'objets de comparaison et de principes certains, mettez-y de l'ordre, si vous le voulez, avec la géométrie.

En outre, est-il bien vrai que l'étude des mathématiques soit si nécessaire dans la vie ? S'il faut des magistrats, des ministres, des classes civiles et religieuses, que font à leur état les propriétés d'un cercle ou d'un triangle ? On ne veut plus, dit-on, que des choses positives. Hé, grand Dieu ! Qu'y a-t-il de moins positif que les sciences, dont les systèmes changent plusieurs fois par siècle ?

1. Esprits géométriques : mathématiciens, esprits scientifiques....

François-René de Chateaubriand, Les Mathématiques

1. **Résumé** (14 points)
   Vous résumerez ce texte en 175 mots (plus ou moins 5%).

2. **Vocabulaire** (3 points)
   Vous expliquerez le sens de l'expression suivante : « ...rétrécir l'entendement le plus vaste... ».
   Vous proposerez deux titres pour ce texte et commenterez vos choix.

NB : 3 points seront comptés pour l'orthographe.

Sessions 1997

Les trompettes de Jéricho (1)

La décennie passée aura réussi un exploit qui mérite de rester dans l'Histoire **: faire de la lutte une partie de plaisir**. A travers les concerts contre le racisme, contre la faim, pour les droits de l'homme, elle a transformé la musique et le rock'n'roll en une arme capable de distraire autant que d'apprendre et de combattre. Tout désormais semble commencer et se résoudre en chantant : il n'est pas de bataille qui ne soit aussi une fête, les seules vertus du son pulvérisent l'horreur et pour aider nos semblables, il n'est d'autre impératif que de danser ensemble dans une opération qui tient à la fois de la surboum collective et de la magie noire.
Ne boudons pas notre bonheur : ces réunions sont d'une incontestable beauté. La foule communie dans un même rythme, oublie ses différences et ses conflits. Nul n'y est plus maghrébin, juif ou antillais, chacun est membre d'une vaste confrérie, d'une *ecclésia* (2) qui fait le tour de la Terre. Et la promiscuité, ailleurs source de friction, est ici source d'allégresse.

Mais ce coude à coude est précisément trop beau, trop joyeux. Lorsqu'il tend, comme c'est le cas le plus souvent, à supplanter toute autre forme de solidarité, il accrédite l'idée selon laquelle l'antiracisme est à la fois facile et « sympa ». Il suffit de porter un badge et de se trémousser : le miracle s'accomplit, le mal recule insensiblement (peut-être chassé par le bruit ?). Dira-t-on que les paroles des chansons contiennent un message ? Mais le vacarme des baffes les étouffe et, en Europe, les trois quarts des participants aux concerts n'entendent rien à l'anglais qui est le latin de ces grands-messes. Si le rock fut subversif à ses débuts, il n'est aujourd'hui ni réactionnaire, ni révolutionnaire : il est bon ou mauvais. Quelle sottise que de lui attribuer des vertus civilisatrices ou des crimes abominables : il ne sert aucune cause dans la mesure où il peut les servir toutes.

On ne gagne rien à le politiser superficiellement pour dépolitiser en profondeur des générations entières. Que l'on finance une campagne, que l'on célèbre une victoire par un gala ou un divertissement, rien de plus juste ; mais faire de la musique le véhicule d'une ambition morale, confondre l'action avec la célébration de l'action est une imposture. Le grand mérite de ces mobilisations aura été de maintenir un minimum de conscience au-delà des bonnes intentions. Les noces de la pop, de la compassion et de l'hédonisme (3) tissent une parodie d'engagement. Seule notre époque de légèreté pouvait croire possible d'abattre les monstres en claquant des mains, en battant des pieds, en soufflant dans un saxo. Laissons les trompettes de Jéricho à la Bible et méfions-nous des élans du cœur : ce sont les plus éphémères. Le combat politique est ingrat, douloureux, souvent déchirant ; il n'est jamais décontracté.

(1) Référence à la Bible où les trompettes et les cris de l'armée des Hébreux ont tombé les murailles de la ville de Jéricho assiégée.
(2) Ecclésia : assemblée du peuple (chez les Grecs).
(3) Hédonisme : morale qui fait du plaisir un principe ou le but de la vie.

Pascal BRUCKNER, La mélancolie démocratique, éd. Du Seuil, 1990.

Questions :

1. Résumé (16 points)

Vous résumerez ce texte en 126 mots, avec une marge de tolérance de plus ou moins 10 % (indiquez en fin de résumé le nombre de mots utilisés).

2. Vocabulaire (4 points)

Expliquez l'expression écrite en caractères gras dans le texte « faire de la lutte une partie de plaisir ».

(Sujet annulé)
Le nationalisme et le racisme

Je remarque que notre culture – la culture occidentale moderne – se caractérise par le pouvoir de se mettre en question. Notre culture est imparfaite, mais elle le sait. Contrairement à bien d'autres cultures d'aujourd'hui, elle peut accepter les critiques sans se sentir en péril de mort ; elle peut changer, innover, sans se détruire. Inversement, tous ceux qui s'enferment dans une défense peureuse et haineuse contre l'autre me paraissent tourner le dos à ce qui fait la valeur de notre culture : pouvoir changer sans se renier, pouvoir s'ouvrir sans périr [...]

Qu'est-ce qu'il y a de particulièrement odieux dans le racisme ? C'est qu'il dénie à l'autre sa liberté, qu'il anéantit ainsi toute réciprocité. Oui, là même où il s'exprime par des jugements admiratifs ou amicaux, du type « les Juifs sont plus intelligents », « les Noirs sont affectueux », le racisme enferme l'autre dans un destin, ce qui revient à le supprimer comme autre. Ses mérites, il n'y est pour rien, puisqu' « il est né comme ça ». Et ses fautes, parce que dues à sa race, sont irrépressibles et le vouent à l'exclusion, sinon à l'extermination. Ainsi, les « historiens du nazisme » qui nient l'existence des chambres à gaz et l'extermination récusent systématiquement les témoins juifs rescapés ; parce que

Juifs, ils ne peuvent témoigner. Se faisant, ces « négationnistes » continuent le nazisme ; ils détruisent la réciprocité au profit de la violence. « Entre les hommes, disait Valéry, il n'existe que deux relations : la logique ou la guerre ».

Bien sûr, il existe aussi des relations comme l'affection, la camaraderie, l'amitié, l'amour ; mais même là, si l'on n'est pas logique, si l'on refuse à l'autre ce qu'on s'accorde à soi-même, à commencer par le droit d'avoir raison, même là on tombe dans la guerre...

Le nationalisme viole également le principe de réciprocité, quand il revendique pour son peuple ce qu'il refuse aux autres. Mais est-ce le cas de tout nationalisme ? En fait, nous touchons ici un point où l'application du principe de réciprocité s'avère bien difficile. Oui, l'on doit reconnaître aux autres peuples les mêmes droits qu'au sien. Mais n'est-il pas normal, ou pour mieux dire moral, qu'un homme préfère sa propre patrie à toute les autres, comme d'ailleurs sa propre famille ? Oui, nous sommes appelés à être citoyens du monde ; mais nous sommes pris d'abord dans des solidarités réelles, dont chacune est une valeur concrète. Et j'avoue qu'un certain internationalisme, aujourd'hui très répandu en France, me paraît suspect, non seulement d'utopie, mais de haine ; de haine envers ce qui nous a fait ce que nous sommes, à commencer par notre famille et notre nation. Faut-il au rebours prêcher un certain égoïsme familial – par exemple qu'on doit toujours favoriser les siens, même au détriment de l'objectivité et de la justice – ou un égoïsme national, demandant par exemple qu'on réserve tous les emplois aux nationaux ?

Je pense que la tâche de l'éducateur est surtout de faire comprendre que ces problèmes ne sont pas simples et qu'il importe d'éviter tout manichéisme.

Olivier REBOUL, Les Valeurs de l'Education, Extraits, PUF, 2ème éd.1999.

Résumez ce texte en 140 mots. Une tolérance de plus ou moins 10% est tolérée.

Session 1998

D'où viennent les informations relatives à la santé des adolescents ? On pense d'abord aux médecins, et aux faits qu'ils observent et enregistrent dans leurs dossiers. Mais en réalité, ils observent et enregistrent peu de choses, car les adolescents les fréquentent peu. Si les trois quarts d'entre eux consultent au moins une fois dans l'année un médecin généraliste, si presque tous voient un professionnel de santé au moins une fois par an, cela reste relativement peu par rapport aux autres catégories d'âge. L'adolescence est la période durant laquelle on consulte le moins les médecins et on fréquente le moins l'hôpital. Au demeurant, l'usage du système de soins par les jeunes renseigne peu. En effet, les données constatées font rarement l'objet de relevés systématiques, - il faut *a posteriori*, aller fouiller dans les dossiers des cabinets médicaux ou des hôpitaux pour obtenir une vue d'ensemble. De plus, du fait de l'hétérogénéité des informations, cette méthode de recueil des données s'avère très insatisfaisante.

De fait, seule la Santé scolaire (service appelé aujourd'hui : « Service de promotion de la santé en faveur des élèves » consigne ses observations et en opère une analyse. Mais cela concerne peu les adolescents, non examinés de manière systématique.

Qui donc parle de la santé des adolescents ? Les médias le font assez largement, mais en privilégiant quelques faits spectaculaires ou inquiétants : telle adolescente qui a accouché seule et dont le nouveau-né n'a pas survécu, tels comportements violents, telles manifestations de ras-le-bol chez les jeunes se sentant oubliés de la marche du monde. Le phénomène médiatique le plus crucial de la santé des jeunes passe inaperçu : c'est, chaque lundi, la désastreuse relation des accidents de voiture ou de moto du *week-end*, qui totalise au fil des semaines la douloureuse rançon que les jeunes paient au goût du risque et, il faut bien le dire, à l'alcool...

Les professionnels de l'adolescence que sont les enseignants, les éducateurs et certains travailleurs sociaux ont-ils la parole pour parler de la santé ? Pratiquement jamais. Pourtant, ce que ne voient pas les professionnels de la santé ; eux l'observent au quotidien, et dans de bien meilleures conditions. Les parents n'ont guère plus d'occasions de s'exprimer sur ce sujet.

Ces informations [...] restent fragmentaires et vues de l'extérieur. Or l'adolescence est une expérience profonde, intime, un bouleversement intérieur. Si l'on s'attache à la santé, c'est donc dans la profondeur du bien-être et du mal-être qu'il faut faire porter l'observation et l'action. Qui peut mieux le dire que les adolescents eux-mêmes ? Encore faut-il les écouter vraiment. Or la position du chercheur est ambiguë, difficile. En effet, comment amener l'adolescent à s'exprimer dans l'enracinement de la formidable mouvance qu'il expérimente dans son corps, dans son esprit, dans ses relations affectives, tout en gardant la neutralité de l'observateur scientifique ? Peut-on poser des questions, et ne noter que des réponses, quand ces questions sont celles de la vie et ces réponses inévitablement des demandes ? A-t-on le droit d'obliger quelqu'un à parler du profond de lui-même s'il n'en a pas le désir ? Est-il licite de vouloir mettre à jour ce qui, pour un temps, est dans la pénombre, s'il n'est pas sûr de pouvoir adoucir les effets de ce coup de projecteur incongru et de mettre du baume sur les irritations ou les blessures que, parfois, il éclaire ?

Pour toutes ces raisons, l'étude épidémiologique de la santé des adolescents est un véritable défi éthique. S'il ne s'agissait que de compter des maladies ou des accidents, les scrupules seraient moindres. Mais que connaîtrait-on alors de la santé des adolescents ?

Comment pourrait-on former les professionnels de la santé, améliorer le fonctionnement des services ?   642 mots

Jean-Pierre DESCHAMPS, Science et Vie, Hors-Série N°188, septembre 1994.

Questions :

1) Résumez ce texte en 160 mots avec une tolérance de plus ou moins 10 %. 15 points
2) Expliquez les expressions soulignées. 5 points

Session 1999

Dans toute l'histoire de l'esprit humain, l'étonnement a joué un rôle considérable et déployé de précieuses vertus. Non qu'il ait été suffisant ; mais il a été indispensable. C'est parce qu'un homme, ou plusieurs, se sont étonnés de certaines absurdités ou improbabilités choquantes admises autour d'eux que des progrès ont été faits dans la connaissance de la réalité. Il faut, bien entendu, que l'étonnement devienne actif, qu'il n'ait pas honte de lui-même, qu'il ose demander des comptes. Et, s'il n'a pas à s'incliner devant des croyances traditionnelles, il n'a pas non plus à désarmer devant des théories neuves ou des hypothèses, pour la seule raison qu'elles sont neuves, ou bouleversantes.

C'est ainsi qu'aux époques - dont les plus anciennes sont déjà très reculées - où fut avancée l'hypothèse de la rotondité de la terre, il était très légitime de soulever l'objection des antipodes ; ou plus tard, quand on en vint au mouvement de la terre sur elle-même et autour du soleil, de demander comment cette giration rapide pouvait se produire sans projeter dans l'espace tout le mobilier terrestre et sans même se faire sentir des êtres vivants qui y participent.

Ces étonnements, quand ils ne prenaient pas la forme d'interdictions dogmatiques ou de persécutions de la pensée libre, ne pouvaient guère que tourner au profit de la recherche et de la découverte. Ils signalaient des points obscurs ou des points faibles. Ils obligeaient les savants novateurs à justifier leurs assertions, à mieux les prouver.

Ce serait encore le cas à l'heure actuelle si, à l'ancien préjugé contre la nouveauté n'avait pas succédé un préjugé aussi fort en sa faveur. S'étonner met en péril l'amour propre : «Pour quel imbécile, ou quel retardataire incurable ne vais-je pas me faire prendre ? » Cet amour-propre inhibant se développe en cercles concentriques autour du spécialiste intéressé. Les savants, d'une obédience toute voisine, trouveraient déjà de mauvais goût de jouer les importuns. Les gens éclairés, situés plus ou moins loin, ne se sentent pas qualifiés pour intervenir. Et leur avis, dans la mesure où ils ont l'occasion d'en indiquer un, ne peut être que : «Puisque tant de personnes éminentes et bien mieux placées que moi ont l'air de trouver cela tout naturel, c'est que cela doit être naturel et que ma petite gêne tient à des habitudes de pensée surannées et vulgaires.»

Or l'étonnement dont nous parlons est une forme d'émotion intellectuelle qui accompagne le fait de penser quelque chose avec force et plénitude. Même dans la vie quotidienne et devant les affirmations les moins abstruses (1) cette force et cette plénitude font souvent défaut chez l'homme moyen. Déclarez devant un certain nombre de personnes : «Le coureur Untel a fait l'autre jour le trajet de Lyon à Valence, à pied, en une heure cinquante-huit... », vous serez surpris de voir combien peu de vos auditeurs protestent que c'est rigoureusement impossible. La plupart accueillent votre affirmation distraitement, et ne se donnent pas la peine de la penser dans les termes et conditions de la réalité qu'ils connaissent. A plus forte raison leur sens critique entre-t-il en sommeil dès que l'affirmation leur vient d'une autorité scientifique, s'exprimant ès qualités, et de plus noyant, comme il est de coutume, la crudité de son affirmation dans la sauce d'un jargon spécial

L'étonnement actif et qui réclame des comptes a pratiquement disparu.

Jules ROMAINS, _Pour raison garder_, *1960.*

1. Vous résumerez le texte en 170 mots. Une marge de 10 % en plus ou en moins est admise. Vous indiquerez à la fin de votre résumé le nombre de mots employés. (15 points)

2. Expliquez le sens dans le texte des expressions suivantes : (3 points)

a) interdictions dogmatiques;
b) ... se développe en cercles concentriques.

Orthographe : 2 points.

(1) Les moins abstruses : les plus claires.

Session 2000

Le corps épanoui

La réhabilitation du corps constitue sans doute l'un des aspects les plus importants de l'histoire de la vie privée. Elle modifie en effet le rapport de l'individu avec lui-même et les autres. Se maquiller, faire de la gymnastique ou du jogging, du tennis, du ski ou de la planche à voile, c'est prendre son corps à la fois comme fin de son activité et comme moyen. Dans certaines activités, le travail physique par exemple, le corps est un moyen, non une fin. Dans d'autres, comme la cuisine, le corps est la fin, mais le moyen est un intermédiaire, les plats que l'on prépare dans cet exemple. La nouveauté de la fin du XXème siècle, c'est la généralisation d'activités corporelles qui ont le corps lui-même pour but : son apparence, son bien-être, son accomplissement. ''Se sentir bien dans sa peau'' devient un idéal.

L'évolution de la danse traduit bien cette nouveauté. Assurément, la danse implique toujours des partenaires, et la sensualité y est toujours présente, de façon plus ou moins discrète. Mais les danses du début de siècle, la valse, le quadrille, constituaient des rites sociaux complexes : danser, c'était exposer sa maîtrise de ces codes. Après la guerre de 1914, la danse lie les couples, et les moralistes dénoncent la lascivité du tango. Après la Seconde Guerre mondiale, le jazz qui, avec le charleston, n'avait touché jusque-là que des minorités, soutient de ses rythmes des danses populaires, boogie-woogie, be-bop, etc. Ce sont toujours des couples qui dansent mais ils s'écartent, se rapprochent, s'écartent encore. Le plaisir d'éprouver sa propre force, sa souplesse au gré des passes, en accord avec un rythme, accompagne celui, plus sensuel, du partenaire que les slows donnent l'occasion d'étreindre sans les règles de figures et de pas du tango. Avec le jerk et le disco, voici que l'on danse seul, éventuellement sans partenaire. Au rite social a succédé un rite du couple, puis un rite du corps individuel. La maîtrise des usages, l'accord avec un partenaire, la célébration du corps : la danse a connu trois âges successifs.

S'occuper de son corps prend ainsi une place importante dans la vie privée, et l'on y recherche des gratifications multiples et complexes. Le plaisir du bain, de la toilette, de l'effort physique est en partie satisfaction narcissique, contemplation de soi-même. Le miroir n'est pas une nouveauté du XXème siècle ; sa banalisation, en revanche, en est-une, comme la façon d'en user : on ne s'y regarde pas seulement, avec le regard d'un autre, pour voir si l'on respecte les codes vestimentaires ; on s'y regarde comme les autres ne sont pas en général autorisés à le faire : sans maquillage, sans vêtement, nu.

Mais les satisfactions narcissiques de la salle de bains sont traversées de rêves et de souvenirs. S'occuper de son corps, c'est le préparer pour le donner à voir. Il ne suffit pas de montrer ses parures, ses bijoux, ses décorations. Le vêtement ou bien se fait fonctionnel, confortable, pratique, fût-ce au mépris des usages, ou bien met en valeur le corps, le laisse deviner, le souligne et parfois le révèle. On fait parure désormais de son bronzage, de sa peau lisse et ferme, de sa souplesse, et le dynamisme du cadre moderne est attesté par ce que son style suggère de sportif. On laisse d'ailleurs voir de plus en plus son corps : chaque étape de ce dénudement partiel commence par faire scandale, puis se répand rapidement et finit par s'imposer, du moins parmi les jeunes, aggravant la coupure entre les générations. C'est l'histoire de la mini-jupe, au milieu des années 60, comme celle, dix ans plus tard, du monokini sur les plages. Montrer ses cuisses ou ses seins cesse d'être indécent. Et l'on voit l'été, dans les villes, des hommes en short, chemise ouverte ou torse nu. Le corps n'est plus seulement réhabilité et assumé : il est revendiqué et donné à voir [...].

En fait, le corps est devenu le lieu de l'identité personnelle. Avoir honte de son corps serait avoir honte de soi-même. Les responsabilités se déplacent : nos contemporains se sentent moins responsables que les générations précédentes de leurs pensées, de leurs sentiments, de leurs rêves ou de leurs nostalgies ; ils les acceptent comme s'ils leur étaient imposés de l'extérieur. En revanche, ils habitent pleinement leur corps : c'est eux. Plus que les identités sociales, masques ou personnages d'emprunts, plus même que les idées ou les convictions, fragiles et manipulées, le corps est la réalité même de la personne. Il n'est donc plus de vie sociale du travail, des affaires, de la politique, de la religion : c'est celle des vacances, du corps épanoui et libre.

Antoine PROST, Histoire de la vie privée, 1987.

1/ Résumez ce texte en 150 mots (+ ou – 10 %). 16 points.
2/ Expliquez les expressions soulignées. 4 points.

Session 2001

Génome, après le tapage par Arnold Munnich (1)
Le Monde, vendredi 2 mars 2001

Ce qu'il y a de troublant dans l'excitation que suscite l'annonce du décryptage du génome humain, c'est le cortège de malentendus, d'incompréhensions et d'illusions qu'elle entraîne dans son sillage. Ce n'est pas nouveau. Chaque avancée de la génétique s'accompagne d'un vacarme assourdissant, d'innombrables clameurs qui résonnent tantôt comme des cris de joie, tantôt comme des cris d'alarme. Et l'opinion de s'interroger à juste raison *: Entre la diabolisation de la génétique et le triomphalisme de la* guérison *annoncée, qui dit la vérité ? ».*

Les meilleurs journalistes, les professionnels de la communication les plus talentueux semblent impuissants à combler le fossé qui se creuse entre une opinion publique méfiante et des scientifiques collectivement suspects de menacer l'humanité en tarit que telle.

Si vous demandez à votre voisin ce qu'est au juste un gène et ce que le séquençage du génome va changer à sa vie, il vous répondra perplexe qu'il n'en sait rien, mais que toute cette histoire ne lui dit rien de bon. Qu'elle lui évoque plutôt une menaçante entreprise, synonyme d'eugénisme, de clonage humain et de catégorisation des hommes de sinistre mémoire. Beaucoup s'imaginent bientôt « fichés » pour leurs caractéristiques génétiques ou titulaires d'une carte génétique individuelle dont la puce contiendrait - à la manière d'une carte de groupe sanguin - l'identité génétique des personnes, à la disposition des compagnies d'assurances et des agences de recrutement ! A la manière d'un thème astral, nos gènes dicteraient nos conduites et gouverneraient notre destinée.

Grossière caricature, triste fiction ! Comme si les utopies, les faux problèmes et les scénarios catastrophes avaient capté tout l'intérêt que suscite notre jeune science. Paradoxalement, c'est lorsque le savoir et les outils de l'homme lui donnent la capacité de décomposer - et de recomposer - l'humain que les enjeux de la condition humaine se révèlent dans toute leur complexité. On pourrait épiloguer longtemps sur les sentiments d'excitation et d'effroi que suscitent ces annonces et sur l'état de sidération psychique qui en découle. Il reste que ce dernier empêche de penser sereinement les problèmes d'aujourd'hui.

Pourtant, si nous nous montrions collectivement capables de nous départir de cet effroi qui nous glace, pour ne retenir que la dimension constructive de la crainte, alors cette crainte salutaire, qui fait esquiver les écueils, pourrait nous servir de guide dans la détermination de ce à quoi nous tenons par-dessus tout. Car, au fond, derrière cette méfiance que suscite la génétique, c'est bien le risque de défigurer l'image de l'homme qui nous hante. On retrouve dans cette affaire, comme dans bien d'autres domaines de la génétique, cette même difficulté à communiquer et à commuter l'effroi en une crainte constructive. Il faut bien reconnaître qu'il existe un réel déficit d'accompagnement et d'information sur les enjeux véritables. Déficit qualitatif plus que quantitatif, comme si les scientifiques n'avaient pas su trouver le ton juste, les mots simples et clairs que nos contemporains attendent de nous.

L'exercice n'est pas aisé : il s'agit pour nous d'exprimer en langage intelligible et - sans jeux de mots - de décrypter ce que l'opinion est en droit d'attendre du décryptage du génome. Premier et sans doute principal enseignement: la carte des gènes est la même chez tous les hommes d'hier et d'aujourd'hui, quelles que soient leur ethnie, religion, couleur de peau, d'yeux ou de cheveux. Le décryptage du génome prive les idéologies racistes de tout fondement scientifique.

Il n'y a donc pas lieu d'établir la carte génétique de tout un chacun. S'il nous prenait la folie de nous y hasarder, l'étude systématique des constituants élémentaires de nos gènes pourrait se révéler non seulement d'un coût exorbitant, mais aussi très décevante en termes de prédiction pour l'avenir de l'individu. En effet les maladies courantes comme le diabète, l'hypertension artérielle, l'arthrite, l'obésité où une prédisposition génétique est fortement soupçonnée, résultent en réalité de l'interaction entre l'environnement du sujet et une combinaison de facteurs génétiques hérités dont aucun ne peut être tenu à lui seul pour responsable de la maladie. De sorte que disposer de l'inventaire complet des gènes humains ne permet nullement d'identifier les sujets à risque dans la population.

Prétendre le contraire reviendrait à prendre des paris sur l'issue d'une compétition sportive sans connaître les règles du jeu ni le nom ou le nombre de joueurs. Bien sûr, cette complexité va se réduire mais, pour l'heure, la médecine prédictive reste une abstraction. Bien des incertitudes planent encore sur le bien-fondé de l'hypothèse comme sur la fiabilité des résultats attendus. Bien des doutes subsistent sur les bénéfices de pratiques qui n'ont de médical que le nom, car, pour appartenir au champ de la médecine et non à celui de la médisance, il faudrait encore que ces prédictions soient suivies de mesures thérapeutiques, diététiques ou préventives de nature à faire reculer le spectre de la maladie annoncée. Ce qui reste à démontrer.

1. Résumer le texte en 150 mots (+ ou - 10%) 14 Points
2. Expliquer les 3 expressions soulignées. 6 Points

(1). Arnold Munnich est professeur à l'Université René Descartes - Paris V, centre de génétique de l'hôpital Necker-Enfants-Malades.

Session 2002

Opprimées et soumises

Il faut bien convenir comme le formule M. Claude Lévi-Strauss cité par M. Alain Decaux, qu'il existe depuis bien longtemps « une relation fondamentale d'asymétrie entre les sexes », en fait depuis un million d'années qu'il y a des hommes, et qui exploitent une des deux plus intéressantes moitiés - à coup sûr la plus charmante - de l'humanité.

Sommes-nous si loin de la préhistoire ? Le premier tome d'une histoire des Françaises qui nous conduit de la femme de Roquebrune (1 000 000 avant Jésus-christ) aux premières amours de Louis XIV peut très légitimement s'intituler « la Soumission ». Le temps de la soumission a été un très long temps.

Pendant cette période, donc pendant la quasi-totalité de l'histoire humaine, la quasi-totalité des femmes ont été traitées en objet d'échange, de convoitise, de propriété. Et cela, en France aussi bien qu'ailleurs. Ce n'est pas d'aujourd'hui qu'elles s'en plaignent. Mais cela s'explique-t'il seulement par la contrainte ? On sait bien que la lutte pour l'égalité n'a pris que très récemment un caractère cohérent.

Deux faits essentiels ont fort longtemps mis obstacle à l'émancipation des femmes. D'abord, bien entendu, la volonté des hommes, étayée par la force, les lois, les traditions et des considérations théoriques qu'il est hors de propos de discuter ici. Mais aussi bien l'absence de protestation des femmes, qu'elle s'explique par la résignation, l'impuissance, l'ignorance où elles étaient maintenues, l'égoïsme ou le bonheur auquel certaines ; d'entre elles atteignaient quand même. Demander la libération de la femme, c'est demander que toute femme bénéficie légalement et pratiquement des avantages conquis individuellement dans le passé, par quelques femmes. C'est une démarche moderne.

S'il y a eu, au cours de la période que traite M. Alain Decaux dans ce premier tome, un mouvement fréquemment interrompu, une résistible ascension comportant des temps morts, des repos, des chutes, c'est bien celui-là. Et si le sujet n'avait jamais été traité, c'est qu'il tient de la gageure. Certes, on peut à toute époque dégager des tendances, des moyennes. La « Gauloise moyenne » était plus libre et plus considérée que la Gallo-romaine, encore que cette liberté ait également consisté, à la soviétique, en ce qu'on la jugeait apte aux travaux les plus durs. L'époque mérovingienne et le Haut Moyen Age marquent ici comme ailleurs une régression. Les croisades, la guerre de Cent Ans, la Renaissance sont, au contraire, autant d'étapes vers un peu plus de lumière.

Mais nous restons ici au niveau du schéma. Comment cerner de plus près cette réalité ondoyante et multiple, l'existence des femmes au long des millénaires ? Comment définir cette créature si diverse ? Aucune ne ressemble à aucune autre, ni d'un siècle sur l'autre, ni d'une région ou d'une condition à l'autre. Et l'exception vient sans cesse infirmer la règle.

Ainsi la reine semble t'elle à tous points de vue plus libre que l'esclave ou la serve, la châtelaine que la religieuse, la femme des villages que la paysanne. Mais dans la pratique médiévale, l'adultère royal ou aristocratique est plus sévèrement châtié que celui des femmes d'humble condition. Dans l'extrême misère, il n'y a guère de distance entre le «

vilain » et la « vilaine ». La femme célibataire ou veuve jouit d'une indépendance évidente, par rapport à celle qui est « **en puissance de mari** ». A condition d'avoir de quoi vivre.

La vérité est qu'il n'y a jamais eu de statut féminin en France. Ou plus exactement que ce statut dans ses états successifs, a toujours été troué de dérogations. Il n'est pas d`exemple, et même aux temps les plus barbares que la ruse, l'amour, la volonté, la loi parfois n'aient transformé la vie de certaines femmes. Il y a toujours eu des femmes qui « **portaient la culotte** », bien avant que Catherine de Médicis inventât cette pièce d'habillement. Il y a toujours eu des femmes libres de leur corps, de leur propos, de leur destin. Question de caractère ou de circonstances.

Ainsi Clotilde, femme de Clovis, ou Judith, épouse de Charlemagne. Ainsi dans un registre différent, Frédégonde ou Brunehaut. Les reines de France ont, pour la plupart, vécu dans l'ombre de leur mari. Mais en cas de veuvage et de minorité royale, elles devenaient toutes-puissantes. Ainsi Blanche de Castille, Catherine et Marie de Médicis ou Anne d'Autriche. Les deux premières exercèrent la régence avec une grande virilité. Les deux autres n'ont rien eu de plus pressé que de l'aliéner, naturellement entre les mains d'un homme. Où l'on vérifie que le pouvoir et les lois ne sont que ce qu'on en fait.

Cela dit, les régentes n'étaient pas considérées femmes mais comme veuves et mères. D'une autre façon, certaines dames ont su régner par les sens. Mais c'est par leur soumission même au désir des souverains et des grands de ce monde, qui n'est rien d'autre, sous le velours et la soie, qu'un bon gros désir de mâle, qu'Agnès Sorel ou Diane de Poitiers sont amenées à jouer un grand rôle. A l'autre bout de l'échelle, la sainte, l'héroïne, l'inspirée ont vu reconnaître leur supériorité, transitoirement: ou durablement. Ainsi Geneviève de Nanterre ou Jeanne d'Arc. Mais nous voyons bien qu'il s'agit là de cas très particuliers.

Rares, très rares, pendant des siècles, ont été les femmes qui sont parvenues à se faire reconnaître et respecter comme égales sans tomber dans la prostitution ou être auréolées d'une mission divine.

Il faut attendre le début du XVII° siècle pour assister à un changement décisif. Non pas tant **du côté des belles amazones** qui tirent le canon pendant la Fronde, rivalisant avec les hommes sur le terrain des hommes et ne s'en trouvant pas si bien.

Le salon, la conversation, la politesse, inventions féminines, changent les données du problème. La marquise de Rambouillet reçoit sur son lit, mais pour mieux narguer les hommes qui n'ont pas le droit de s'y étendre à ses côtés. Le Puritanisme des précieuses est avant tout volonté de ne pas subir la loi du plus fort. Il ne s'agit plus de briller par la brutalité, le muscle et l'épée. Les femmes exigent désormais des hommes l'élégance, la finesse, l'esprit et elles le démontrent qu'en ces domaines elles n'ont rien à leur envier.

Alors autour de la divine marquise, de Magdeleine de Scudéry, de Françoise d'Aubigné, de leurs émules de la cour, de la ville, de la province se groupent des hommes, de plus en plus nombreux qui, pour la première fois, traitent sincèrement les dames en interlocutrices valables. On remet en question l'ignorance des filles, on demande pour elles cette liberté de choix sans laquelle il n'est pas de mariage humain. Le temps de **l'homme subjugué** commence avec l'annonce d'un monde plus civilisé.

Dominique JAMET, Extrait du Figaro, 1972.

Résumez ce texte en 180 mots (+ ou - 10%) 16 Points
Expliquez les expressions soulignées 4 Points

Session 2003

Éloge de la différence

« Si je diffère de toi, loin de te léser, je t'augmente », Saint Exupéry, *Lettre à un otage*. Cette évidence, tous nos réflexes la nient. Notre besoin superficiel de confort intellectuel nous pousse à tout ramener à des types et à juger selon la conformité aux types ; mais la richesse est dans la différence.

Beaucoup plus profond, plus fondamental, est le besoin d'être unique, pour « être » vraiment. Notre obsession est d'être reconnu comme une personne originale, irremplaçable ; nous le sommes réellement, mais nous ne sentons jamais assez que notre entourage en est conscient. Quel plus beau cadeau peut nous faire l'« autre » que de renforcer notre unicité, notre originalité, en étant différent de nous ? Il ne s'agit pas d'édulcorer les conflits, de gommer les oppositions ; mais d'admettre que ces conflits, ces oppositions doivent et peuvent être bénéfiques à tous.

La condition est que l'objectif ne soit pas la destruction de l'autre, ou l'instauration d'une hiérarchie, mais la construction progressive de chacun. Le heurt, même violent, est bienfaisant ; il permet à chacun de se révéler dans sa singularité ; la compétition, au contraire, presque toujours sournoise, est destructrice, elle ne peut aboutir qu'à situer chacun à l'intérieur d'un ordre imposé, d'une hiérarchie nécessairement artificielle, arbitraire.

La leçon première de la génétique est que les individus, tous différents, ne peuvent être classés, évalués, ordonnés : la définition de « races », utile pour certaines recherches, ne peut être qu'arbitraire et imprécise ; l'interrogation sur le « moins bon » et le « meilleur » est sans réponse ; la qualité spécifique de l'Homme, l'intelligence, dont il est si fier, échappe pour l'essentiel à nos techniques d'analyse ; les tentatives passées d'« amélioration » biologique de l'Homme ont été parfois simplement ridicules, le plus souvent criminelles à l'égard des individus, dévastatrices pour le groupe.

Par chance, la nature dispose d'une merveilleuse robustesse face aux méfaits de l'Homme le flux génétique poursuit son œuvre de différenciation et de maintien de la diversité, presque insensible aux agissements humains ; l'« univers des phénotypes » où nous vivons, n'a fort heureusement que peu de possibilités d'action sur l'« univers des génotypes » dont dépend notre avenir. Transformer notre patrimoine génétique est une tentation, mais cette action restera longtemps, espérons-le, hors de notre portée.

Cette réflexion peut être transposée de la génétique à la culture : les civilisations que nous avons sécrétées sont merveilleusement diverses et cette diversité constitue la richesse de chacun de nous. Grâce à une certaine difficulté de communication, cette hétérogénéité des cultures a pu longtemps subsister; mais, il est clair qu'elle risque de disparaître rapidement. Notre propre civilisation européenne a étonnamment progressé vers l'objectif qu'elle s'était donné : le bien-être matériel. Cette réussite lui donne un pouvoir de diffusion sans précédent, qui aboutit peu à peu à la destruction de toutes les autres ; tel a été le sort, pour ne citer qu'un exemple parmi tant d'autres, des Esquimaux d'Ammassalik, sur la côte est du Groenland, dont R. Gessain a décrit la mort culturelle sous ta pression de la « civilisation obligatoire ».

Lorsque l'on constate la qualité des rapports humains, de l'harmonie sociale dans certains groupes que nous appelons « primitifs », on peut se demander si l'alignement sur notre culture ne sera pas une catastrophe : le prix payé pour l'amélioration du niveau de vie est terriblement élevé, si cette harmonie est remplacée par nos contradictions internes, nos tensions, nos conflits. Est-il encore temps d'éviter le nivellement des cultures ? La richesse à préserver ne vaut-elle pas l'abandon de certains objectifs qui se mesurent en produit national brut ou même en espérance de vie ?

Poser une telle question est grave ; il est bien difficile, face à cette interrogation, de rester cohérent avec soi-même, selon que l'on s'interroge dans le calme douillet de sa bibliothèque ou que l'on partage durant quelques instants la vie d'un de ces groupes qui nous émerveillent, mais où les enfants meurent, faute de nourriture ou de soins.

Pourrons-nous préserver la diversité des cultures sans payer un prix exorbitant ? Subi ou souhaité, un changement de l'organisation de notre planète ne peut être évité ; la parole est donc aux « utopistes ». Certains d'entre-eux posent le problème en termes inattendus, ainsi Yona Friedman intitulant un de ses livres *Comment vivre entre les autres sans être chef et sans être esclave*. Même lorsque le monde qu'ils nous proposent nous parait vraiment trop « différent » du nôtre, nous pouvons être à peu près sûrs que la réalité le sera plus encore.
Cet effort d'imagination, il semble que la génération si décriée, qui s'apprête à nous succéder l'ait déjà largement entrepris. La révolte contre la trilogie métro-boulot-dodo, contre le carcan du confort douceâtre, l'affadissement du quotidien organisé, la mort insinuante des acceptations, ce sont nos enfants qui nous l'enseignent. Sauront-ils bâtir un monde où l'Homme sera moins à la merci de l'Homme ?

Albert JACQUARD
La génétique et les hommes (Editions Le Seuil 1978)

Questions

1. Vous résumerez ce texte en 180 mots (+ ou - 10 %) (sur 14 pts)
2. Vous expliquerez les expressions suivantes : (3 fois 2 pts)
   - édulcorer les conflits
   - hétérogénéité des cultures
   - utopistes

Session 2004

Chaînon manquant : la fin d'un mythe.

Longtemps, Lucy fut « la » référence. Découverte en 1974 dans la région de Hadar, en Éthiopie, cette représentante féminine d'*Australopithecus afarensis*, âgée de plus de trois millions d'années, s'imposait comme la seule ambassadrice de nos lointains ancêtres australopithèques, qui ont précédé les premiers Homo. Jusqu'à ce que les paléontologues, en 1994, fassent la connaissance d'*Australopithecus ramidus*. Originaire de la même région que Lucy, mais âgé, lui, de quatre millions et demi d'années, il devint aussitôt le nouveau « plus ancien ancêtre » des hominidés. Un ancêtre pas tout à fait convenable, qui présentait aussi des caractères évoquant la famille des chimpanzés...

Depuis ? Le portrait de groupe de nos aïeux n'a cessé de se modifier, et les découvertes de fossiles pré-humains de se succéder. Rien que cette année, deux découvertes exceptionnelles sont ainsi venues compliquer un peu plus le puzzle de nos origines. La première, annoncée par une équipe franco-kényane, concerne le plus ancien représentant connu à ce jour de notre lignée évolutive : découvert au Kenya, dans les collines Tugen, *Orrorin tugenensis* est âgé de six millions d'années ! Or son squelette est celui d'un bipède et sa morphologie est plus proche de celle des hominidés modernes que celle des australopithèques.

Quelques semaines plus tard, nouvelle annonce : dans la même région d'Afrique, Meave Leakey - épouse du célèbre paléontologue Richard Leakey - a découvert le fossile d'un autre représentant du futur genre humain. Baptisé *Kenyanthropus platyops*, vieux de trois millions et demi d'années, il présente une face moderne et un crâne primitif, et diffère à la fois des australopithèques et des premiers représentants du genre Homo...

Depuis lors, l'arrivée de Toumaï, un crâne vieux de sept millions d'années trouvé dans un désert tchadien est venue brouiller encore d'avantage le paysage paléoanthropologique.

A mesure que le tableau se complique, une certitude s'impose : le « chaînon manquant », ce prétendu hiatus évolutif que l'on crut longtemps exister entre les singes et l'homme, est une pure vue de l'esprit. « Ce mythe, fortement enraciné, a profondément biaisé notre démarche. Mais, avec le développement des travaux de terrain et des techniques plus fines, ces questions existentialistes ont été hissées au rang de vrais problèmes scientifiques » note Brigitte Senut (Muséum national d'histoire naturelle, Paris).

Ainsi sait-on maintenant que les grands singes s'étaient largement diversifiés il y a vingt millions d'années, tandis que les premiers vrais hominidés sont attestés depuis six millions d'années. La question qui se pose désormais est donc la suivante quand, et où, le premier représentant de la lignée humaine s'est-il séparé de celle des grands singes ? Parce que Lucy et bien d'autres fossiles y furent découverts, on pensa longtemps que le « berceau » de nos ancêtres se situait en Afrique de l'Est. Leur histoire supposée, nommée « East Side Story » par Yves Coppens - qui en fut le premier défenseur -, aurait débuté le long de la vallée du Rift une énorme faille qui barre l'Afrique orientale du Nord au Sud sur plus de 3000 kilomètres. Son effondrement, survenu il y a sept ou huit millions d'années, aurait provoqué une « coupure écologique » au sortir de laquelle la forêt se serait transformée en savane à l'est de la faille. D'où une adaptation de nos ancêtres arboricoles, qui se seraient dressés sur leurs pattes de derrière pour mieux scruter l'horizon.

D'abord contesté, ce scénario continue de séduire nombre de paléontologues notamment parce que l'on n'a jamais trouvé trace de grands singes contemporains des australopithèques à l'est du rift est-africain. Mais le berceau de nos ancêtres, pense-t-on aujourd'hui, pourrait tout aussi bien se trouver au Tchad, où les restes d'un *Australopithecus bahrelghazali* baptisé Abel, âgé comme Lucy de plus de trois millions d'années, ont été mis au jour en 1995. Quant à l'origine des singes, elle pourrait tout aussi bien se trouver en Asie. D'après de récentes découvertes faites en Chine centrale et en Birmanie, c'est en effet sur ce continent que pourraient être apparus les premiers anthropoïdes (ou simiens). Lesquels ont ensuite donné naissance aux hominoïdes (singes sans queue), qui comprennent les gibbons, les orangs outans, les gorilles, les chimpanzés et les hommes.

Une origine asiatique pour les anthropoïdes, une origine africaine pour les grands singes et l'homme, est-ce possible ? Oui, si l'on suppose des allers et retours entre les continents dictés par les fluctuations climatiques. Auquel cas le berceau initial de l'humanité, selon l'expression de Jean-Jacques Jaeger (Institut des sciences de l'évolution, Montpellier) pourrait bien ressembler à «un berceau à roulettes naviguant entre le sud de l'Asie et l'Afrique ».

Catherine Vincent

10 novembre 2001 - (Le Monde Mars 2004)

QUESTIONS :

I) Résumer le texte en 160 mots (+ ou - 10%) 14 points

II) Expliquer les mots ou expressions soulignés. 6 points

Session 2005

Bonheurs

La critique constructive, l'admiration, l'approbation, ce qu'on pourrait appeler la chaleur dans les échanges, sont autant des faits de civilisation que des traits de caractère. Or notre civilisation individualiste, en fondant le bonheur collectif sur l'égoïsme des individus, et la richesse générale sur la concurrence des intérêts particuliers, n'a guère favorisé cette ouverture. Chacun vit séparé, méfiant, conscient de ses droits, cloîtré dans son privé, et considère le voisin comme un étranger, peut-être un concurrent, voire un adversaire. La loi du marché, en se généralisant, rend la société de moins en moins *conviviale*. Situation peu propice ! Il était peut-être possible jadis de s'enfermer dans un bonheur clos, dans un petit monde abrité, étroit mais confortable. De nos jours, aucun abri n'est à l'épreuve des tumultes extérieurs et l'isolement ne fait qu'accroître l'angoisse. Clos sur eux-mêmes par l'esprit du système et l'exemple des autres, les individus peuvent moins que jamais se défendre contre les agressions. Pour être heureux faut-il donc être dur, aveugle, fermé aux autres, toujours occupé à dominer, à se défendre, uniquement soucieux de ses intérêts ?

C'est exactement le contraire qui est vrai ! Il faut s'ouvrir. Or s'ouvrir a toujours demandé un effort, et cet effort, dans l'ambiance individualiste qui est la nôtre, est plus coûteux que jamais : le principe biologique d'économie d'énergie nous pousserait plutôt à rester dans nos abris. Seule *une exigence d'amplitude* peut nous attirer au-dehors : le désir de déploiement et d'épanouissement.

S'ouvrir c'est d'abord assouplir son rythme d'existence, le dérationaliser, le démécaniser, y semer des pauses, lever les yeux, regarder autour de soi et se rendre présent à ce qui se passe. Présence à ce qu'apporte le hasard, mais aussi présence aux autres. L'ouverture est sans limite ; on sait que, dans l'amour et les sacrifices qu'il implique, elle abat toutes les barrières et peut aller jusqu'à *l'oblation*. Mais, sans aller si loin, il est clair que dans le quotidien, l'ouverture est un signe de vitalité. C'est par elle que passe le bonheur.

Une jachère est un terrain qu'on laisse se reposer un ou deux ans avant de le remettre en culture. Coutume disparue : les engrais artificiels permettent désormais une exploitation ininterrompue. Signe des temps, car nous aussi, nous n'arrêtons pas. Notre existence est compacte, organisée dans le détail, sans temps vides. On bouche les moindres fissures avec le sport, la télé, le journal. Nous ne savons plus flâner ; perdre du temps nous semble immoral, car le temps c'est de l'argent. Certains psychologues ont appelé jachères ces précieux moments perdus, espaces vierges, espaces de jeux ouverts à l'imprévu, à l'incertain, à la fantaisie, espaces de promenades sans but, de rêveries sans objet. Alors le bloc dense que formait notre existence *se délite* ; nous cessons de nous confondre avec ce que nous faisons, de coïncider avec notre vie professionnelle ou familiale. Nous prenons des vacances, nous cueillons des fleurs au bord du chemin, nous lâchons, l'espace d'un instant le fil qui nous tire en avant.

A quoi servent ces interruptions ? Que gagne-t-on à perdre son temps ? On y gagne beaucoup puisqu'on sort de la pauvreté et qu'on entre dans le luxe ! Comprenons que le temps consacré au nécessaire, à l'utile est un temps dont nous nous privons ; *nous n'avons comme temps à nous que celui que nous mettons en jachère*. Un robot n'a pas de temps à soi ; il n'en a pas besoin. Mais nous avons organiquement besoin de ces jachères pour y déployer nos rêves, nos désirs toujours insatisfaits, nos projets et nos souvenirs : il s'agit de nous ouvrir à nous-mêmes ! C'est le moment de la poésie, de l'art, de la musique, de la contemplation et d'une certaine créativité non professionnelle : le moment où l'on accepte de s'écouter et, à travers cette écoute, d'entendre l'appel au dépassement. Plus loin encore, on approche d'une zone de silence : plus de souvenirs, plus de projets, plus rien que le sentiment d'exister, le plaisir d'exister, l'existence pure. Ces moments perdus sont-ils vraiment un luxe ? Ou plutôt ne sont-ils pas plus nécessaires que les autres, ceux qui passent pour utiles ? Ce sont des moments où l'on se concentre au lieu de se disperser ;

l'action n'y perd rien puisqu'on y revient ensuite avec des forces neuves, comme des terres laissées en jachère on tire de belles moissons.

Les moines de tous les pays et de toutes les religions ont cherché de cette façon à équilibrer une alternance d'action et de recueillement où l'on se met en état de disponibilité dans la solitude et le silence. C'était pour eux la condition de la vie parfaite. Interrompre le tourbillon des soucis, *la boulimie qui force à occuper le moindre créneau*, se rendre, au contraire, poreux à ce qui s'offre, voire à l'absence même de perceptions et d'idées, au pur silence... Un autre tourbillon surgit alors, beaucoup plus lent, plus secret, qui creuse son chemin dans notre être et met au jour des niveaux refoulés, dont nous ne savions rien. *Régression* ? Retour à des *fantasmes infantiles* ? Pourquoi pas ? Ces régressions nous mettent en contact avec le germe qui fait croître, avec la sève qui irrigue.

Jean Onimus, Bonheurs, bonheur, Ed. Insep, 1998

Questions :

1. Vous résumerez ce texte en 155 mots (+ ou - 10%) — 15 points
2. Vous expliquerez les mots ou expressions suivants :
   - une exigence d'amplitude — 1 point
   - notre existence se délite — 1 point
   - l'oblation — 1 point
   - mettre en jachère — 1 point
   - régression — 1 point

Session 2006

La **S**ociété **I**ncapable de **D**écider des **A**lternatives

Les rédacteurs du rapport annuel de l'ONUSIDA et de l'OMS sur l'épidémie de sida doivent, chaque année, se livrer à un exercice redoutable. Ils doivent d'une part publier les statistiques relatives aux décès provoqués par le VIH et aux nouvelles infections, en progression fulgurante dans certains pays, d'autre part se féliciter rituellement des succès obtenus en matière de prévention ou de diminution du taux de prévalence. Au risque parfois de friser le paradoxe dissimulé derrière un understatement très anglo-saxon. C'est ainsi que l'on apprend que le Kenya fait partie des « bons élèves » de la communauté internationale puisque le taux de prévalence du VIH dans la population a été ramené de 10 à 7 % depuis 2003. L'information est soigneusement mise en valeur par une « accroche » de la maquette : « *Les baisses les plus spectaculaires de la prévalence se sont produites chez les femmes enceintes du Kenya urbain* ». Mais le texte dévoile une toute autre réalité, infiniment moins riante :
« *Les baisses de l'incidence et de la prévalence du VIH ont probablement été partiellement produites par les changements de comportements, mais deux progressions « naturelles » des épidémies de sida pourraient aussi avoir abaissé la prévalence. Premièrement, au fur et à mesure du développement de l'épidémie et de l'augmentation du*

nombre des personnes qui décèdent de maladies liées au sida, les taux de mortalité peuvent être supérieurs au rythme auquel les nouvelles infections se produisent. En conséquence, le nombre total de personnes vivant avec le VIH s'abaisse (et la prévalence chute) mais le rythme des nouvelles infections à VIH n'est pas nécessairement ralenti. Deuxièmement, dans les premiers stades de l'épidémie, le VIH se propage surtout par les personnes les plus exposées au risque de contracter et de transmettre le virus. Leur décès finit par les retirer des circuits de transmission du VIH et (toutes choses étant égales par ailleurs) pourrait provoquer un déclin de l'incidence du VIH qui pourrait se traduire aussi par une baisse de la prévalence ». Le taux a chuté car la mortalité a été élevée, on comprendra que la nouvelle ne porte guère à l'optimisme.

De fait, le rapport 2005 de l'ONUSIDA et de l'OMS montre que la pandémie, loin d'être enrayée, progresse un peu partout dans le monde. On compte aujourd'hui 40,3 millions de personnes vivant avec le VIH, soit deux fois plus qu'il y a dix ans, en 1995. On a enregistré, en 2005, 5 millions de nouvelles infections par le VIH dont 3,2 millions en Afrique sub-saharienne. 2,1 millions d'entre elles concernaient des enfants de moins de quinze ans. Le sida a tué, en 2005, 3 millions de personnes dont 2,4 en Afrique sub-saharienne. « Et le sida est aujourd'hui à l'origine en Afrique, de 6,5% des décès d'enfants de moins de cinq ans contre 2% en 1990 »...

D'où ce constat dramatique : « *Le nombre de personnes vivant avec le VIH dans le monde a atteint son niveau le plus élevé jamais enregistré, avec 40,3 millions de personnes (contre quelque 37,5 millions en 2003)* ». « *Malgré des diminutions des taux d'infection dans certains pays, le nombre global de personnes vivant avec le VIH a continué de s'accroître dans toutes les régions du monde à l'exception des Caraïbes* ». Les augmentations les plus marquées concernent l'Europe orientale, l'Asie centrale et l'Asie de l'Est, en particulier la Chine où les statistiques encore lacunaires n'incitent pas à l'optimisme. On pourrait, d'ici 2010, enregistrer 10 millions de séropositifs en Chine (ils sont actuellement 840 000).

Directeur exécutif de l'ONUSIDA, le Dr Peter Piot conclut : « *L'épidémie de sida continue à surpasser les efforts déployés pour la contenir aux niveaux national et mondial... Il est clair qu'un accroissement rapide de l'étendue et de la portée des programmes de prévention du VIH est requis de toute urgence* ». Une manière habile de reconnaître la faillite des politiques menées jusqu'à ce jour. En 1981, lors de l'apparition du virus, le sida était le « *syndrome imaginaire pour décourager les amoureux* ». Aujourd'hui, il est le révélateur d'une « *société incapable de décider des alternatives* ». Le prix à payer a été particulièrement lourd : 25 millions de personnes sont mortes du sida depuis 1981. Et, au rythme actuel, ce ne pourrait être qu'un acompte.
Patrick Girard, Marianne novembre 2005.

Questions
1. Vous ferez le résumé de ce texte en 170 mots (+/- 10%) /14
2. Vous définirez et expliquerez :
- Prévalence /1,5
- Pandémie /1,5
- Statistiques encore lacunaires /1,5
- Programme de prévention /1,5

Session 2007

Telle fille, quel père ?

Rappelons rapidement les quelques données qui ont un impact sur les relations entre la fille et son père.

L'autonomie politique, professionnelle et financière des femmes françaises n'a pas un demi-siècle On l'oublie trop souvent. Il faut attendre 1944 pour que la fraternité républicaine puisse se décliner au féminin : les femmes obtiennent le droit de vote. En même temps que citoyennes, elles deviennent des ménagères « libérées » du travail domestique. Les machines et les robots sont censés les soulager de ces corvées, tout en suscitant le goût de la consommation. Cela devient nécessaire, car les femmes travaillent de plus en plus. L'accès aux professions demandant une qualification a été rendu possible par l'accès à l'enseignement secondaire et supérieur, où les femmes réussissent en moyenne mieux que les hommes. Mais il faudra attendre 1965 pour que la loi reconnaisse enfin aux femmes mariées le droit d'exercer une activité professionnelle sans l'autorisation de leur époux.

Les femmes investissent surtout les professions du secteur public, où elles trouvent une sécurité professionnelle qu'elles recherchent, et où elles bénéficient de meilleures promotions que dans le privé. En 1972, l'égalité du salaire entre hommes et femmes devient force de loi.

Par ailleurs, l'évolution des conditions de la maternité contribue à accroître l'autonomie des femmes. Les progrès de la médecine permettent de réduire la mortalité infantile. On assiste à une baisse du nombre de procréations : la gestation occupe de moins en moins de temps dans la vie des femmes. À partir des années 70, le baby-boom est terminé : la fécondité descend en dessous du taux de 2,1 enfants par femme, chiffre nécessaire pour que la population se maintienne à un niveau stable. De plus, avec l'apparition de la contraception, il y a eu passation de pouvoir : les femmes ont désormais l'initiative de la conception. Elles vont bientôt rêver de faire des enfants toutes seules.

La conjugalité connaît les effets de ces changements. Le divorce devient plus fréquent, il atteint aujourd'hui 30% des couples. Les conjugalités se diversifient : les femmes sont mariées, pacsées, vivent en concubinage ou en union libre. Sur 14,7 millions de femmes françaises vivant en couple aujourd'hui, 2 millions ne sont pas mariées. Les naissances hors mariage connaissent le développement que l'on sait, pour un bon nombre dans le cadre de couples également dits « naturels ». En 1994, 40% des enfants naissaient hors mariage, et 17% ne vivaient pas avec leurs deux parents. Parmi ces derniers, 85% vivaient avec leur mère.

Après avoir employé les femmes dans le service public, après leur avoir réservé un certain nombre de prestations comme les allocations familiales, la protection de la petite enfance, le développement du travail social, l'Etat a eu à cœur de protéger les femmes après une dissolution conjugale. Ce qui a amené certains auteurs à parler d'Etat-mari. Etat, mari des citoyennes et protecteur de leurs enfants à la place du père réel.

Ces quelques constats nous permettent-ils de penser que la femme est émancipée ? L'évolution est significative, mais le discours triomphaliste tenu récemment par la presse, selon lequel les femmes seraient aujourd'hui restituées dans leurs droits, selon lequel nous vivons sous le matriarcat, ne sert qu'à masquer une réalité contraire. Si la famille a beaucoup évolué, et avec elle les rôles respectifs de l'homme et de la femme, redéfinis récemment par la loi vis-à-vis des enfants, la place de la femme dans le champ social laisse subsister bien des inégalités.

La condition des femmes a évolué, mais leur position relative vis-à-vis des hommes est restée stable. Le couple d'opposition homme-femme se déplace, mais subsiste.

La condition des femmes s'améliore, leur inégalité se maintient

Si les filles réussissent mieux que les garçons au baccalauréat et sont plus nombreuses en université, certains domaines restent réservés à une majorité masculine : dans les lycées techniques, elles s'orientent plus vers des métiers humains et sociaux (commerce, secrétariat, santé) que des métiers techniques. Elles sont minoritaires dans les classes préparatoires et, à l'université, elles sont peu présentes dans les disciplines scientifiques.

Au niveau professionnel, leur choix semble guidé par trois principes. Le premier est que les emplois qui leur conviennent le mieux sont ceux apparentés aux fonctions domestiques : enseignement, santé, services, activités symboliques (art et littérature, presse). Le deuxième veut que, à qualification égale, les hommes sont préférés pour détenir une fonction d'autorité, les femmes restant cantonnées aux rangs hiérarchiques inférieurs. Le troisième principe veut que les hommes gardent le monopole des métiers techniques.

On peut donc affirmer que, si la condition sociale des femmes s'améliore, le différentiel avec les hommes persiste.

Jean-Claude Liaudet. *Telle fille, quel père ?* Paris : l'Archipel, 2002. P. 41- 44.

1) Résumer le texte en 170 mots (+/- 10%) sur 14 points

2) Définir les expressions et termes soulignés : force de loi, conjugalités, concubinage, couples naturels, dissolution conjugale, matriarcat sur 6 points

Session 2008

L'idée s'est très largement répandue selon laquelle planerait sur notre pays une menace d'anéantissement économique. Jusques et y compris chez les scientifiques et les penseurs, on admet que la situation étant exceptionnellement grave il faut bien accepter d'employer les grands moyens, quitte à faire quelques victimes.

Nous serions donc aujourd'hui, si l'on en croit la rumeur, dans une **conjoncture*** sociale et économique présentant de nombreux points communs avec une situation de guerre. A la différence près qu'il ne s'agit pas d'un conflit armé entre nations, mais d'une guerre "économique". Comparable en gravité à celui de la guerre, son enjeu serait la *survie* de la nation et la sauvegarde de la *liberté*. Rien de moins !

C'est au nom de cette juste cause qu'on use, dans le monde du travail, de méthodes cruelles contre nos concitoyens, pour exclure ceux qui ne sont pas aptes à combattre pour cette guerre (les vieux devenus trop lents, les jeunes insuffisamment formés, les hésitants...) : on les congédie de l'entreprise, cependant qu'on exige des autres, de ceux qui sont aptes au combat des performances toujours supérieures en matière de productivité, de disponibilité, de discipline et de don de soi. Nous ne survivrons, nous dit-on, que si nous nous surpassons et si nous parvenons à être encore plus efficaces que nos concurrents. Cette guerre pratiquée sans recours aux armes (du moins en Europe) passe quand même par des sacrifices individuels consentis par les personnes, et des sacrifices collectifs décidés en haut lieu, au nom de la raison économique.

« Le nerf de la guerre », ce n'est pas l'équipement militaire ou le maniement des armes, c'est le développement de la *compétitivité*.

Au nom de cette guerre - dont on ne dit pas qu'elle est sainte, mais dont on chuchote parfois qu'elle est une « guerre saine» -, on admet de passer outre à certains principes. La fin justifierait les moyens.

La guerre saine, c'est d'abord une guerre pour la santé (des entreprises) : « dégraisser les effectifs »,« enlever la mauvaise graisse » (Alain Juppé), « faire le ménage », « passer l'aspirateur », « décaper la crasse »,« décalaminer », « détartrer », « lutter contre la **sclérose*** ou l'ankylose », etc., autant d'expressions saisies ici et là dans le langage ordinaire des dirigeants.

Les cures hygiéno-diététiques sont douloureuses, c'est admis, les traitements chirurgicaux aussi, et si l'on veut se débarrasser du pus, il faut bien inciser ou **exciser*** l'abcès, n' est-ce pas ? Les métaphores médico-chirurgicales sont particulièrement prisées pour justifier les décisions de reclassement, déclassement, mise au placard, licenciement qui infligent aux personnes des souffrances, des déchirements et des crises, dont le psychopathologue et le travailleur social sont les témoins obligés. « A la guerre comme à la guerre » ? « Il faut accepter les inconvénients qu'imposent les circonstances (voir *résignation*) », ou encore : « la guerre justifie les moyens », nous dit, à ce propos, le dictionnaire Robert. Au titre de cette guerre, pourtant, il n'y a pas que des victimes individuelles ou civiles. Faire la guerre n'a pas pour seuls objectifs de défendre sa sécurité et de survivre à la tourmente. La guerre consiste pour l'entrepreneur à fourbir les armes d'une compétitivité grâce à laquelle il pourra mettre à terre ses concurrents: les contraindre à battre en retraite ou les pousser à faire faillite.

Cette guerre économique détruit chaque semaine des entreprises supplémentaires. Les petites et moyennes entreprises, plus vulnérables que les grandes, sont particulièrement touchées, mais les géants qui profitent, longtemps parfois, de la disparition de leurs concurrents plus petits ne sont pas à l'abri de la défaite. Et il arrive qu'à leur tour les très grandes entreprises soient condamnées à la capitulation sans conditions, quand leurs dirigeants ne choisissent pas de fuir *in extremis* (en emportant les meubles) ou de « passer à l'ennemi » (en trahissant leur entreprise et en livrant leur clientèle à la concurrence selon un procédé peu élégant mais fort répandu).

De fait, cette guerre économique occasionne des dégâts, y compris parmi ceux qui étaient les plus ardents partisans d'un libéralisme sans entrave. Dans cette guerre « saine », comme dans bien d'autres guerres passant pour malsaines, il y a du gâchis et des pertes absurdes. Les analystes qui se penchent sur cet emballement délétère, y compris dans la communauté scientifique, sont abasourdis par l'absurdité de certains de ces combats fratricides entre concurrents. Certains spécialistes lancent des signaux d'alarme. L'inefficacité de leurs appels les conduit à soupçonner certains acteurs du drame d'aveuglement dans leur façon de conduire les affaires. D'où ils déduisent que leur mission de chercheur consisterait avant tout à éclairer la lanterne des dirigeants d'entreprise et des dirigeants politiques, comme si une explication rationnelle devait bientôt les convaincre d'agir autrement.

Je ne partage pas cette opinion. Mon expérience auprès des dirigeants me suggère plutôt que ces derniers sont conscients des risques qu'ils encourent, mais que, dans leur majorité, ils ne veulent pas changer de cap.

Christophe Dejours, « Souffrance en France : la banalisation de l'injustice sociale. », Paris, Editions du Seuil, 1998, p.9-12.

1- Résumer le texte en 170 mots (+/- 10%) sur **14 points**
2- A) Définir les expressions et termes soulignés : le nerf de la guerre, fourbir les armes, délétère.
B) Donnez un synonyme des mots suivants en gras repérés par un astérisque : conjoncture, sclérose, exciser. sur **6 points**

Session 2009

Résumez le texte proposé en 170 mots (marge de 10 % en plus ou en moins). 14 points

« Un enfant si je veux, quand je veux et comme je veux ». Ainsi définie, la maternité relève du choix et d'une décision mûrie ; elle se situe dans l'ordre du désir et de la raison, elle n'a rien à voir avec l'instinct qui tient de la pulsion, elle distingue fortement la femme, être pensant, de tout autre mammifère.

La formule est dans l'air du temps, mais née des rangs féministes, elle soulève scepticisme et ironie. Elle perturbe l'opinion courante qui affirme que les femmes sont faites pour être mères. Pour sortir des rangs féministes et accéder au statut d'idée reçue, il va lui falloir faire ses preuves et interroger, d'abord, le mot « instinct ». Qu'on le qualifie de biologique, naturel ou animal, l'instinct, inscrit dans les gènes, est partagé par l'ensemble d'une espèce. Fort de cette définition généralisatrice, il y eut des accusateurs, de tout temps, pour pointer du doigt « les mauvaises mères » et leur manque d'attention et de soins aux enfants, pire que leurs coups portés contre eux. Elles sont condamnées sans appel par la communauté villageoise et la justice qui se montrent pourtant indulgentes envers les mères infanticides auxquelles l'abandon du séducteur, la misère, l'ignorance, donnent des excuses. La « mauvaise mère », elle, n'en a pas ; elle est un monstre puisqu'elle est dénuée d'instinct maternel, constitutif de l'être-femme.

Cette lecture des comportements ne remet donc pas en cause l'existence d'un instinct maternel. Mais, la forte présence des marâtres dans la littérature, qui plus est dans les romans d'inspiration autobiographique, les Mme Vingtras et autre Folcoche (la mère de Jules Vallès et celle d'Hervé Bazin), jette le trouble. Les statistiques l'amplifient par la mise en exergue du recours aux pratiques contraceptives dès le XVIIIe siècle. Utilisées d'abord par les hautes classes de la société, elles ne sont donc pas le résultat de la pauvreté qui obligerait des femmes à faire taire leur instinct maternel : ces femmes refusent la maternité et ses implications. En effet, l'instinct ne s'arrête pas à la pulsion procréatrice, il est *censé* animer la femme du génie maternel qui fait d'elle la nourrice, l'éducatrice, l'institutrice, l'infirmière, pour conduire l'enfant jusqu'à l'âge adulte, baigné dans l'amour maternel, instinctif donc. Pourtant on se souvient des lamentos de mères qui, à travers les siècles, déplorent l'obligation de ces tâches, avouent leur désintérêt pour la fonction, se désespèrent d'avoir dû renoncer à leur vie *d'antan* sur l'autel de l'amour maternel ; on n'a pas oublié les voix célèbres ou anonymes qui sans toujours nier les « joies de la maternité » parlent de tant de sacrifices et d'oubli de soi, de celles qui déclarent « je ne veux pas d'enfants ». Autant de mots incompatibles avec la définition d'un instinct comment parler d'un instinct quand il ne concerne pas toutes les femmes, que les comportements féminins face à la maternité et à l'enfant varient selon les classes sociales, les milieux, les pays, les croyances ?

Ces constats invitent à interroger le passé car si l'amour maternel a une histoire, il ne peut être un instinct. La société affirmait déjà avant le XVIIIe siècle que la femme est faite pour être mère et que ce devoir naturel et social contribue à la force de l'État, l'enfant n'était pas spontanément objet d'amour. Pour saint Augustin, l'enfant fait peur par sa définition théologique : il est entaché du péché, faible d'esprit et vicieux de caractère. Il n'existerait donc alors aucun sentiment spécifique de l'enfance. La forte mortalité infantile sous l'Ancien Régime y contribue sans doute : ne pas s'attacher à un être en sursis permet de se protéger de la souffrance de sa mort. Il en résulte que les douleurs des mères en deuil ont tôt fait d'être qualifiées d'excessives. La majorité, par gêne ou par coutume, met son enfant en nourrice, à peine né, et l'abandon est fréquent. Peu donnent le sein, d'autant plus que l'Église rejette l'allaitement comme un acte voluptueux et la société des biens nés *y* voit un acte impudique et vulgaire. Au XVIIIe siècle, la mise en nourrice s'est généralisée à toute la société

urbaine ; les médecins ne la déplorent pas, ils ne se préoccupent pas de l'enfance avant le XIXe siècle. Le désintérêt dominant des mères plaide donc contre l'existence d'un instinct maternel. En effet, si ce constat ne signifie pas qu'il n'y eut pas des mères aimantes, on ne peut généraliser leur comportement et parler d'instinct.
Puis vint donc Rousseau ; pédagogues, prêtres, médecins et moralistes lui emboîtent le pas et réclament maternité et soins, en écho aux exigences politiques d'alors. Les femmes sont priées d'être mères, de donner la mamelle, de renoncer à la mise en nourrice, d'éduquer leurs enfants et de les aimer plus que tout. Pour faire admettre ce nouveau programme de vie, la maternité et les mères sont sublimées. On ne peut s'y tromper, cet artifice relève de la construction culturelle : en deux siècles, la majorité des femmes est passée de l'indifférence au culte de l'enfant-roi pour lequel et par lequel elles vivent et dont la perte est irremplaçable. De plus, l'insistance à leur faire respecter le modèle de la bonne mère permet de penser que l'instinct maternel n'existe pas. Pourquoi applaudir les mères, les louer pour leur esprit de sacrifice, parler avec les catholiques de « mission providentielle » de la maternité, et de devoir social avec les laïcs, leur réclamer des preuves d'amour, les qualifier de saintes, si les femmes ne font que suivre leur instinct ? Pourquoi enfin éduquer les femmes à être de bonnes mères si, comme l'affirme encore en 1927 le philosophe Alain, « l'amour maternel est le seul amour qui soit pleinement de nature, parce que les deux êtres n'en font d'abord qu'un » ?
De ces contradictions, notre idée va faire son lit. Mais, pour oser s'affirmer au XXe siècle, il lui faut encore surmonter le *diktat* de la psychanalyse.

Yannick Ripa, Les Femmes. Paris : Le Cavalier Bleu, 2002.

Définissez les expressions suivantes : pointer du doigt, mettre en exergue, emboîter le pas. 3 points
Donnez un synonyme pour chacun des termes ou groupes de mots suivants : censé, d'antan, diktat. 3 points

Session 2010
1. Résumez le texte suivant en 180 mots +/- 10 %. (14 points)

Il existe trois grandes origines des secrets de famille. Tout d'abord, les événements gardés secrets parce qu'ils tombent sous le coup de la loi sociale (ceux-ci peuvent ne provoquer ni angoisse ni honte chez leur porteur, si ce n'est celle d'être « découvert »). Ensuite, les événements dissimulés en raison de la honte qui les accompagne. Enfin, les évènements vécus par un parent qui ne peut en parler du fait de la trop grande angoisse qu'ils suscitent en lui. Ces dernières situations relèvent plutôt des non-dits que des secrets proprement dits. Néanmoins, dans tous les cas, celui qui garde le silence sur un événement présente une organisation psychique caractéristique du Secret. Par ailleurs, le fait qu'il existe, ou non, une honte chez le porteur de secret s'efface à la génération suivante. Un enfant qui pressent qu'un parent lui cache quelque chose pense en effet toujours que ce parent a un secret honteux. La honte entoure donc toujours le secret à la seconde génération. Envisageons maintenant les conséquences les plus probables d'un secret grave sur plusieurs générations.
Celui qui garde un secret douloureux est toujours partagé en deux : d'un côté, il aimerait pouvoir le révéler pour s'en libérer ; d'un autre côté, il ne peut s'y résoudre de crainte de porter atteinte aux autres partenaires du secret. A l' origine, son silence peut ne toucher qu'un événement dont il ne peut pas ou ne veut pas parler. Mais petit à petit, pour éviter de se trahir, il risque de taire un grand nombre d'informations se rapportant, de près ou de loin, au secret initial. Par ailleurs, cette *tension intérieure* du porteur de secret – entre la part de lui-même qui veut préserver le secret et celle qui voudrait s'en libérer en le confiant – le conduit à le révéler de façon parcellaire et incomplète, par bribes ou allusions obscures et constamment démenties. Il en résulte des perturbations de sa relation avec ses enfants et ceux-ci en subissent d'importantes conséquences dans leur fonctionnement psychique. Par exemple, un parent peut manifester de l'affection à un enfant puis, subitement, le rejeter de façon inexplicable parce que cet enfant, à son insu, a accompli un geste ou prononcé une parole qui a réveillé un secret douloureux; ou bien un parent peut tenir des propos contradictoires pour tenter de cacher un secret à un enfant qui l'a surpris en train d'en parler à un autre adulte, etc. C'est ainsi qu'une mère était prise de fortes angoisses toutes les fois où il était question des groupes sanguins dans un roman, dans un film, à la télévision ou dans les conversations courantes : la confrontation de ceux de son mari et de son fils lui avait confirmé que le second n'était pas né du premier (elle l'avait eu avec son amant) et elle vivait dans l'inquiétude permanente que ce secret soit découvert !

Alors que les événements à l'origine du secret étaient « indicibles » pour ceux qui les avaient vécus, ces mêmes événements deviennent « innommables » pour la seconde génération. Entendons par là qu'ils ne peuvent faire l'objet d'aucune représentation verbale. Leurs contenus sont ignorés et seule leur existence est pressentie et interrogée. C'est dans cette seconde génération que peuvent apparaître des troubles spécifiques de l'apprentissage sans perturbation grave de la personnalité ou s'accompagnant de perturbations légères.

A la troisième génération, l'événement « indicible » puis « innommable » devient littéralement « impensable ». L'enfant, puis l'adulte qu'il devient, peut percevoir en lui-même des sensations, des émotions, des potentialités d'action ou des images qui lui paraissent « bizarres » et qu'il lui est impossible d'expliquer par sa vie psychique propre ou son histoire familiale.

Comme à la génération précédente, l'ensemble de ces distorsions est lié aux perturbations de la communication, aussi bien précoces que tardives, entre l'enfant et ses parents. Mais ces perturbations ont des effets plus graves qu'à la génération précédente. En effet, si le parent porteur du secret est pour son enfant comme *un miroir porteur d'une opacité localisée,* le parent qui a lui-même été soumis à un parent porteur de secret, et dont la personnalité a été déformée à son insu, est pour son enfant comme *un miroir déformant.* Les effets du secret ne sont plus cernables et localisables comme à la génération précédente. Ils sont diffus et imposent des déformations dont le parent de la seconde génération du secret n'a pas la clef.

Ces enfants (dont les grands-parents étaient porteurs de traumatismes non surmontés et indicibles) peuvent développer les mêmes troubles qu'à la génération précédente, mais aussi des troubles beaucoup plus graves. Le caractère général de ceux-ci est qu'ils sont apparemment dénués de tout sens. Il s'agit en particulier de troubles psychotiques, de formes de délinquance ou de toxicomanie qui constituent autant d'obstacles dans les apprentissages de la vie.

Passée la troisième génération, les secrets, sauf cas de gravité extrême, tendent à se dissoudre dans l'ensemble des attitudes caractérisant la personnalité globale de l'individu. A vrai dire, ils laissent souvent la place à de nouveaux secrets... constitués sous l'effet des précédents ! En effet, tout individu soumis aux effets d'un secret - et cela même s'il n'en est pas clairement conscient - est tenté de créer ses propres secrets ! Faute de maîtriser les secrets dont il est la victime, il tente d'organiser et de contrôler ses secrets à lui ! Confrontés à l'existence d'un secret dont ils sont condamnés à ne jamais rien savoir, les enfants de la troisième génération du secret créent... de nouvelles situations de secrets ! Ils tentent de donner un sens - maîtrisé par eux - à une situation qui en était jusque-là dépourvue. Un secret de famille anodin en cache donc bien souvent un autre, parfois très grave, dans les générations précédentes. Les nouveaux secrets créés par une génération en réaction à un secret familial font oublier les précédents même s'ils en sont pourtant la conséquence indirecte. Un secret risque toujours d'en cacher un autre !

Serge Tisseron. *Secrets de famille : mode d'emploi*. Paris : Éd. Ramsay, 1996. p. 47-52.

2. Vocabulaire. (6 points)

1. Expliquez les formules suivantes (3 points) :
- tension intérieure,
- miroir porteur d'une opacité localisée,
- miroir déformant.

2. Donnez un synonyme de chacun de ces termes (3 points) :
- parcellaire,
- à son insu,
- distorsion.

Session 2012

- Résumer le texte en 180 mots (plus ou moins 10%) — 14 points
- Expliquer les expressions en gras dans le texte — 6 points
  - **le surinvestissement dans le travail**
  - **des forces subversives**

[...] Le programme néolibéral, qui tire sa force sociale de la force politico-économique de ceux dont il exprime les intérêts - actionnaires, opérateurs financiers, industriels, hommes politiques conservateurs ou sociaux-démocrates convertis aux démissions rassurantes du laisser-faire, hauts fonctionnaires des finances, d'autant plus acharnés à imposer une politique prônant leur propre dépérissement que, à la différence des cadres des entreprises, ils ne courent aucun risque d'en payer éventuellement les conséquences -, tend globalement à favoriser la coupure entre l'économie et les réalités sociales, et à construire ainsi, dans la réalité, un système économique conforme à la description théorique, c'est-à-dire une sorte de machine logique, qui se présente comme une chaîne de contraintes entraînant les agents économiques.

La mondialisation des marchés financiers, jointe au progrès des techniques d'information, assure une mobilité sans précédent de capitaux et donne aux investisseurs, soucieux de la rentabilité à court terme de leurs investissements, la possibilité de comparer de manière permanente la rentabilité des plus grandes entreprises et de sanctionner en conséquence les échecs relatifs. Les entreprises elles-mêmes, placées sous une telle menace permanente, doivent s'ajuster de manière de plus en plus rapide aux exigences des marchés ; cela sous peine, comme l'on dit, de « perdre la confiance des marchés », et, du même coup, le soutien des actionnaires qui, soucieux d'obtenir une rentabilité à court terme, sont de plus en plus capables d'imposer leur volonté aux *managers,* de leur fixer des normes, à travers les directions financières, et d'orienter leurs politiques en matière d'embauche, d'emploi et de salaire.

Ainsi s'instaurent le règne absolu de la flexibilité, avec les recrutements sous contrats à durée déterminée ou les intérims et les « plans sociaux » à répétition, et, au sein même de l'entreprise, la concurrence entre filiales autonomes, entre équipes contraintes à la polyvalence et, enfin, entre individus, à travers l' *individualisation* de la relation salariale :

fixation d'objectifs individuels ; entretiens individuels d'évaluation ; évaluation permanente ; hausses individualisées des salaires ou octroi de primes en fonction de la compétence et du mérite individuels ; carrières individualisées ; stratégies de « responsabilisation » tendant à assurer l'auto-exploitation de certains cadres qui, simples salariés sous forte dépendance hiérarchique, sont en même temps tenus pour responsables de leurs ventes, de leurs produits, de leur succursale, de leur magasin, etc., à la façon d'« indépendants » ; exigence de l'« autocontrôle » qui étend l'« implication » des salariés, selon les techniques du « management participatif », bien au-delà des emplois de cadres. Autant de techniques d'assujettissement rationnel qui, tout en imposant **le surinvestissement dans le travail**, et pas seulement dans les postes de responsabilité, et le travail dans l'urgence, concourent à affaiblir ou à abolir les repères et les solidarités collectives.

L'institution pratique d'un monde darwinien de la lutte de tous contre tous, à tous les niveaux de la hiérarchie, qui trouve les ressorts de l'adhésion à la tâche et à l'entreprise dans l'insécurité, la souffrance et le stress, ne pourrait sans doute pas réussir aussi complètement si elle ne trouvait la complicité des *dispositions précarisées* que produit l'insécurité et l'existence, à tous les niveaux de la hiérarchie, et même aux niveaux les plus élevés, parmi les cadres notamment, d'une *armée de réserve de main-d'œuvre docilisée par la précarisation* et par la menace permanente du chômage. Le fondement ultime de tout cet ordre économique placé sous le signe de la liberté, est en effet, la *violence structurale* du chômage, de la précarité et de la menace du licenciement qu'elle implique : la condition du fonctionnement « harmonieux » du modèle micro-économique individualiste est un phénomène de masse, l'existence de l'armée de réserve des chômeurs. [...]

Et pourtant le monde est là, avec les effets immédiatement visibles de la mise en œuvre de la grande utopie néolibérale : non seulement la misère d'une fraction de plus en plus grande des sociétés les plus avancées économiquement, l'accroissement extraordinaire des différences entre les revenus, la disparition progressive des univers autonomes de production culturelle, cinéma, édition, etc., par l'imposition intrusive des valeurs commerciales, mais aussi et surtout la destruction de toutes les instances collectives capables de contrecarrer les effets de la machine infernale, au premier rang desquelles l'Etat, dépositaire de toutes les valeurs universelles associées à l'idée de *public*, et l'imposition, partout, dans les hautes sphères de l'économie et de l'Etat, ou au sein des entreprises, de cette sorte de darwinisme moral qui, avec le culte du *winner*, formé aux mathématiques supérieures et au saut à l'élastique, instaure comme normes de toutes les pratiques la lutte de tous contre tous et le *cynisme*. [...]

MAIS ces mêmes forces de « conservation », qu'il est trop facile de traiter comme des forces conservatrices, sont aussi, sous un autre rapport, des forces de *résistance* à l'instauration de l'ordre nouveau, qui peuvent devenir **des forces subversives**. Et si l'on peut donc conserver quelque espérance raisonnable, c'est qu'il existe encore, dans les institutions étatiques et aussi dans les dispositions des agents (notamment les plus attachés à ces institutions, comme la petite noblesse d'Etat), de telles forces qui, sous apparence de

défendre simplement, comme on le leur reprochera aussitôt, un ordre disparu et les « privilèges » correspondants, doivent en fait, pour résister à l'épreuve, travailler à inventer et à construire un ordre social qui n'aurait pas pour seule loi la recherche de l'intérêt égoïste et la passion individuelle du profit, et qui ferait place à des collectifs orientés vers la *poursuite rationnelle de fins collectivement élaborées et approuvées*.
Parmi ces collectifs, associations, syndicats, partis, comment ne pas faire une place spéciale à l'Etat, Etat national ou, mieux encore, supranational, c'est-à-dire européen (étape vers un Etat mondial), capable de contrôler et d'imposer efficacement les profits réalisés sur les marchés financiers et, surtout, de contrecarrer l'action destructrice que ces derniers exercent sur le marché du travail, en organisant, avec l'aide des syndicats, l'élaboration et la défense de l'*intérêt public* qui, qu'on le veuille ou non, ne sortira jamais, même au prix de quelque faux en écriture mathématique, de la vision de comptable (en un autre temps, on aurait dit d'« épicier ») que la nouvelle croyance présente comme la forme suprême de l'accomplissement humain.

Extrait de L'essence du néolibéralisme, par Pierre Bourdieu, Sociologue, professeur au Collège de France, Le monde diplomatique, mars 1998.

<u>Session 2013</u>

1) Résumer le texte en 170 mots (plus ou moins 10%). 16 points.
2) Expliquer les mots ou expressions en gras dans le texte : 4 points.
   - transfigurerait en échange symbolique
   - don devrait ne pas apparaître comme don
   - donataire
   - donateur

Supposons donc une intention-de-donner : quelqu' « un » veut ou désire donner. [...] On peut s'autoriser à énoncer l'axiome suivant : pour qu'il y ait don, événement de don, il faut que quelqu'« un » donne quelque « chose » à quelqu'un d'autre, sans quoi « donner » ne voudra rien dire. Autrement dit, si donner veut bien dire ce que, en en parlant entre nous, nous croyons que cela veut dire, il faut que, dans une certaine situation, quelqu'« un » donne quelque « chose » à quelqu'« un d'autre », etc. Cela paraît tautologique, cela va de soi et semble impliquer le défini dans la définition, c'est-à-dire ne rien définir du tout. A moins que l'introduction discrète de « un » et de « chose », et surtout de « autre » (« quelqu'un d'autre ») n'annonce quelque perturbation dans la tautologie d'un don qui ne peut pas se contenter de donner ou de *se* donner, sans donner quelque chose (d'autre) à quelqu'un (d'autre). Car voici l'impossible qui semble ici se donner à penser. C'est que ces conditions de possibilité du don (que quelqu'« un » donne quelque « chose » à quelqu'« un d'autre ») désignent simultanément les conditions de l'impossibilité du don. Et nous pourrions d'avance traduire autrement : ces conditions de possibilité définissent ou produisent l'annulation, l'annihilation, la destruction du don. Une fois encore, repartons en

effet du plus simple et fions nous toujours à cette pré-compréhension sémantique du mot « don » dans notre langue ou dans quelques langues familières. Pour qu'il y ait don, il faut qu'il n'y ait pas de réciprocité, de retour, d'échange, de contre-don ni de dette. Si l'autre me *rend* ou me *doit,* ou doit me rendre ce que je lui donne, il n'y aura pas eu don, que cette restitution soit immédiate ou qu'elle se programme dans le calcul complexe d'une différence à long terme. Cela est trop évident si l'autre, le donataire, me rend *immédiatement* la même chose. Il peut d'ailleurs s'agir d'une bonne ou d'une mauvaise chose; et nous anticipons ici une autre dimension du problème, à savoir que si donner est spontanément évalué comme *bon* (il est *bon* et *bien* de donner et ce qu'on donne, le présent, le cadeau, le *gift,* est un bien), il reste que ce « bon » peut aisément se renverser : comme nous le savons, en tant que bon, il peut aussi être mauvais, empoisonnant *(Gift, gift),* et cela dès le moment où le don endette l'autre, si bien que donner revienne à faire mal, à faire du mal, sans compter que dans certaines langues, par exemple en français, on dira aussi bien « donner un cadeau » que « donner un coup », « donner la vie » que « donner la mort », soit qu'on les dissocie et les oppose, soit qu'on les identifie. Nous disions donc que, à l'évidence, si le donataire rend la même chose, par exemple une invitation à déjeuner (et l'exemple de la nourriture ou des biens dits de consommation ne sera jamais un exemple parmi d'autres), le don est annulé. Il s'annule chaque fois qu'il y a restitution ou contredon.
Chaque fois selon le même anneau circulaire qui conduit à « rendre », il y a paiement et acquittement d'une dette. Dans cette logique de la dette, la circulation d'un bien ou des biens n'est pas seulement la circulation des « choses » que nous nous serons offertes mais même des valeurs ou des symboles qui s'y engagent et des intentions d'offrir, qu'elles soient conscientes ou inconscientes. Bien que toutes les anthropologies, voire les métaphysiques du don, aient, *à juste titre et avec raison,* traité *ensemble,* comme un système, le don et la dette, le don et le cycle de la restitution, le don et l'emprunt, le don et le crédit, le don et le contre-don, nous nous *départissons* ici, de façon vive et tranchante, de cette tradition. C'est-à-dire de la tradition elle-même. Nous prendrons notre départ dans la dissociation, dans l'aveuglante évidence de cet autre axiome : il n'y a de don, s'il y en a, que dans ce qui interrompt le système ou aussi bien le symbole, dans une partition sans retour et sans répartition, sans l'être-avec-soi du don-contre-don. Pour qu'il y ait don, *il faut* que le donataire ne rende pas, n'amortisse pas, ne rembourse pas, ne s'acquitte pas, n'entre pas dans le contrat, n'ait jamais contracté de dette. (Ce « il faut », c'est déjà la marque d'un devoir, le devoir de-ne-pas... : le **donataire** *se* doit même de ne pas rendre, il a le *devoir* de ne pas *devoir,* et le **donateur** de ne pas escompter la restitution). Il faut, à la limite, qu'il ne *reconnaisse* pas le don comme don. S'il le reconnaît *comme* don, si le don lui *apparaît comme tel,* si le présent lui est présent *comme présent,* cette simple reconnaissance suffit pour annuler le don. Pourquoi ? Parce qu'elle rend, à la place, disons, de la chose même, un équivalent symbolique. Le symbolique ici, on ne peut même pas dire qu'il re-constitue l'échange et annule le don dans la dette. Il ne re-constitue pas un échange qui, n'ayant plus lieu comme échange de choses ou de biens, se **transfigurerait en échange symbolique**. Le symbolique ouvre et constitue l'ordre de l'échange et de la

dette, la loi ou l'ordre de la circulation où s'annule le don. Il suffit donc que l'autre *perçoive le don,* non seulement le perçoive au sens où, comme on le dit en français, on *perçoit* un bien, de l'argent ou une récompense, mais en perçoive la nature de don, perçoive le sens ou l'intention, le *sens intentionnel* du don, pour que cette simple *reconnaissance* du don *comme* don, *comme tel,* avant même de devenir *reconnaissance comme gratitude,* annule le don comme don. La simple identification du don semble le détruire. La simple identification du passage d'un don comme tel, c'est-à-dire d'une chose identifiable entre quelques-« uns » identifiables ne serait autre que le procès de la destruction du don. Tout se passe comme si, entre l'événement ou l'institution du don *comme tel* et sa destruction, la différence était destinée à s'annuler constamment. *A la limite, le don comme* ***don*** **devrait** ***ne pas apparaître comme don*** *: ni au* ***donataire****, ni au* ***donateur****.*

Il ne peut être don comme don qu'en n'étant pas présent comme don. Ni à l'« un » ni à l'« autre ». Si l'autre le perçoit, s'il le garde comme don, le don s'annule. Mais celui qui donne ne doit pas le voir ou le savoir non plus, sans quoi il commence, dès le seuil, dès qu'il a l'intention de donner, à se payer d'une reconnaissance symbolique, à se féliciter, à s'approuver, à se gratifier, à se congratuler, à se rendre symboliquement la valeur de ce qu'il vient de donner, de ce qu'il croit avoir donné, de ce qu'il s'apprête à donner. La temporalisation du temps (mémoire, présent, anticipation ; rétention, protention, imminence du futur; extases, etc.) engage toujours le processus d'une destruction du don : dans la garde, la restitution, la reproduction, la prévision ou l'appréhension anticipatrice, qui prend ou comprend d'avance.

Jacques DERRIDA, ***Donner le temps****, 1. La fausse Monnaie, Chapitre 1 : Le temps du roi, pages 24-27,* Éditions Galillée.

Session 2014

- Résumer le texte en 180 mots (plus ou moins 10%). 14 points.
- Expliquer les expressions en gras dans le texte. 6 points.
    - l'indispensable substrat de la connaissance authentique ;
    - remise en question, de fond en comble ;
    - l'« expérience » (souvent faite « à chaud »).

En 1934 je n'avais aucune expérience et je le savais. Pour m'approprier cette expérience, pour déchiffrer les faits neufs que j'avais sous les yeux, il me fallait d'abord recueillir une multitude de données. Car pour comprendre il faut d'abord apprendre, et si possible apprendre en ordre. Les sociologues et les historiens sont logés à la même enseigne : ils disposent de faits, c'est-à-dire d'effets. Mais ce qui importe ce sont les causes. Quand il s'agira de choisir ou d'inventer des causes aux effets qui auront été longuement collectés, il faudra faire un tri. Et qui guidera ce tri (il s'appelle comprendre)? Rien d'autre que les expériences acquises en propre. Je devais apprendre plus tard qu'il n'y a qu'une expérience valable pour chacun de nous, celle que nous avons sentie dans nos propres nerfs et dans nos propres os. Depuis l'expérience la plus banale que tout être humain connaît ou croit connaître — la faim — jusqu'à l'expérience la plus haute — celle de ces conflits déchirants dans lesquels une personnalité s'affirme ou se détruit —, rien, absolument rien, ne s'invente. Comprendre, imaginer, deviner, c'est associer selon des modalités inépuisablement diverses des sensations acquises par l'expérience, et acquises seulement par l'expérience... Toute la mécanique de notre érudition ressemble aux notes écrites d'une partition musicale, et notre expérience d'être humain, c'est la gamme sonore sans laquelle la partition restera morte. Combien y a-t-il d'historiens, de psychologues, d'ethnologues — les spécialistes de l'homme — qui, lorsqu'ils assemblent leurs fiches, ressemblent à un sourd de naissance copiant les dièses et les bémols d'une sonate ? Nous n'avons l'accès que d'un être humain — nous-même — et il est impossible d'inventorier les autres, si ce n'est par rapport à cet inventaire premier que nous ne pouvons trouver qu'en nous. Si l'on ne se connaît pas soi-même, on ne connaîtra jamais personne. Et oserais-je dire qu'on ne se connaît qu'à l'usage? Un usage de nous-même, il est vrai, qui remonte à notre naissance, et qui peut, à cause de cela, ressembler à l'intuition pour les êtres rares que chaque expérience instruit. Après quatorze mois de cellule, je fus déportée à Ravensbrück, le mardi 19 octobre 1943, avec tous mes manuscrits. C'est alors, et alors seulement, que je refis mes classes « humanistes », et que j'appris sur le crime et les criminels, la souffrance et ceux qui souffrent, la lâcheté et les lâches, sur la peur, la faim, la panique, la haine, des choses sans lesquelles on n'a pas la clé de l'humain, car tout cela, à l'état de larves, rampe dans n'importe quelle société, mais on n'apprend à l'identifier que lorsqu'on a regardé longuement la bête adulte, épanouie dans sa peau. En 1946, dans la période d'usure extrême qui suivit ma captivité en Allemagne, un institut international me demanda le compte rendu des enquêtes scientifiques que j'avais menées en Algérie entre 1934 et 1940. Mes trois principaux manuscrits avaient disparu et ma documentation était trop minutieuse pour pouvoir se reconstituer de mémoire. Je me mis à feuilleter les quelques fiches et brouillons rescapés du désastre — et qui dataient exclusivement de ma première série de missions — mais sans parvenir à éviter de les comparer mentalement au niveau atteint par mon enquête à la fin de mon second « séjour ». Je ne discernais plus que les insuffisances de ces documents — de ces miettes de documents — retrouvés dans le désordre de ma maison dévastée et vide, mais je me sentais moralement endettée vis-à-vis des services scientifiques qui m'avaient fait confiance, et, à cause de cette dette, j'entrepris de reconstituer l'inventaire des ouvrages que je venais de perdre. Par conformisme scolastique, par désir de satisfaire les gens auxquels je destinais mon texte, je fis l'effort de lutter contre ces interférences — mais sans toutefois parvenir à me convaincre de la nécessité de les écarter totalement. Il me semblait (il me semble de plus en plus) que, pour discourir sur les sciences humaines, l'érudition pure ne peut suffire, et qu'une expérience vécue, profonde et diverse, constitue **l'indispensable substrat de la connaissance authentique** de notre espèce: il n'est que de vivre pour se convaincre que les événements vécus sont la clé des événements observés...

Observer une civilisation, et s'observer tandis qu'on l'observe sont deux choses bien distinctes ; entre 1934 et 1940, je ne songeais encore qu'à ce que je voyais, et à la meilleure façon de le décrire, mais quelques années plus tard, je fus amenée à faire ce retour sur soi sans lequel il n'y a pas de véritable observation, et que tout sociologue doit faire un jour. Qu'est-ce que la sociologie ? Qu'est-ce que l'ethnologie ? C'est d'abord la **remise en question, de fond en comble**, de celui qui s'y consacre. Après cela, seulement, il peut regarder fonctionner une civilisation, et il peut distinguer ce qui, en elle, résistera aux ébranlements de la vie qui s'écoule — distinguer, dans le courant, les herbes que le flot incline et celles qu'il va déraciner. Lorsqu'on cherche les transitions entre la « pensée sauvage » (telle que nous la décrit Claude Lévi-Strauss) et la « pensée moderne », on constate que les sciences dites exactes et les sciences dites humaines ont évolué en sens exactement inverse. L'homme sauvage croyait qu'il « participait » à l'univers, que tel astre, tel animal, telle orientation, tel jour de la semaine n'étaient pas étrangers à sa vie, à son être, au point qu'il hésitait à se délimiter avec certitude par rapport à eux (notons, en passant, que l'homme sauvage est encore massivement représenté, de nos jours, dans nos capitales — ne serait-ce que par les innombrables lecteurs d'horoscopes). Par contre, ce même homme (si peu sûr de ses frontières par rapport à la planète Mars) se considérait sans hésitation comme d'une autre essence que tous les individus qui ne faisaient pas strictement partie de son campement. Aujourd'hui, les physiciens, les chimistes et les astronomes se distinguent sans nulle hésitation de l'objet de leurs recherches, et ce sont maintenant les humanistes qui « participent » disons que, dans les sciences dites exactes, lorsqu'un chercheur observe un phénomène au microscope, on distingue : l'œil qui regarde, l'instrument dont il se sert, l'objet qu'il étudie — tandis qu'une noble froideur (dite scientifique) préside à l'opération... Dans les sciences humaines, au contraire, l'observateur, la lunette grossissante et le microbe qui s'agite sur la plaque de verre ne sont séparés que par d'incertaines cloisons, tandis que **« l'expérience » (souvent faite « à chaud »)** remplit de buée les microscopes, et communique aux préparateurs l'énervement des bactéries. Cette solidarité fondamentale de l'observateur et de l'observé et cette lenteur à la percevoir nous expliquent pourquoi, beaucoup plus que toutes les autres sciences, les sciences humaines ont eu grand-peine à conquérir un vocabulaire précis, affranchi des lourdes hypothèques du passé : on peut parler très longuement de chimie ou d'astronomie sans rien savoir des alchimistes et des astrologues — mais avant d'écrire le mot « ethnologue » en sous-titre d'une étude, il faut faire bien attention et très attentivement définir ce qu'on entend par là.

Germaine Tillion, Fragments de vie, Seuil, avril 2009.

1°) A quoi correspond le degré O d'excentricité sur la rétine ?
2°) Quelle(s) information(s) concernant l'organisation structurale de la rétine pouvez-vous extraire de la seule analyse du document 1?
3°) Quelle(s) information(s) concernant le rôle fonctionnel des photorécepteurs pouvez-vous extraire de la seule analyse du document 1?

Session 2015

- Résumer le texte en 180 mots (plus ou moins 10%) 15 points
- Expliquer les expressions en gras dans le texte 5 points

✓ manifestation ostentatoire
✓ fonction propitiatoire
✓ chaîne syntagmatique
✓ conduites acoustiques de conjuration
✓ faire rendre gorge

Ceux qui craignent le silence demeurent à l'affût d'un son qui humaniserait les lieux, ils s'inquiètent de parler comme si leur parole allait mettre en branle des forces obscures prêtes à fondre sur eux. D'autres, pour échapper à l'angoisse, se lancent dans des actions bruyantes, crient ou sifflent, s'accompagnent d'une radio ou d'un magnétophone. Leur **manifestation ostentatoire** efface une situation insupportable. En restaurant l'empire du bruit, ils cherchent à rétablir les droits d'une humanité en suspens, ils retrouvent leurs assises identitaires un moment ébranlées par l'absence de tout repère sonore identifiable. Le bruit exerce en effet une fonction sécurisante en dispensant des signes tangibles d'existence, en témoignant de la turbulence sans fin d'un monde toujours présent. Il donne prise, surtout si on en est soi- même le maître, là où le silence à l'inverse est insaisissable et dépasse à l'infini l'individu. La radio ou la télévision peuplent la maison, et restent parfois en marche comme simple bruit de fond conjurant la solitude, le silence, le deuil, le vide d'une existence sur le fil du rasoir. Le bruit humanise les lieux, les rend retentissants de la présence des autres.

Opposé au silence, le bruit a souvent une **fonction propitiatoire** dans les usages traditionnels, et même encore aujourd'hui lors de certaines transitions sociales. Les conduites de vacarme ont longtemps accompagné les noces de maintes régions européennes. La pratique subsiste avec le cortège de voitures qui traverse ville ou campagne à grand renfort de klaxon. F. Zonabend décrit les noces à Minot, dans le Châtillonnais, en insistant sur le tapage rituel qui jalonne la cérémonie : bruits et cris au fil du parcours, appels des enfants, cloches, coups de fusil, klaxon, etc. Ponctué de rires, d'acclamations, de cris, de chansons, etc. le repas de noces dure des heures. Les habitants de Minot s'étonnent qu'aujourd'hui des noces soient parfois silencieuses : « Les gens ne savent plus s'amuser, il y a des noces maintenant, on n'entend rien ». La suspicion pèse sur ces mariages : conflits entre les parents, conduite inconvenante de la mariée? Zonabend, les motifs traditionnels de noces célébrées dans la discrétion, sans fracas d'armes ou de pétards, sans chants, sans manifestations tapageuses. Manière de ne pas faire de bruit au sens figuré, pour ne pas se désigner à l'attention. Le tintamarre rituel de la noce affiche la liesse et affirme publiquement le mariage, mais il participe aussi du changement de statut de la jeune femme, « disjonction pleine de risques » que le vacarme accompagne et symbolise, selon Levi-Strauss, en éloignant les instances négatives et en appelant la fécondité, l'abondance sur le couple. Le silence lors du rituel serait signe de stérilité, d'un danger, ou l'aveu implicite d'une conduite coupable.

C. Levi-Strauss pointe également le tapage mené par certaines sociétés traditionnelles à l'occasion des éclipses, manière de signaler là aussi « une anomalie dans la **chaîne syntagmatique** ». M. Godelier décrit un tintamarre rituel chez les Baruya de Nouvelle-Gui- née au moment d'une éclipse : « Je compris à travers ces cris que la lune était « en train de mourir ». Aussitôt après que ces mots eurent été criés, monta de toutes les directions du village un charivari de bruits d'objets qu'on frappe et de clameurs poussées. Après une longue minute, le silence revint ». Ces **conduites acoustiques de conjuration** d'une menace par le bruit se retrouvent dans maintes fêtes calendaires des traditions européennes et de manière moderne au moment du changement d'année qui voit dans les villes des concerts de klaxons et l'explosion d'innombrables pétards, de feux d'artifice.

On peut aussi fuir le silence comme la peste dans une quête passionnée de saturation auditive. Le bruit revêt alors une signification propice pour l'individu ou le groupe, il construit un paravent permettant le retrait hors du monde et la prévention de contacts non désirés. La culture du baladeur pousse à son terme ce souci de s'isoler dans la continuité d'une sonorité inlassable qui rend simultanément encore plus intolérable toute confrontation ultérieure au silence. Rien n'est plus vulnérable que le silence, s'il en demeure quelques nappes ici et là, tout individu dispose des moyens techniques de s'en défendre s'il le souhaite. D'où l'usage inattendu du baladeur lors d'activités comme le jogging ou la randonnée ; le transistor ou la radio dans la voiture en marche, la portière ouverte, dans des lieux plutôt associés au repos, à la tranquillité sonore : les plages par exemple, les campagnes, les abords des lacs fréquentés par les baigneurs ou les pêcheurs, etc. Si certains se réfugient dans le silence, d'autres lui préfèrent le bruit, ils y trouvent les mêmes ressources pour le rassemblement de soi, la protection contre un environnement perçu comme hostile ou étranger, la conjuration de l'angoisse, de la solitude.

La muraille sonore érigée par l'autoradio ou le CD, la discothèque, le baladeur, ou la salle de concert avec une sono portée à son comble, isole d'un monde difficile à saisir en donnant une sécurité provisoire, un sentiment de contrôle sur l'environnement. Le bruit au sein du groupe de pairs entrave parfois la communication, la réduit à une pure forme phatique mais elle empêche aussi de trop mesurer solitude ou désarroi. Elle favorise sans effort le sentiment de communion. La recherche de maîtrise par la production du fracas ou du retrait sonore engendre aussi le plaisir, il est un mode efficace de gestion identitaire, un élément de la constitution de soi comme sujet.

Les entreprises de liquidation du silence foisonnent, elles ne sont pas délibérées, elles sont simplement le fait des conséquences de la technique. Elles ajoutent aux bruits de l'environnement urbain ou des innombrables instruments devenus indispensables à la vie sociale ou individuelle, investissent des lieux encore préservés, en friches, livrés à la pure gratuité du silence. La modernité traduit une tentative diffuse de saturation de l'espace et du temps par une émission sonore sans repos. Le silence étant une zone non défrichée, suspendue aux attentes, libre d'usage, il provoque une riposte de remplissage, d'animation, afin que soit enfin rompu ce défi de l'« inutile » qu'il recelait. Car pour une logique productive et marchande le silence ne sert à rien, il occupe un temps et un espace qui pourraient bénéficier d'une fin vouée à un meilleur rendement. Pour la modernité le silence est un résidu en attente d'un emploi plus fructueux, il est à l'image d'un terrain vague au cœur de la ville, une sorte de défi appelant à l'impératif de le rentabiliser, de lui **faire rendre gorge** d'une utilité quelconque puisqu'en attendant il n'est là qu'en pure perte. Anachronique, domaine où le bruit n'a pas encore pénétré, il est un archaïsme qui doit trouver son remède. Il résonne comme une panne assourdissante du système. Le silence est un reste, ce que le bruit n'a pas encore pénétré ni altéré, ce que les moyens ou les conséquences de la technique épargnent encore.

David LE BRETON, Anthropologie du silence, 1999.

Session 2015 BIOLOGIE

Questions rédactionnelles:

Question 1: **(4,5 points)**
Définissez et commentez en cinq lignes maximum les expressions et les mots suivants :
- opsine :
- épissage différentiel :
- testostérone :
- folliculogenèse :
- code génétique :
- proto-oncogène :

Question 2: (3 points)
La toxine botulique est utilisée dans le traitement des maladies neurologiques caractérisées par une hypertonie musculaire (trop de tonus musculaire) ou par des contractions musculaires exagérées ou anormales. Le traitement consiste en l'injection de petites quantités de toxine botulique au niveau des muscles atteints. La toxine botulique, dont l'action cellulaire cible l'exocytose, induit une faiblesse des muscles hyperactifs, sans pour autant affecter leur fonctionnement normal. L'effet thérapeutique de la toxine botulique se manifeste généralement après quelques jours et persiste pendant 2 à 4 mois. Un petit nombre de patients (environ 3%) développent une résistance au traitement diminuant son effet bénéfique. C'est pourquoi la fréquence des injections est limitée à un maximum d'une série

d'injections tous les 3 mois pour éviter ou retarder le développement de cette résistance.
Après avoir décrit par un schéma la zone d'action de cette toxine, vous en préciserez les conséquences physiologiques. En référence au produit injecté, quelle peut être la réponse de l'organisme expliquant cette résistance ?

Question 3: (3 points)
Après avoir défini la mucoviscidose, décrivez les différents phénotypes qui s'y rapportent. Puis, donnez les causes génétiques de cette maladie.

Question 4: (1,5 points)
Faite le schéma d'une anaphase de division réductionnelle d'une cellule dont le génotype est (AB//ab ; D//d) qui montrera que la liaison des gènes n'était pas totale.

Exercice 1: (4 points)
Un floriculteur cultive une variété pure de plantes ayant des fleurs à pétales rouges et frisés. Il constate l'apparition dans son champ de plantes ayant des fleurs à pétales roses et frisés et de plantes ayant des pétales roses et lisses. Ce floriculteur pense que le vent ou les insectes ont amené le pollen (gamète mâle) d'une autre variété dans son champ. Pour trouver une explication génétique aux nouveaux phénotypes apparus, il réalise le croisement entre ces nouvelles plantes comme suit :
Plantes « A » ayant des fleurs à pétales roses et frisés X Plantes « B » ayant des fleurs à pétales roses et lisses.
La descendance obtenue est composée de :

- 202 plantes ayant des fleurs à pétales roses et lisses.
- 102 plantes ayant des fleurs à pétales blancs et lisses.
- 98 plantes ayant des fleurs à pétales blancs et frisés.
- 102 plantes ayant des fleurs à pétales rouges et frisés.
- 98 plantes ayant des fleurs à pétales rouges et lisses.
- 198 plantes ayant des fleurs à pétales roses et frisés.

Par un raisonnement rigoureux, vous devez :

1°) Déterminer la relation de dominance entre les allèles de chacun des deux gènes considérés.

2°) Déterminer si ces deux gènes sont liés ou indépendants.

3°) Donner les génotypes possibles de la plante à l'origine du pollen ayant conduit à l'apparition des nouveaux phénotypes dans le champ du floriculteur.

Exercice 2: (4 points)
On se propose d'étudier comment le fœtus échappe aux mécanismes immunitaires de défense de sa mère pendant la grossesse.

Chaque personne possède à la surface de ses cellules un jeu de protéines HLA, dit classique, qui lui est propre. Ce sont les protéines du soi. Les cellules d'un fœtus portent pour moitié les protéines HLA classique de sa mère et pour moitié celles de son père.

Le fœtus est entouré d'un tissu appelé trophoblaste, qui l'isole du système immunitaire maternel. Les cellules de ce tissu ne portent aucune protéine HLA classique mais une protéine nommée HLA-G, que l'on ne trouve qu'à leur surface et qui est la même chez tous les fœtus.

Information 1 : Les lymphocytes T cytotoxiques détruisent par cytolyse toute cellule reconnue comme étrangère. Ce mécanisme est un moyen de défense spécifique à médiation cellulaire. On met en présence de lymphocytes T cytotoxiques, d'une part des cellules infectées par un virus et, d'autre part, des cellules trophoblastiques. Les cellules infectées sont lysées mais les cellules trophoblastiques échappent à la destruction.

Information 2 : Les cellules NK (= Natural Killer) ne savent pas distinguer le soi du non-soi. Elles sont spécialisées dans la destruction des cellules qui ne présentent pas de protéine HLA classique à leur surface. Ces cellules NK portent à leur surface un récepteur KIR (= killing inhibitory receptor) qui présente une complémentarité de forme avec la protéine HLA-G.

Pour étudier le rôle des cellules NK vis-à-vis des cellules du trophoblaste, une série d'expériences a été réalisée :

Expérience 1 : on cultive une lignée de cellules humaines appelées K562 qui ne présentent aucune protéine HLA classique ; in vitro, ces cellules sont très facilement détruites par les cellules NK.

Expérience 2 : on fait exprimer à la surface des cellules K562 la protéine HLA-G ; elles deviennent résistantes à l'attaque des cellules NK.

Expérience 3 : on met en présence des cellules du trophoblaste d'un fœtus et des cellules NK de sa mère. Les cellules du trophoblaste ne sont pas attaquées. On obtient le même résultat avec des cellules NK d'autres mères.

A partir de la seule exploitation des données apportées par les informations 1 et 2, déterminez comment le trophoblaste (et donc le fœtus) échappe au système immunitaire de la mère.

Institut de Formation Public Varois des Professions de Santé - Hyères
Agrément 9383 P 001783

Session 2011

Consignes générales

- Complétez l'entête de chaque copie avec votre nom patronymique puis marital si vous êtes mariée, votre prénom et votre numéro de candidat. Collez le coin à rabattre des copies.
- Ne signez pas vos copies et n'y apposez aucun signe distinctif sous peine de les faire annuler.
- Utilisez la même encre bleue ou noire pour toutes les copies.
- Aucun brouillon n'est accepté.
- Le blanc correcteur et l'effaceur sont autorisés.
- Aucun document n'est autorisé pendant l'épreuve.

Par mesure de respect et d'équité envers l'ensemble des candidats, les candidats qui terminent avant le temps imparti doivent rester à leur place jusqu'à la fin de l'épreuve.

Consignes spécifiques

Vous résumerez ce texte en **170 mots.**

- Une marge de 10%, en plus ou en moins, est admise.
- Vous indiquerez, à la fin de votre résumé, le nombre de mots employés.

Rappels : On appelle mot, toute unité typographique signifiante séparée d'une autre par un espace ou un tiret.
Exemples : « c'est-à-dire » = 4 mots
« l'objectif » = 2 mots

Mais : Socio-économique = 1 mot ; puisque les deux unités typographiques n'ont pas de sens à elles seules

Attention : un pourcentage, une date, un sigle = 1 mot

Plus de 20 millions d'adultes sont en surpoids ou obèses.

Désormais, en France, à peine un adulte sur deux peut être considéré comme ayant un poids normal. L'obésité progresse de façon inquiétante dans notre pays, selon les résultats de la cinquième édition de l'enquête nationale ObEpi (*Réalisée par TNS Healthcare Sofres et financée par les laboratoires Roche*), dévoilés mardi. L'avalanche de chiffres et de diagrammes, présentés par le Dr Marie-Aline Charles, épidémiologiste à l'Inserm et le Pr Arnaud Basdevant, nutritionniste à l'hôpital Pitié-Salpêtrière, à Paris, qui coordonnent l'enquête depuis ses débuts en 1997, a de quoi donner le vertige. En 2009, 32 % des plus de 18 ans - soit 14 millions de personnes - sont en surpoids ; et 14,5 % - soit 6,5 millions - répondent aux critères de l'obésité.

Depuis la première édition d'ObEpi, il y a douze ans, la proportion d'obèses dans la population générale s'est élevée régulièrement, passant de 8,5 % à 14.5 %. Le phénomène est d'autant plus préoccupant qu'il semble inexorable, n'épargnant aucune tranche d'âge. Surtout, de génération en génération, les obésités apparaissent de plus en plus tôt dans la vie. Et elles sont de plus en plus marquées. La fréquence des obésités sévères (indice de masse corporelle supérieur à 35), les plus à risques sur le plan médical, est ainsi passée de 1,5 % en 1997 à 3,9 % cette année. Le taux de personnes en surpoids a lui augmenté plus modestement. En moyenne, depuis 12 ans, chaque Français a grossi de 3,1 kg et son ventre s'est arrondi de 4,7 centimètres.

Réalisée tous les trois ans depuis 1997, avec la même méthodologie, ObEpi est un outil précieux pour les épidémiologistes et les nutritionnistes. Comme la plupart des études dans ce domaine, elle repose sur des données déclaratives. Les participants (un échantillon représentatif de plus de 25 000 personnes en 2009) ne sont pas examinés par un professionnel de santé, mais répondent à un questionnaire où ils indiquent notamment leur poids, leur taille, et leur tour de taille.

Si elle n'épargne aucune catégorie d'âge ou groupe social, l'obésité est loin d'être répartie équitablement. D'abord, les femmes sont sensiblement plus touchées (15,1 %) que les hommes (13,9 %). La progression est plus importante chez les premières, particulièrement pour les formes les plus sévères. Pour le Dr Marie-Aline Charles, cela pourrait s'expliquer par « une plus grande propension des femmes à développer de la masse grasse ». Autre facteur d'inégalité : l'origine géographique. Dans la région Nord, qui détient le record national, un adulte sur cinq est obèse. Mais, comme l'ont déjà montré d'autres enquêtes épidémiologiques, le niveau socio-économique joue aussi un rôle majeur. Constamment, depuis 1997, l'enquête ObEpi relève que la fréquence de l'obésité est inversement proportionnelle au niveau d'instruction et aux revenus du foyer. Là encore, les chiffres sont édifiants : en 2009, le taux d'obésité est de 22 % (soit 7 % de plus que la moyenne nationale) dans le groupe de population où le revenu du foyer est inférieur à 900 euros mensuels.

À l'inverse, au-delà de 5 300 euros mensuels, le taux d'obésité plafonne à 6 %. « Ce qui est surprenant, note pour sa part le Pr Basdevant, c'est l'existence de formes graves d'obésité chez les plus de 65 ans. Cela confirme notre pratique clinique. Avant, nous n'avions pas de consultants âgés. Aujourd'hui, c'est banal. » Une tendance qui, selon lui, s'explique par la meilleure prise en charge médicale de ces patients.

Un tel bilan remet-il en cause l'efficacité des campagnes de santé publique menées depuis dix ans en France ? « Condamner la prévention avec aussi peu de recul serait une erreur. Pour faire admettre la ceinture de sécurité et la dangerosité du tabac, il a fallu plusieurs décennies », rappelle le Pr Basdevant. Mais selon lui, les messages nutritionnels ne suffisent plus. Il faut aussi axer sur la « facilitation ». Autrement dit rendre les fruits et légumes réellement plus abordables économiquement et mener une politique urbaine et sociale qui incite à l'activité physique, comme le démontre l'exemple du Vélib'.

Sandrine CABUT, La progression inquiétante de l'obésité en France, Le Figaro du 10/11/2009

Session 2012

Consignes spécifiques
Vous résumerez ce texte en **210 mots.**
- Une marge de 10%, en plus ou en moins, est admise. **- Vous indiquerez, à la fin de votre résumé, le nombre de mots employés.**

Rire, socialisation et distance de classe

« Dis-moi si tu ris, comment tu ris, pourquoi tu ris, de qui et de quoi, avec qui et contre qui, et je te dirai qui tu es » (Le Goff, 1997, p. 449) : l'intérêt programmatique des jalons posés par Jacques Le Goff pour une sociohistoire du rire dans un article célèbre vaut bien au-delà de la seule période médiévale. Pourtant, le rire continue d'embarrasser la sociologie. Dans la grande tradition humaniste issue de Rabelais, il demeure envisagé comme signe universel et naturel : saturé par une littérature psychologique, philosophique et littéraire, le rire est le propre d'un homme abstraitement détaché de ses conditions matérielles d'existence et de coexistence. Sa soudaineté l'impose d'emblée comme secousse corporelle, convulsion mouvante et transitoire d'une expressivité faciale soumise aux inclinations fluctuantes de l'humeur. Cette qualité première de fulgurance immédiate explique que le rire se soit vu refuser la fixité ou l'intensité par ailleurs reconnues aux dispositions sociales plus classiques (à agir, penser et sentir).

Le rire n'est pas le produit d'une opération intellectuelle ou d'un projet : si la sociologie se révèle particulièrement bien outillée pour mener à bien l'analyse serrée de sa « signification sociale » (Bergson), elle doit néanmoins saisir les rieurs dans l'immédiateté d'une pratique routinière. Mais leurs rires sont aussi les traces d'un rapport au monde social et de représentations incorporées de ce monde : des indices sans doute « d'autant plus profonds qu'ils ne sont pas réfléchis » (Chartier) et qui peuvent faire l'objet de remémoration et de verbalisation *a posteriori* au cours d'entretiens longs passés avec les rieurs eux-mêmes. Par ailleurs, le rire est une pratique traversée par des contradictions sémantiques. Est-il refus de sympathiser et de comprendre ou bien intègre-t-il rieurs et moqués dans le partage d'une même communauté ? Sans l'explicitation du rire par le rieur lui-même, sa signification demeure indécidable ou évasive. Ainsi, cet article se propose d'établir le sens social du rire : il explicite ce que le rire, dans ses usages sociaux classant, peut révéler de la socialisation et des rapports de classe. La nature du rire est ambivalente et labile.

Une enquête en cours sur la réception culturelle des œuvres comiques, dont l'objectif consiste à objectiver les analogies entre les propriétés sociales des rieurs et les propriétés schématiques des scènes fictives qui les font rire, fait apparaître combien le rire manifeste une forme de la distance sociale. Il vaut comme acte de positionnement relatif et comparatif d'une identité sociale propre en ce qu'il est une certaine façon de juger des situations comiques qui se présentent à nous et de catégoriser les personnages pris dans ces situations. Acte sémique non verbal, le rire engage une définition sociale de soi : il combine étroitement un principe d'identité (« qui tu es ») et un principe d'opposition (« contre qui tu ris »). C'est donc d'abord en tant qu'*affect de position*, émotion socialement constituée exprimant la position dans l'opposition à d'autres,que le rire questionne la sociologie.

L'opération de dénaturalisation nécessite d'interroger le pouvoir de prospection heuristique des principes classiques de variation de la socialisation (la classe, le sexe, l'âge, etc.) dans la production sociale du rire. L'expérience ordinaire enseigne combien les motifs les plus communs de la production culturelle comique (chutes, etc.) peuvent constituer des invariants trans-historiques et trans-classes. Le genre comique est d'ailleurs le genre culturel préféré des Français (44 % d'entre eux le retiennent comme premier choix) toutes classes sociales confondues. L'ordonnancement de la pratique par la variable des classes sociales, qui se verraient elles-mêmes associées à des sous-catégorisations comiques hiérarchisées, ne suffit pas à épuiser la signification sociologique du rire.

Reste donc cette question : le rire, par les objets précis qu'il se donne, par les façons diverses dont il affleure à la surface des corps, circonscrit-il un territoire soumis à l'action des effets de socialisations ? Il n'y a pas, concernant le rire, d'instance unique et identifiable de socialisation à la pratique, même si l'institution scolaire s'efforce de transmettre le sens de la légitimité culturelle comique classique. Le rire relève du *fait social total*, traversé par plusieurs dimensions de la vie sociale et invitant du même coup à développer une analyse désectorisée. Les historiens du rire ont pourtant proposé des sociographies macroscopiques des types de rire qui ont opportunément rappelé que le rire peut être, sous l'apparente bienfaisante frivolité du comique, un instrument doux d'exclusion socioculturelle pratiquée de classe à classe (Bakhtine, Baecque, Minois) : la classe est appréhendée comme première matrice, particulièrement différenciatrice, de socialisation au rire. Une enquête sociologique menée aux Pays-Bas conclut en ce sens que l'action de la variable statutaire de la classe est massivement déterminante en matière de rire et fait contraster un rire d'en haut, caractérisé par l'usage de l'ironie et de l'absurde, et un rire d'en bas, caractérisé par la valorisation de la convivialité comique.

Laure FLANDRIN – sociologie.org – 2011.

Session 2013

Consignes spécifiques
Vous résumerez ce texte en **200 mots.**
- Une marge de 10%, en plus ou en moins, est admise.
- Vous indiquerez, à la fin de votre résumé, le nombre de mots employés.

La reconnaissance au travail

La demande de reconnaissance est devenue une composante essentielle de la vie au travail. Elle touche toutes les organisations, privées ou publiques, et toutes les professions, du bas en haut de la hiérarchie. Elle prend la forme de revendications de salaires, de statuts, mais aussi d'une demande plus générale et plus diffuse qui porte sur la personne elle-même, le « respect » et la dignité que chacun estime dus.

Que se cache-t-il donc derrière cette notion de reconnaissance ? De quoi parle-t-on ?

Objet insaisissable car multidimensionnel, elle est à la fois individuelle et collective, quotidienne et ritualisée ; elle concerne autant la personne que le travail ; elle peut être financière ou « symbolique ». La pratique de la reconnaissance doit prendre en compte toutes ces dimensions.

Pour s'intégrer dans une organisation, toucher concrètement la vie des employés, des gestionnaires et des dirigeants, elle doit donc s'inscrire au sein d'une culture organisationnelle et se fondre dans les pratiques courantes de gestion des ressources humaines et d'organisation du travail.

L'analyse scientifique de la reconnaissance fait apparaître quatre dimensions principales.

(...) La conception humaniste et existentielle s'intéresse aux personnes en tant qu'êtres singuliers. Dans cette optique, la reconnaissance porte sur l'individu et non sur l'employé. Cette reconnaissance s'adresse à Éric, Stéphanie, madame T. et non au « responsable marketing » ou à « la comptable ».

(...) L'approche comportementale s'intéresse aux résultats effectifs, observables, mesurables et contrôlables du travail. Elle suppose implicitement que l'individu agisse en vue de résultats positifs qui sont le moteur de son activité. La reconnaissance au travail est donc considérée comme une récompense. Le salaire à la pièce, l'intéressement aux bénéfices, la commission, la prime sont les applications directes de cette reconnaissance instrumentale.

(...) Les résultats ne sont pas forcément proportionnels aux efforts fournis. Dans un marché déprimé, les salariés peuvent redoubler d'efforts sans que les résultats suivent. Cette conception de la reconnaissance porte sur l'effort, l'engagement et les risques encourus. Elle prend en compte les motivations et l'équilibre psychique de l'individu, ses plaisirs et ses peines. Ici la reconnaissance, indépendante des résultats finaux se vit surtout dans le registre du symbolique.

(...) La perspective éthique s'intéresse aux compétences de l'individu, aux responsabilités individuelles, au souci qu'il porte à autrui, etc. La qualité de la relation est mise en avant. Cette conception éthique (...) prend aussi en compte les valeurs et les principes moraux qui guident une organisation, qu'il s'agisse de l'égalité, de la justice ou de la responsabilité sociale.

[...]

La reconnaissance existentielle, qui s'intéresse à la personne ou au collectif de travail, s'exprimera en termes de relations : saluer ses collègues lors de l'arrivée le matin, consulter les salariés avant de prendre une décision, etc. (...) En somme valoriser tout ce qui respecte le salarié comme une personne importante dans l'organisation.

La reconnaissance de la pratique porte principalement sur la manière d'exécuter le travail, qu'il s'agisse des comportements, des compétences ou des qualités professionnelles du ou des travailleurs. En termes concrets, cela suppose de souligner la qualité d'un travail bien fait, pas simplement d'évoquer les problèmes, mais aussi de valoriser les dimensions cachées du travail comme la créativité, l'innovation ou l'autonomie. C'est le paradoxe du travail autonome : la personne travaille seule ; elle n'est plus sous le contrôle d'un responsable qui lui dicte sa conduite, mais n'a plus de retour positif. Et son interlocuteur ne voit pas l'importance du travail qu'elle effectue. (...)

La reconnaissance de l'investissement (qui s'intéresse aux efforts consentis indépendamment des résultats obtenus) va se traduire par exemple par des remerciements pour les efforts accomplis. S'il agit de l'investissement dans un projet, on confiera au salarié des responsabilités plus grandes. De ce point de vue, la logique de la délégation peut être signe de reconnaissance et de confiance.

La reconnaissance des résultats porte principalement sur le produit final : rendement, travail accompli. Ici, les modes de reconnaissance sont plus concrets et plus directs. Que ce soit sous forme de prime au rendement, de rétribution symbolique en termes de statut ou parfois même de courrier personnalisé envoyé pour souligner que l'objectif a été atteint ou de « pot » après la fin d'un projet, les gratifications sont les bienvenues.

La grande majorité des études scientifiques appuient l'idée que le besoin de reconnaissance est éprouvé par une part importante de la main-d'œuvre, quel que soit le statut de l'employé ou le secteur économique. La reconnaissance au travail est un élément essentiel pour préserver et construire l'identité des individus, donner un sens à leur travail, favoriser leur développement et contribuer à leur santé et à leur bien-être.

Jean-Pierre Brun. Sciences Humaines 2010.

Jean-Pierre Brun : Professeur de management et directeur de la chaire en gestion de la santé et de la sécurité du travail à l'université Laval, Québec, il a publié *Les Sept Pièces manquantes du management*, Les Éditions transcontinentales, 2008.

Session 2014

Consignes spécifiques

Vous résumerez ce texte en **240 mots.**

- Une marge de 10%, en plus ou en moins, est admise.

- Vous indiquerez, à la fin de votre résumé, le nombre de mots employés.

Comment on devient unique

Achille Weinberg, Sciences Humaines, 2014

Vous êtes unique. Moi aussi.

En même temps, nous ressemblons tous à des êtres connus : nos «semblables». L'individuation désigne cette création d'un être singulier à partir d'un modèle général. Ainsi, tous les humains appartiennent à une même espèce, avec ses traits généraux – une tête, deux jambes, deux bras, des organes internes et un cerveau semblables –, pourtant chacun est un être si singulier que son visage est reconnaissable entre des millions d'autres. Ce qui vaut pour nos visages vaut d'ailleurs aussi pour notre personnalité, notre intelligence et notre trajectoire de vie.

La question de l'individuation s'est posée dès l'Antiquité aux plus grands noms de la philosophie. Aristote et Platon se sont affrontés sur le sujet. La question du passage de l'espèce au singulier fut réglée par Platon de la manière suivante□: il existe un monde des idées pures et éternelles dont chaque individu concret ici-bas n'est que la version imparfaite.

Chaque chose de ce monde ne serait que le reflet imparfait d'une forme pure et parfaite existant dans le ciel des idées. Cet idéalisme fut combattu en son temps par son contemporain Antisthène. Aristote contesta aussi cette vision idéaliste de formes pures, séparées de la matière. Pour lui, les formes étaient consubstantielles aux choses□: un cheval donnait naissance à un autre cheval en lui transmettant à la fois sa forme et sa substance.

Depuis quelque temps, la question ressurgit à la faveur de perspectives nouvelles. On ne peut aborder la question d'individuation sans évoquer un auteur incontournable : Gilbert Simondon (1924-1989). G. Simondon est l'auteur d'un livre classique – *Du mode d'existence des objets techniques* (1958). C'est un ouvrage difficile, terriblement abstrait et parfois même hermétique. Mais il est difficile de passer son chemin quand on sait qu'il a pour vocation de *«fonder les sciences humaines»*, réconciliant biologie, psychologie et sciences sociales.

G. Simondon construit un paradigme général qui tente d'unifier la théorie de la forme et la théorie de l'information. L'idée générale est que la forme d'une chose (un arbre, un humain ou un poste de télévision) résulte du transfert d'informations (biologique, chimique, électrique, social) d'un milieu à un autre. Les êtres vivants, les organismes sociaux, la pensée humaine, les techniques..., tout surgirait de la propagation de formes *via* des messages qui se diffusent et se réinterprètent en s'individualisant.

Une autre idée clé de G. Simondon est que l'individuation n'est jamais un produit «fini». Les êtres s'adaptent et changent en fonction du milieu. L'individuation est un processus permanent et l'individu est un être en perpétuel devenir.

G. Simondon aurait sans doute été très heureux de découvrir les travaux actuels de biologie du développement qui semblent en parfaite concordance avec son intuition sur l'individu en devenir.

Ouvrons par exemple *Qu'est-ce que le vivant ?* (2012) du neurobiologiste Alain Prochiantz. Le processus d'individuation y est décrit comme le passage d'une forme générale à un être singulier. Pour A. Prochiantz, l'individuation est un processus de mise en forme et reformatage permanent et non une planification codée par un «programme génétique» dont on sait aujourd'hui qu'il n'existe pas. Une autre approche originale de l'individuation biologique est également proposée par le biologiste Jean-Jacques Kupiec dans *L'Origine des individus* . Pour J.-J. Kupiec, l'individualisation biologique se réalise par un processus de sélection darwinienne qui a lieu au cœur de l'organisme en formation. Selon cette nouvelle vision du vivant, l'individuation biologique de l'embryon à l'âge adulte serait donc une construction progressive et continue et non une création initiale. Elle s'effectue en permanence avec des échanges avec un milieu biologique, social, culturel dans lequel l'organisme puise et digère ses matériaux de construction.

Il y a un parallélisme évident entre biologie et psychologie quand on aborde la question l'individuation. En psychologie, le terme d'individuation a d'abord été associé à la théorie de Carl Jung. Le psychanalyste avait une conception très élevée : ce n'était pas simplement le fait d'être quelqu'un de singulier – nous le sommes tous – mais le fait d'atteindre un état d'accomplissement de soi: un «homme total». Un adulte atteint le stade d'individuation quand il a enfin trouvé sa «propre voie» au terme d'un long travail personnel. L'individuation pour Jung est donc un aboutissement : elle ne peut advenir qu'à un âge avancé de la vie.

Pour Jung, l'individuation était donc un phénomène tardif, propre à l'âge adulte. Telle est justement la thèse développée par nombre de neurobiologistes actuels qui avancent une vision de la «conscience de soi» comme un phénomène profondément ancré dans le corps et l'histoire du vivant.

Le terme de conscience est ambigu et ne fait pas l'objet d'un consensus chez les psychologues et les sociologues. Néanmoins, on s'accorde au moins sur le fait qu'il existe plusieurs niveaux de conscience. Ainsi, Antonio Damasio propose de distinguer le «□proto-soi□» (un noyau primaire de conscience où siègent des sensations corporelles comme la douleur…), le soi central (perçu comme le lieu des actions sur l'environnement extérieur) et le soi autobiographique (siège d'une conscience réflexive). Pour résumer, la conscience de soi serait un processus graduel allant d'une conscience primaire, liée aux émotions de bases, qui n'a rien de spécifique aux humains, jusqu'à la conscience étendue, propre aux humains, qui est celle d'un individu capable de se nommer, de décliner son identité, de se souvenir de son passé.

Que retenir de ce tour rapide d'horizon dans les arcanes de l'individuation□? D'abord que c'est un processus général qui s'observe à plusieurs échelles□: le vivant, le psychique, le social. D'autre part, l'individuation n'est ni un phénomène tardif survenant tard dans l'histoire individuelle ou collective, ni un phénomène primaire, entièrement déployé à la naissance du sujet. L'individuation est plutôt un processus qui superpose plusieurs couches de soi amalgamées.

Session 2015

Consignes spécifiques

Vous résumerez ce texte en **190 mots.**

- Une marge de 10%, en plus ou en moins, est admise.

- Vous indiquerez, à la fin de votre résumé, le nombre de mots employés.

Consignes d'écriture : Vous diviserez les pages de votre copie en 5 colonnes. Vous répartirez les mots de votre résumé dans chacune des colonnes : 1 mot par colonne.

VOTRE ÉCRIT DEVRA ÊTRE CONSTITUÉ D'UN SEUL PARAGRAPHE, SANS SAUT ET RETOUR À LA LIGNE, NI ALINÉA.

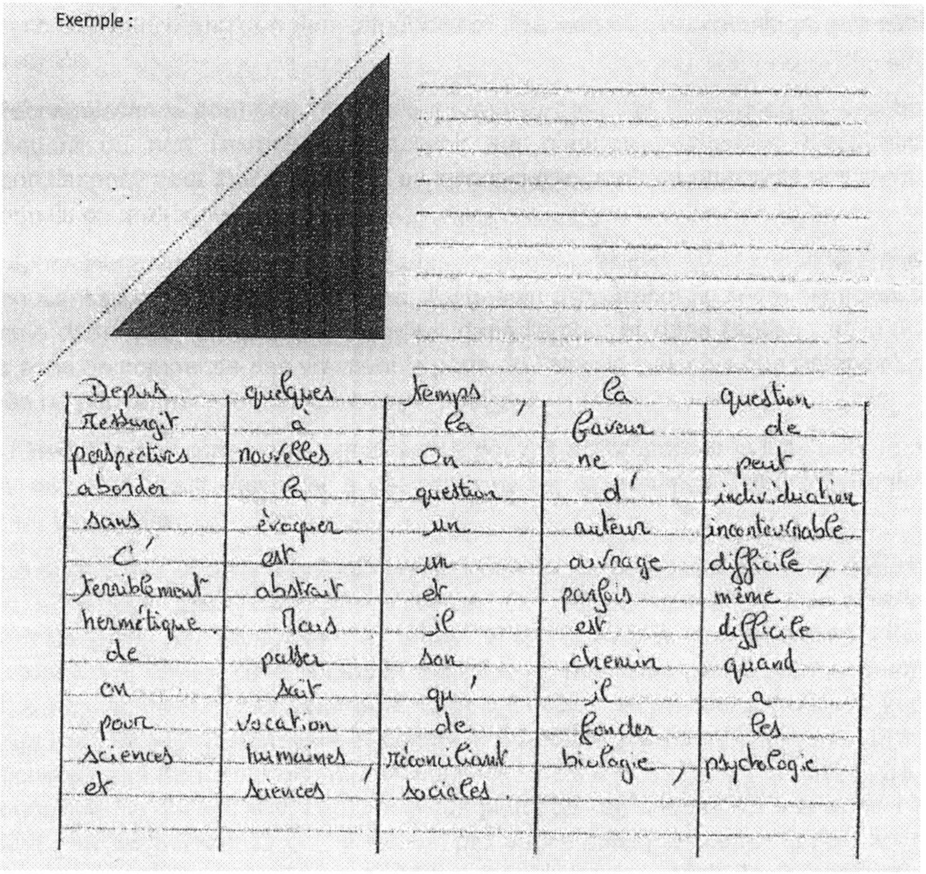

Sous le regard des autres

TZVETAN TODOROV – Sciences Humaines 2010.

Nous avons tous besoin d'être reconnus par autrui pour exister. L'enfant a besoin du regard de ses parents, le professeur existe grâce à ses élèves, les amis se comparent les uns aux autres.

Ce n'est pas un hasard si Jean-Jacques Rousseau, Adam Smith et Georg Hegel ont mis en valeur, parmi tous les processus élémentaires, la reconnaissance. Celle-ci est en effet exceptionnelle à un double titre. D'abord par son contenu même : c'est elle qui marque, plus qu'aucune autre action, l'entrée de l'individu dans l'existence spécifiquement humaine. Mais elle a aussi une singularité structurelle : c'est qu'elle apparaît, en quelque sorte, comme le double obligé de toutes les autres actions. (…)

La reconnaissance englobe de toute évidence des activités innombrables, aux aspects les plus variés. (…)

La reconnaissance peut être matérielle ou immatérielle, de la richesse ou des honneurs, impliquant ou non l'exercice du pouvoir sur d'autres personnes. L'aspiration à la reconnaissance peut être consciente ou inconsciente, mettant en œuvre des mécanismes rationnels ou irrationnels. (…)

[…]

La reconnaissance atteint toutes les sphères de notre existence, et ses différentes formes ne peuvent se substituer l'une à l'autre. (…) J'ai besoin d'être reconnu sur le plan professionnel comme dans mes relations personnelles, dans l'amour et dans l'amitié ; et la fidélité de mes amis ne compense pas vraiment la perte de l'amour, pas plus que l'intensité de la vie privée ne peut effacer l'échec dans la vie politique. (…)

Pour Hegel la demande de reconnaissance pouvait accompagner la lutte pour le pouvoir ; mais elle peut aussi s'articuler à des relations où la présence d'une hiérarchie permet d'éviter les conflits. (…)

[…]

Il faut maintenant séparer deux formes de reconnaissance auxquelles nous aspirons tous, mais dans des proportions très diverses. On pourrait parler à leur propos d'une reconnaissance de conformité et d'une reconnaissance de distinction. Ces deux catégories s'opposent l'une à l'autre : ou bien je veux être perçu comme différent des autres, ou bien comme leur semblable. Celui qui espère se montrer le meilleur, le plus fort, le plus beau, le plus brillant veut évidemment être distingué parmi tous ; c'est une attitude particulièrement fréquente pendant la jeunesse. Mais il existe aussi un tout autre type de reconnaissance qui est, elle, caractéristique plutôt de l'enfance et, plus tard, de l'âge mur, surtout chez les personnes qui ne mènent pas de vie publique intense et dont les relations intimes sont stabilisées : elles tirent leur reconnaissance du fait de se conformer, aussi scrupuleusement que possible, aux usages et normes qu'elles considèrent comme appropriés à leur condition.

[…]

La satisfaction que l'on tire de la conformité aux normes du groupe explique aussi en grande partie la puissance des sentiments communautaires, le besoin d'appartenir à un groupe, un pays, (…). Suivre les habitudes de votre milieu vous procure la satisfaction de vous sentir exister par le groupe. (…)

Ces deux formes de reconnaissance entrent facilement en conflit ou forment des hiérarchies mouvantes, dans l'histoire des sociétés comme dans celle des individus : la distinction favorise la compétition, la conformité est du côté de l'accord. (…)

Une autre distinction concerne, non plus les formes de la reconnaissance, mais son déroulement même. La reconnaissance comporte, en effet, deux étapes. Ce que nous demandons aux autres est, premièrement, de reconnaître notre existence (c'est la reconnaissance au sens étroit) et, deuxièmement, de confirmer notre valeur (appelons cette partie du processus la confirmation). Les deux interventions sollicitées ne se situent pas au même niveau : la seconde ne peut avoir lieu que si la première est déjà réalisée. Que l'on nous dise que ce que nous faisons est bien implique que l'on ait déjà admis, préalablement, notre existence même. La confirmation concerne le prédicat d'une proposition, la reconnaissance son sujet (ou une proposition sous-jacente, qui a la forme de « X est », une pure proposition d'existence). François de La Rochefoucauld est peut-être l'un des premiers à avoir distingué les deux : *« On aime mieux dire du mal de soi-même que de n'en point parler »*, écrit-il. A. Smith est également sensible à cette dualité, à la différence entre *« attention et approbation »* et il nous met déjà en garde : *« Être oublié par les hommes ou en être désapprouvé sont des choses entièrement différentes. »*

Réciproquement, l'admiration des autres n'est que la forme la plus voyante de leur reconnaissance, car elle a trait à notre valeur ; mais leur haine ou leur agression le sont aussi, bien que de façon moins évidente : elles attestent non moins fortement notre existence.

La distinction de ces deux degrés de reconnaissance est essentielle, car ils se trouvent fréquemment dissociés, provoquant ainsi des réactions spécifiques : on peut être indifférent à l'opinion que les autres ont de nous, on ne peut rester insensible à un manque de reconnaissance de notre existence même. Comme le remarque W. James, *« il existe des personnes dont l'opinion nous importe peu et dont nous sollicitons néanmoins l'attention »*.

Article extrait de l'ouvrage de **Tzvetan Todorov**, *La Vie commune. Essai d'anthropologie générale*, Seuil, 1995.

BIOLOGIE 2015

Partie 1 (5 points)

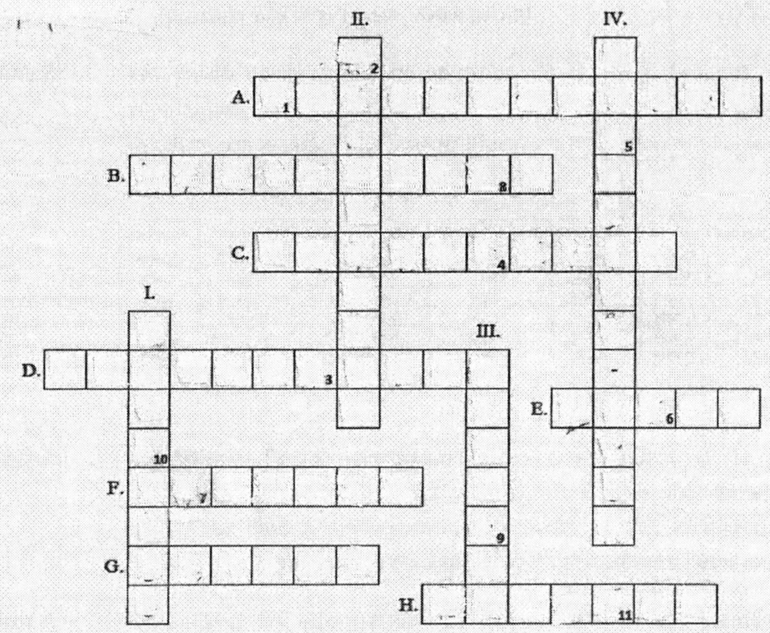

Horizontalement

A. Hormone féminine sécrétée uniquement lors de la phase lutéale.
B. Cellule de la réponse immunitaire spécifique qui peut être de nature T ou B.
C. Science qui vise à étudier des relations de parenté entre êtres vivants.
D. Processus par lequel on obtient à partir d'une molécule d'ADN, deux molécules identiques à la molécule initiale.
E. Emplacement physique précis et invariable sur un chromosome sur lequel on peut retrouver un gène.
F. Zone de contact fonctionnelle qui s'établit entre un neurone et une autre cellule qui assure la conversion d'un potentiel d'action présynaptique en un signal dans la cellule postsynaptique.
G. Ensemble du matériel génétique d'un individu ou d'une espèce.
H. Réponse involontaire, stéréotypée et très rapide à un stimulus.

Verticalement

I. Processus par lequel un ARN transcrit peut subir des étapes de coupure et ligature qui conduisent à l'élimination d'introns dans l'ARN final.
II. Se dit d'un gène qui, chez un individu, est représenté par deux allèles identiques.
III. Cellule excitable constituant l'unité fonctionnelle de base du système nerveux.
IV. Processus qui consiste en un échange de fragments de chromatides entre deux chromosomes homologues en prophase I de méiose et qui contribue au brassage génétique.

Question 1 Indiquez sur votre copie, en regard de chacun des chiffres romains (I, II, III, IV) et des lettres (A, B, C, D) ci-dessus définis, leur mot correspondant (ne dessiner pas la grille sur votre copie).

Question 2 Les cases de la grille numérotées de 1 à 11 forment un mot supplémentaire correspondant à un processus biologique. Présentez en détail ce processus. Vous pouvez illustrer votre réponse à l'aide d'un ou plusieurs schémas.

	Os Iliaque	Trou occipital	Forme mandibulaire	Capacité cérébrale	Prognathisme	Menton	Bourelet susorbitaire
Chimpanzé	Allongé	En arrière	en U ou V ouvert	Faible	Marqué	Absent	Développé
Homo Sapiens	Court	Avancé	Parabolique	Forte	Absent	Présent	Absent
Australopithecus afarensis	Court	Intermédiaire	en U ou V ouvert	Faible	Marqué	Absent	Développé
Homo Ergaster	Court	Avancé	Parabolique	Forte	Réduit	Absent	Développé
Homo Habilis	Court	Intermédiaire	Parabolique	Moyenne	Réduit	Absent	Développé
Homo Neanderthalensis	Court	Avancé	Parabolique	Forte	Absent	Absent	Développé

Document 1 : Matrice taxon / caractère

Question 3 Construisez l'arbre phylogénétique correspondant à la matrice présentée dans le document 1. Faites apparaitre les caractères à l'état dérivé sur l'arbre phylogénétique à l'aide de vos connaissances et sachant que le chimpanzé possède tous les caractères à l'état ancestral.

Question 4 En utilisant les informations du document 1 et vos connaissances, dressez une liste des caractères d'appartenance à la lignée humaine.

Partie 2 (5 points)

Chez l'homme, l'albinisme est une particularité génétique rare. L'albinisme est dû à l'absence de mélanine, pigment brun responsable de la coloration de la peau, des cheveux et des poils, présent à l'intérieur des cellules.

On considère l'arbre généalogique d'une famille A (document 2) dans laquelle certains membres sont de phénotype macroscopique [albinos].

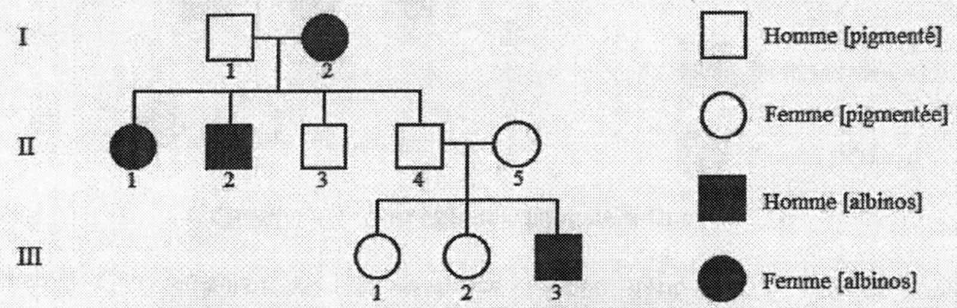

Document 2 : Arbre généalogique de la famille A

Question 5 A partir de l'analyse de l'arbre généalogique de la famille A, indiquez en justifiant votre réponse le mode de transmission de l'albinisme.

Question 6 Donnez le ou les génotypes possibles de chaque individu de la famille A en justifiant votre réponse.

L'anomalie génétique à l'origine de l'albinisme concerne le gène tyrosinase situé sur le bras long du chromosome 11. Ce gène code normalement pour l'enzyme tyrosinase (529 acides aminés) qui intervient dans la synthèse de la mélanine en transformant la tyrosine, acide aminé apporté par l'alimentation.

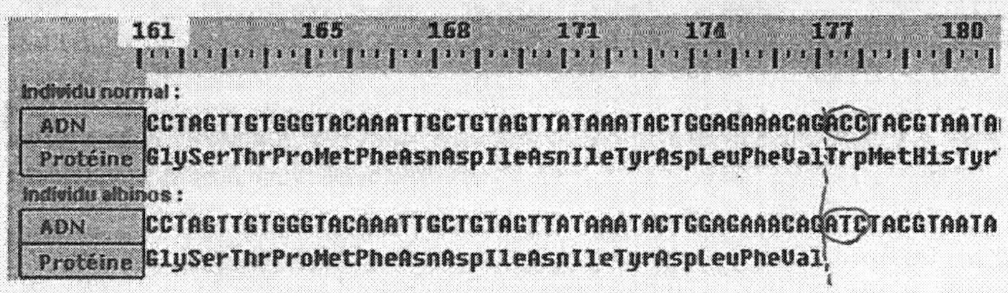

Document 3 : Fragment du brin d'ADN transcrit et acide aminés correspondant chez deux individus de la famille A.

Question 7 A partir de l'analyse du document 3 et des informations précédentes, dressez un tableau présentant la relation génotype-phénotype aboutissant aux phénotypes [pigmenté] et [albinos].

Une autre famille, la famille B, est également composée de plusieurs membres de phénotype macroscopique [albinos]. L'arbre généalogique suivant présente les relations de parenté, ainsi que les phénotypes de quelques individus de cette famille :

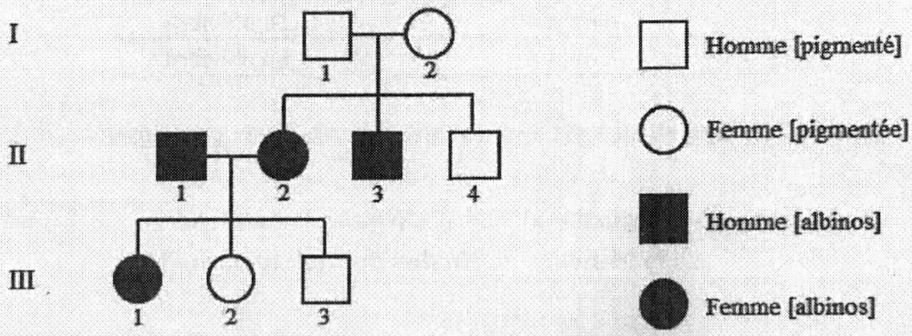

Document 4 : Arbre généalogique de la famille B

Question 8 A partir de l'analyse de l'arbre généalogique de la famille B (document 4), décrivez en quoi certaines informations sont incompatibles avec le mode de transmission supposé dans la question 5.

Afin de mieux comprendre l'origine génétique de l'albinisme, des études ont été menées sur les mécanismes enzymatiques de la synthèse de la mélanine, pigment sombre synthétisé par les sujets de phénotype macroscopique [pigmenté] et qui fait défaut chez les sujets de phénotype macroscopique [albinos]. D'autre part, des tests ont été effectués chez plusieurs individus de la famille B. Les différents tests et les résultats sont présentés dans le document 5 ci-dessous.

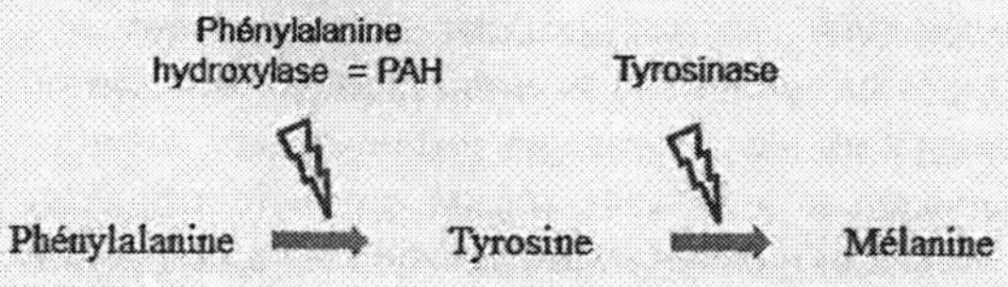

Document 5 : Mécanismes enzymatiques de la synthèse de la mélanine

La PAH et la tyrosinase sont deux enzymes codées par deux gènes non liés dont on connait pour chacun deux allèles distincts.

Test capillaire de la famille B :

Test 1 : Des racines de cheveux des sujets I1, II1 et II2 ont été analysés.

	Quantité de Phénylalanine
Individu I1	Normale
Individu II1	Anormalement élevée
Individu II2	Normale

Test 2 : Des racines de cheveux des sujets I1, II1 et II2 ont été plongées dans une solution de tyrosine.

	Quantité de Mélanine
Individu I1	Normale
Individu II1	Normale
Individu II2	Aucune

Document 6 : tests effectués chez certains individus de la famille B

Question 9 Analysez les documents 5 et 6 puis expliquez de manière détaillée les phénotypes des trois enfants du couple II1 et II2.

Partie 3 (4 points)

Question 10 Décrivez en détail la succession des évènements à l'origine de l'ovulation le 14ème jour du cycle de la femme.

Question 11 En vous aidant des informations présentées dans le document 7, faites une représentation schématique des évolutions des concentrations hormonales hypophysaires et ovariennes au cours d'un cycle menstruel complet. Vous prendrez également soin de légender du mieux possible votre graphique en faisant apparaître le maximum d'informations en relation avec ces concentrations hormonales.

DOSAGE HORMONAL

Patient : Madame X

Protocole : dosage quotidien des hormones hypophysaires et ovariennes

Nombre de prélèvements : 28

	Concentration maximale			
	HP 1*	**HP 2***	**HO 1°**	**HO 2°**
Taux	8 ng.mL^{-1}	26 ng.mL^{-1}	250 pg.mL^{-1}	18 ng.mL^{-1}
Jour	J13	J13	J12	J21

****** *HP = Hormone hypophysaire ; ° = Hormone ovarienne.***

<u>*Document 7*</u> *: Dosages hormonaux maximaux mesurés au cours d'un cycle menstruel*

Question 12 Le mois suivant, Madame X entame un traitement à base de pilule œstroprogestative. Expliquez en détail le mode d'action de cette pilule puis présentez les effets de la prise de la pilule sur les différentes hormones hypophysaires et ovariennes au cours du cycle.

Partie 4 (6 points)

Les cellules nerveuses véhiculent une multitude d'informations sous une forme électrique. Ces messages nerveux possèdent plusieurs caractéristiques spécifiques qu'il est possible de mettre en évidence par divers protocoles.

Question 13 Présentez de manière détaillée l'unité de base du message nerveux. Complétez votre réponse à l'aide d'un schéma légendé.

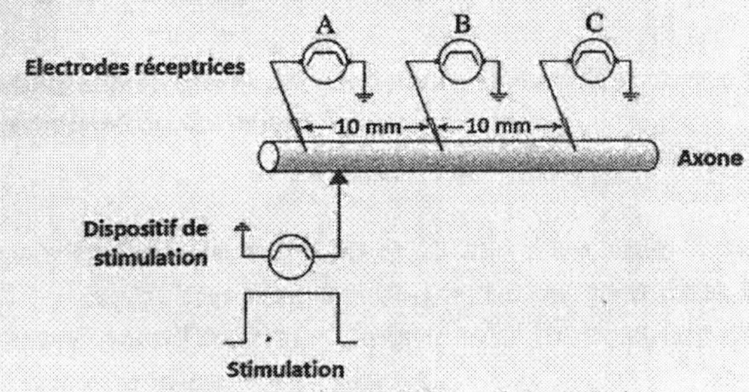

<u>Document 8</u> : *dispositif expérimental*

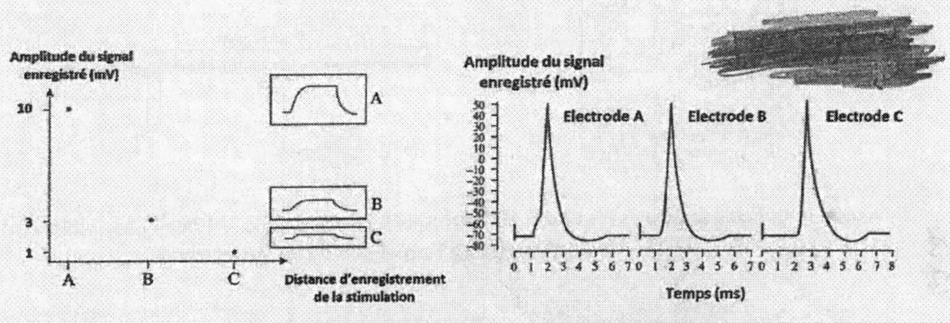

<u>Document 9</u> : Résultats obtenus après une stimulation infraliminaire (à gauche) et supraliminaire (à droite)

Question 14 Après une analyse rigoureuse des documents 8 et 9, indiquez quelles propriétés peuvent être attribuées au message nerveux.

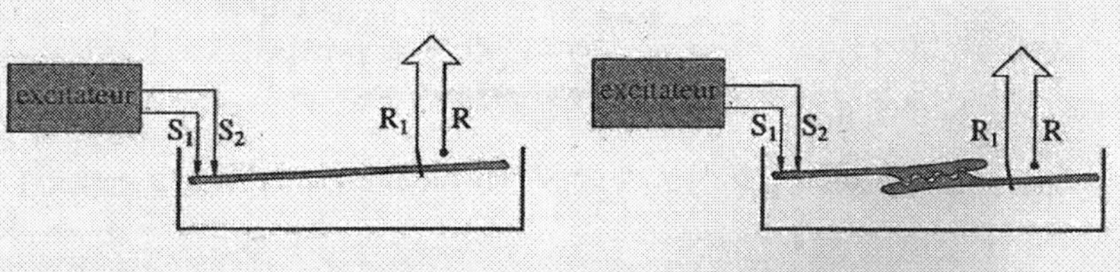

<u>Document 10</u> : dispositifs expérimentaux utilisés lors de la stimulation d'un axone seul (à gauche) et d'un circuit composé de deux neurones (à droite).

Question 16 Analysez les documents 12 et 13 afin d'expliquer les résultats observés.

Montage 1 :

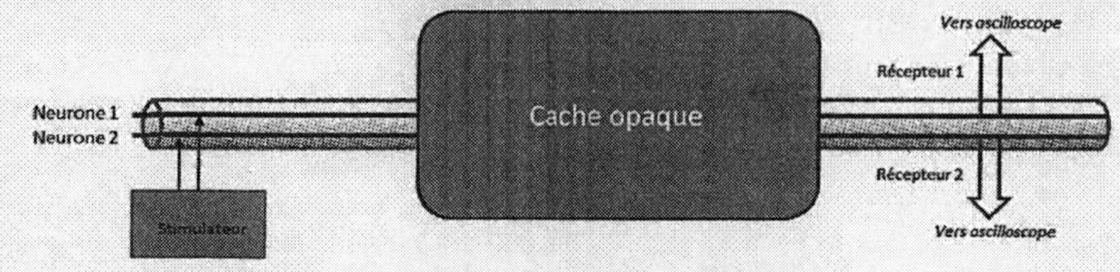

Montage 2 :

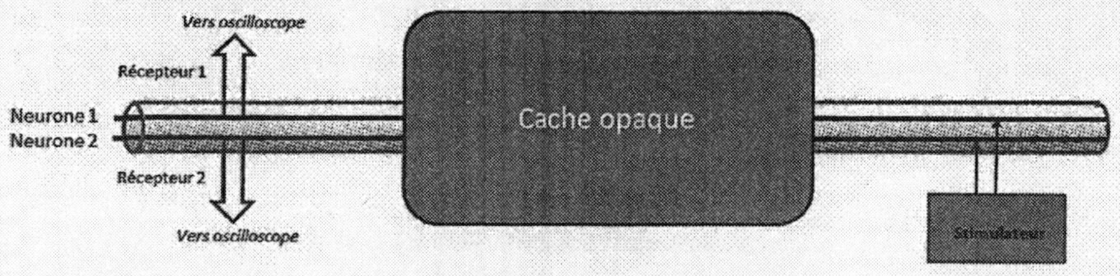

<u>Document 14</u> : dispositif expérimental de stimulation monté sur un nerf

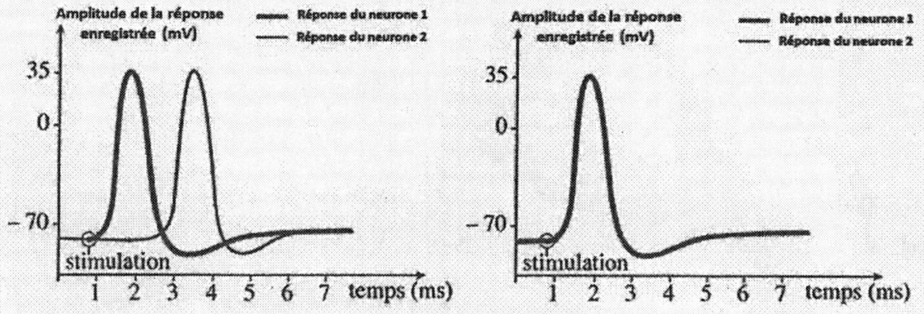

<u>Document 15</u> : Résultats obtenus avec le montage 1 (à gauche) et le montage 2 (à droite)

Question 17 Analysez les documents 14 et 15 afin d'expliquer les résultats observés et d'identifier les éléments présents sous le cache.

Institut de Formation de Psychomotriciens Raymond Leclercq - Lille

Session du 25 avril 2008

Support : « La fin de l'incertitude paternelle », article de Catherine Vincent publié dans Le Monde, 30 septembre 2007.

1/ Contraction de texte en 200 mots (8 points)
Contractez le texte en 200 mots. Une marge de plus ou moins 10% est autorisée. Indiquez le nombre de mots en bas de votre contraction.

2/ Vocabulaire (2 points)
Etudiez les expressions soulignées.

a) Une société anxiogène
b) Une paternité biologique

3/ Discussion (10 points)
Pour Jean-Jacques Cassiman, directeur du Centre de génétique humaine de l'Université de Louvain, « Les conséquences de cet accès croissant à la vérité biologique risquent bien d'être aux antipodes de « la paix de l'esprit » et de « la fin des troubles émotionnels » promis par certaines entreprises commerciales. » Sans vous limiter aux seuls tests de paternité, que pensez-vous de l'usage actuel des tests ADN ?

La fin de l'incertitude paternelle

Les couples se rendant à la maternité pour que leur bébé y soit mis au monde devront-ils un jour y présenter non pas leurs pièces d'identité mais une goutte de sang ? L'amendement Mariani de la loi sur l'immigration, qui suggère pour les candidats le recours aux tests ADN au titre du regroupement familial, et qui suscite à raison la polémique, ne représente que la partie émergée, parce que politique, de l'iceberg. Tapez « tests de paternité » sur Internet, via Google, et vous obtiendrez... 2 200 000 entrées ! Un nombre non négligeable d'entre elles vous conduiront sur le site d'un laboratoire étranger, qui vous vantera la qualité de ses analyses. Un marché en pleine expansion dans la sphère privée, dont tout indique qu'il sera, demain, plus florissant encore. Plus libre, peut-être moins cher. Et donc plus employé par tous ceux qui, pour une raison ou une autre, voudront connaître avec certitude leurs liens de filiation biologique. Le coût actuel d'un test : entre 150 et 400 euros. Fiabilité annoncée : 99,99 %... Ce qui, si le travail est bien fait, est à peu près exact : les empreintes génétiques sont si discriminantes que la paternité, si le père présumé est le père biologique, sera supérieure à 99,95 %, alors qu'elle sera de 0 % s'il ne l'est pas.

Aux Etats-Unis, plus de 250 000 tests de paternité sont ainsi effectués chaque année. En France, où la réglementation reste très contraignante, cette pratique est interdite en dehors des procédures judiciaires. Mais la loi ne peut rien contre les dizaines de laboratoires suisses, anglais, allemands ou néerlandais qui, via Internet, proposent leurs services. Et ce sont désormais des milliers d'hommes qui, chaque année, leur envoient discrètement, depuis la France, un Coton-Tige ou un buvard imprégné de salive, accompagné d'un ongle ou d'un cheveu de leur enfant, afin de vérifier s'ils en sont bien le père biologique (Le Monde du 9 novembre 2006).

Leur motivation ? Selon les rares et contradictoires études menées dans ce domaine, les « fausses paternités » constitueraient entre 0,8 % et... 30 % des déclarations de naissance. Des chiffres à prendre avec une extrême prudence, mais propices à justifier les soupçons d'infidélité, à aviver les querelles autour des pensions alimentaires ou des héritages... et à chercher la réponse à ses doutes dans l'ADN. Mais que faire ensuite de cette connaissance ? Quelles retombées aura-t-elle pour les enfants, pour leurs familles ? Pour Jean-Jacques Cassiman, directeur du Centre de génétique humaine de l'université de Louvain (Belgique), les conséquences de cet accès croissant à la vérité biologique risquent bien d'être aux antipodes de « la paix de l'esprit » et de « la fin des troubles émotionnels » promis par certaines entreprises commerciales.

« Si problème il y a, le recours aux tests ADN ne fera que le déplacer, voire l'amplifier », affirme ce chercheur de réputation internationale, qui se dit « résolument contre » la banalisation sans contrôle de cette pratique. Il ne croit pas cependant que ces tests vont connaître un succès croissant, si ce n'est dans les pays où la réglementation en interdit l'usage. « Dans notre centre, les demandes ont été en augmentation pendant des années, mais elles atteignent maintenant une sorte de saturation », affirme-t-il. Un optimisme que ne partage pas Sophie Marinopoulos, psychologue et psychanalyste à la maternité du CHU de Nantes, qui craint que le lien biologique, dans le futur, soit au contraire de plus en plus valorisé. « Dans une société anxiogène comme la nôtre, qui ne sait plus très bien définir ce qu'est la famille, il peut être tentant de chercher son identité à travers son ADN, remarque-t-elle. Le problème, c'est que ce n'est pas l'appartenance biologique qui fait la filiation... » Aujourd'hui moins encore qu'hier, et demain sans doute moins encore qu'aujourd'hui.

Comment, en effet, concilier cette soif de transparence biologique et les évolutions que vont continuer de connaître les structures familiales ? Alors que coexistent familles recomposées et homoparentales, mais aussi adoptions et technologies de la procréation assistée (don de sperme, transfert d'embryon, mères porteuses), quel poids symbolique et juridique auront ces tests génétiques ? Président du Comité consultatif national d'éthique, le docteur Didier Sicard redoute lui aussi que l'accès libre à ces tests ne survalorise la paternité biologique. « La paternité sociale a pour avantage d'être complexe, ouverte, multiple, de permettre à la société de faire «comme si», et de contourner la réalité humaine dans ce qu'elle a de plus trivial », estime-t-il. « Si le recours à ces tests se banalise, la filiation biologique risque de prendre une importance démesurée. Alors qu'elle est parfois tellement pauvre, dans les faits, par rapport à la filiation sociale... »

En cas de conflit entre plusieurs « pères », lequel alors l'emportera sur l'autre ? Celui qui a conçu l'enfant ? Ou celui qui a créé des liens sociaux avec lui et participé à son éducation ? Et quels garde-fous imaginer, pour éviter de livrer cette question au seul marché Internet ? Dans ce domaine, le droit aura sans aucun doute un rôle majeur à jouer. Saura-t-il, à l'échelle nationale ou internationale, renforcer la filiation sociale, afin de protéger les intérêts de l'enfant ? L'accès libre aux tests de paternité pourrait alors ne pas avoir que des retombées négatives.

« En cas de séparation et de garde de l'enfant, le recours possible aux tests de paternité, par son existence même, pourrait légitimer les pères dans leurs sentiments et dans leurs droits. Le test de paternité, c'est comme un accès direct à l'enfant, qui ne passerait plus par le regard de la mère », résume Eric Verdier, psychologue à la Ligue française pour la santé mentale. A cela près que ce test, demain, pourra également se faire in utero. Grâce à la présence des cellules fœtales circulant dans le sang maternel, on pourra bientôt l'effectuer avant le troisième mois de gestation. Verrons-nous alors des mères choisir de garder ou non leur bébé selon le père que désignera le test ?

Session du 19 avril 2010

Support : « Réformer les grandes écoles ou l'université ? », article de Guy Burgel paru dans Le Monde du 8 janvier 2010.

1/ Contraction de texte en 200 mots (8 points)

Contractez le texte en 200 mots. Une marge de plus ou moins 10% est autorisée. Indiquez le nombre de mots en bas de votre contraction.

2/ Vocabulaire (2 points)

Etudiez les expressions soulignées dans le texte.

- discrimination positive
- une France marquée historiquement par l'égalité et par l'Etat

3/ Discussion (10 points)

« Et pour intéressants et vertueux que soient le repérage de bons éléments dans les zones d'éducation prioritaire (ZEP) et leur soutien pédagogique ultérieur, ils ne constituent qu'un traitement homéopathique de la crise globale du système éducatif. A la limite, ils pourraient même reconstituer une nouvelle filière d'injustice sélective. » Que pensez-vous de cette analyse ?

On appelle mot, toute unité typographique signifiante séparée d'une autre par un espace ou un tiret.

Exemples : c'est-à-dire = 4 mots
J'espère = 2 mots
Après-midi = 2 mots

Mais : Aujourd'hui = 1 mot
Socio-économique = 1 mot ; puisque les deux unités typographiques n'ont pas de sens à elles seules
A-t-il = 2 mots ; car « t » n'a pas de signification propre.

Attention : un pourcentage, une date, un sigle = 1 mot.

La polémique qui s'est engagée par presse interposée entre le directeur de Sciences Po et la Conférence des grandes écoles ; au sujet de quotas réservés aux boursiers dans leurs concours d'accès, montre bien le trouble des opinions devant la crise structurelle de l'enseignement supérieur et la désorientation des familles politiques. Réputé pour ses idées progressistes, Richard Descoings se fait le défenseur véhément de la politique annoncée par la ministre de l'enseignement supérieur, au risque de faire passer pour d'affreux réactionnaires tous les tenants de grandes écoles, où l'on compte classiquement une bonne proportion d'esprits libres, plutôt classés à gauche. La réalité est évidemment plus complexe et moins manichéenne.

Naguère fleurons de l'élitisme républicain et d'un certain brassage social par la sélection progressive des meilleurs élèves de l'enseignement public, les grandes écoles tendent à devenir, avec les mêmes mécanismes de recrutement, le refuge des enfants de la bourgeoisie intellectuelle. Elles en sont plutôt le réceptacle involontaire que l'artisan délibéré.

La première cause réside dans la dégradation de l'enseignement supérieur universitaire, qui n'a, ni pu, ni su, à partir des années 1980, faire face à la massification de ses effectifs et aux changements pédagogiques qu'imposait une origine plus populaire de ses étudiants. Devant ce constat, la stratégie des parents les plus avisés, sinon les plus fortunés, était claire : faire en sorte que leurs enfants accèdent aux meilleures filières du secondaire, bac S en priorité, puis aux classes préparatoires.

Dans le même temps, confrontés à cet afflux, les grands lycées de Paris et de province intensifiaient pour les mêmes raisons la sélection à l'entrée de leurs classes préparatoires. La lourde procédure informatique de choix mise en place justifiait le résultat, plus qu'elle ne l'infléchissait. Au total, le jugement est sans appel : les grandes écoles actuelles constituent un filtre d'iniquité sociale, et elles se privent d'un sang nouveau issu de couches culturellement différentes. Sur ce point, Richard Descoings a raison. Où l'avis est plus contestable, c'est sur le changement radical que constituerait un recrutement particulier pour les élèves issus de milieux moins favorisés. De bons spécialistes affirment, sur la foi des expériences américaines et de Sciences Po Paris, que la procédure ne fait pas baisser le niveau. Dont acte. Mais le témoin n'est-il pas biaisé ? Les meilleures universités des Etats-Unis, publiques comme privées, mettent en effet en œuvre des actions généreuses de bourses et de prêts pour couvrir les frais d'inscription et d'entretien élevés d'étudiants motivés et peu fortunés, et attirer des élèves issus de tous les établissements d'enseignement secondaire des Etats concernés. Elles pratiquent ainsi une politique volontariste de brassage social et ethnique, qui n'est pas sans s'apparenter au busing bien connu pour les lycées (transfert quotidien d'adolescents de quartiers pauvres vers des institutions pédagogiques de zones plus aisées).

Mais ces procédures de discrimination positive relèvent d'une autre culture du mérite individuel et de l'aide collective, laissée plus à l'initiative des acteurs de la société civile que de l'institution officielle. Dans une France marquée historiquement par l'égalité et par l'Etat, il n'est pas assuré que la greffe massive prenne et n'entraîne pas des réactions de rejet, pires que le mal.

Pour Sciences Po, l'analyse est différente. Son directeur fait état de sa cote en progrès auprès des bacheliers et des entreprises. Mais ne la doit-elle pas avant tout au dynamisme de ses formations et à l'affaiblissement de ses concurrents universitaires ? Ni grande école trop sélective, ni université trop dévalorisée, l'institut d'études politiques de Paris joue sur ce statut ambigu pour séduire et rassurer. Les modifications de son recrutement pèsent finalement de peu de poids face à ces tendances fondamentales. **Et pour intéressants et vertueux que soient le repérage de bons éléments dans les zones d'éducation prioritaire (ZEP) et leur soutien pédagogique ultérieur, ils ne constituent qu'un traitement homéopathique de la crise globale du système éducatif. A la limite, ils pourraient même reconstituer une nouvelle filière d'injustice sélective.**

Il est donc grand temps, ne serait-ce que pour accéder aux vœux de « fraternité » du président de la République, que les oppositions stériles sur un sujet grave cessent, et qu'on arrête de reporter sur les autres la responsabilité d'une faillite inquiétante du système éducatif, qui procède avant tout de la longue myopie à cet égard de la société française dans son ensemble. Les grandes écoles ne doivent pas être le bouc émissaire de la crise de l'université et, dans les conditions actuelles, personne ne gagnerait à les banaliser dans l'enseignement supérieur, sauf à croire qu'il suffit d'une rivière pour dessaler l'eau de mer. Toute l'histoire française montre qu'elles gardent leur légitimité, à condition qu'elles retrouvent, à côté des universités et en collaboration avec elles, leur vocation de formation égalitaire d'une partie des élites de la nation, et cessent d'être la confirmation de sa stratification sociale. Mais la solution n'est pas dans un système de quotas de boursiers, fussent-ils d'objectifs plus que de normes, dans les classes préparatoires ou dans les concours de recrutement, mais dans une réforme sans précédent de l'efficacité globale de notre formation, de l'école à la faculté.

De la même façon, toute réforme de l'université, de l'autonomie aux pôles d'excellence, est vouée à l'échec, si ne sont pas rétablies au plus vite au collège et au lycée les conditions d'un enseignement de masse équitable et efficace pour tous et dans tous les lieux de la République. Comme au football, les Coupes du monde se gagnent dans les entraînements dominicaux des petits clubs de la Ligue. Il ne sert à rien de traiter l'exception pour changer la règle.

Au total, puisse le débat actuel être l'occasion de convaincre que la « société de la connaissance », que l'on veut promouvoir, n'exige pas seulement des milliards du grand emprunt, mais la conscience politique des gisements inexploités dans le gâchis actuel de l'éducation nationale. Il faut y mettre de la volonté, et aussi de l'imagination dans la révolution des méthodes pédagogiques dans tous les ordres d'enseignement (primaire, secondaire et supérieur) et dans l'évaluation régulière et rapprochée de leur efficacité : enseignements systématiques en petits groupes, voire en soutien individuel, renforcement de l'encadrement, vérifications continues des progressions, éradication progressive de l'échec et du retard scolaires. Le prix à payer en est lourd, bien plus évidemment que quelques bourses supplémentaires ou quelques places offertes dans un concours parallèle d'entrée dans des grandes écoles. Mais il est à la mesure du retard pris depuis des décennies et des défis que nous impose le XXIe siècle.

Session du 19 avril 2011

Support : Aurélien Hélias, « Contrefaçon : haro sur un fléau international », article paru dans Valeurs mutualistes n°270, janvier/février 2011.

1/ Contraction de texte en 200 mots (8 points)

Contractez le texte en 200 mots. Une marge de plus ou moins 10% est autorisée. Indiquez le nombre de mots en bas de votre contraction.

2/ Vocabulaire (2 points)

Etudiez les expressions soulignées dans le texte.

- Ce phénomène croissant et globalisé
- Des médicaments de confort

3/ Discussion (10 points)

Dans son article, Aurélien Hélias met en évidence les dangers des médicaments contrefaits, qui alimentent de vastes trafics au mépris de la santé des personnes. Il relève notamment les inquiétudes des pouvoirs publics face aux achats de médicaments en ligne : **« Certains patients sont tentés de se procurer sur Internet des médicaments que leur médecin n'a pas voulu leur prescrire ou parce qu'ils y sont moins chers. »**

Le médicament serait donc devenu un produit comme les autres, pour lequel on cherche le meilleur prix, d'autant que la liste des médicaments qui ne sont plus remboursés ne cesse de s'allonger. Et la parole du médecin semble avoir perdu de sa valeur, au point que les patients n'hésitent plus à la contourner. Qu'en pensez-vous ?

On appelle mot, toute unité typographique signifiante séparée d'une autre par un espace ou un tiret.

Exemples : c'est-à-dire = 4 mots

J'espère = 2 mots

Après-midi = 2 mots

Mais : Aujourd'hui = 1 mot

Socio-économique = 1 mot ; puisque les deux unités typographiques n'ont pas de sens à elles seules

A-t-il = 2 mots ; car « t » n'a pas de signification propre.

Attention : un pourcentage, une date, un sigle = 1 mot.

Aurélien Hélias, « Contrefaçon : haro sur un fléau international », article paru dans Valeurs mutualistes n°270, janvier/février 2011.

Quel fléau a pu causer plus de 200 000 morts en 2006 ? Il ne s'agit pas d'un virus, d'une catastrophe naturelle ou d'une guerre civile, mais de simples articles contrefaits, en l'occurrence des médicaments antipaludéens, selon une étude de l'Organisation Mondiale de la Santé (OMS). Depuis les années 1980, les faux médicaments déferlent sur les pays en voie de développement. Des produits « délibérément et frauduleusement faussement étiquetés pour tromper les consommateurs quant à leurs sources, contenant aussi bien de bons ou de mauvais ingrédients, sans principe actif ou en proportion insuffisante », selon la définition de l'OMS.

Réunis le 15 octobre à Paris sous l'égide de la Mutualité française, l'ensemble des acteurs engagés dans la lutte contre ce trafic ont tiré la sonnette d'alarme sur **ce**

phénomène croissant et globalisé. Dans les pays industrialisés du Nord, la contrefaçon de médicaments reste marginale, comme aux Etats-Unis. L'Europe est encore peu touchée. La France demeure même préservée. « A ce jour, aucun médicament falsifié n'a été retrouvé dans notre circuit de distribution », se félicite Didier Houssin, directeur général de la Santé. Quelques cas isolés ont néanmoins attiré l'attention des autorités. Dans leur ligne de mire : les risques induits par le web. « ***Certains patients sont tentés de se procurer sur Internet des médicaments que leur médecin n'a pas voulu leur prescrire ou parce qu'ils y sont moins chers.*** *Une quarantaine de situations ont été recensées : des produits pour maigrir ou répondre à des problèmes d'érection, d'autres utilisés dans le milieu sportif, notamment le culturisme, comme les anabolisants, mais aussi des anxiolytiques* », détaille Alain Delgutte, membre du Conseil central de l'ordre national des pharmaciens. Le plus souvent des médicaments de confort donc, mais dont la composition incertaine associée à une mauvaise posologie peut provoquer de graves complications, voire des décès.

Ces cas ont amené les autorités et les acteurs du médicament à réfléchir à de nouveaux garde-fous. « *Le Parlement européen avait bien émis l'idée d'un label, mais cela est toujours facilement falsifiable* », note Alain Delgutte. Conséquence : « *Nous nous dirigeons plutôt vers un portail pour accéder à des sites bien identifiés et rattachés chacun à une pharmacie entre quatre murs.* » Autrement dit, des sortes de « cyberpharmacies », adossées à de véritables officines. Un groupe de travail a été constitué afin d'étudier « *la mise en application, d'ici un an au maximum, de la jurisprudence européenne permettant la vente sur Internet de médicaments non prescriptibles et non remboursables* », détaille Fabienne Bartoli, adjointe au directeur général de l'Afssaps (Agence française de sécurité sanitaire des produits de santé).

Mais, là où les méfaits de la contrefaçon sont catastrophiques, c'est bien dans les pays pauvres, en voie de développement. « *Ils y interviennent dans l'indifférence la plus totale : en Afrique, la contrefaçon fait plus de morts que le terrorisme !* », s'insurge Christophe Zimmermann, coordinateur de la lutte contre la contrefaçon et la piraterie à l'Organisation mondiale des douanes. Là-bas, les médicaments falsifiés atterrissent directement sur les étals des marchés. Les acheteurs y sont légion et les ventes s'effectuent à la vue de tous. En cause : des techniques de production d'emballage et de transport de plus en plus sophistiquées, maîtrisées par de véritables « *organisations criminelles, capables, lorsqu'elles sont inquiétées, de changer sept fois de compagnie aérienne, et de passer par quatre continents différents en moins d'une semaine pour faire arriver leur marchandise* », ajoute Christophe Zimmermann. Provenant essentiellement de l'Inde, du Pakistan, de la Chine et du Nigeria, ces produits revêtent les habits de vrais produits de santé. La plupart des consommateurs ignorent les risquent qu'ils prennent en les ingérant. Ce qui les attire avant tout : les prix, inférieurs à ceux des produits vendus dans le circuit officiel, et à plus forte raison lorsqu'il n'existe pas de couverture santé dans leur pays.

Session du 24 avril 2012

Support : Extrait de la synthèse du rapport annuel sur l'état du mal-logement en France publié par la Fondation Abbé Pierre.

1/ Contraction de texte (14 points)

Contractez le texte en 250 mots. Une marge de plus ou moins 10% est autorisée. Indiquez le nombre de mots en bas de votre contraction.

2/ Vocabulaire (6 points)

a) Proposez deux synonymes pour chacun des mots suivants, en caractère gras dans le texte (3 points) :
   Insalubrité
   Ancrage
   Précarisation

b) Rédigez l'explication complète des expressions suivantes, soulignées dans le texte (3 points) :
   La figure emblématique du sans-abri
   Une nouvelle forme d'insécurité sociale
   Une véritable « lutte des places »

On appelle mot, toute unité typographique signifiante séparée d'une autre par un espace ou un tiret.
Exemples : c'est-à-dire = 4 mots
J'espère = 2 mots
Après-midi = 2 mots
Mais : Aujourd'hui = 1 mot
Socio-économique = 1 mot ; puisque les deux unités typographiques n'ont pas de sens à elles seules
A-t-il = 2 mots ; car « t » n'a pas de signification propre.
Attention : un pourcentage, une date, un sigle = 1 mot.

Le mal-logement évoque d'abord la figure emblématique du sans-abri ou celle de personnes vivant dans des conditions indignes d'**insalubrité** ou de surpeuplement. Figures récurrentes auxquelles se sont progressivement adjointes toutes les personnes éprouvant des difficultés pour accéder à un logement ou pour en changer ; celles qui, disposant d'un logement, sont confrontées à son coût croissant ou celles qui sont conduites à procéder à des arbitrages difficiles dans leur budget, et se trouvent parfois dans l'impossibilité de payer leur loyer, voire sous la menace d'une expulsion. C'est ainsi que les visages du mal-logement se sont diversifiés et renouvelés, donnant au phénomène une ampleur nouvelle et préoccupante.

Les données globales sur la crise du logement, que la Fondation Abbé Pierre actualise chaque année, soulignent l'importance d'un phénomène qui concerne aujourd'hui plusieurs millions de personnes, même s'il n'a pas la même intensité pour toutes celles qui y sont confrontées : 3,6 millions de personnes sont non ou très mal logées, mais si l'on y adjoint tous ceux qui se trouvent en situation de fragilité de logement à court ou moyen terme, ce sont au total 10 millions de personnes qui sont touchées par la crise du logement. D'intensité variable, le mal-logement concerne de façon spécifique les différentes catégories sociales. Les plus vulnérables ont vu leurs difficultés s'approfondir alors que le périmètre du mal-logement s'élargissait aux salariés modestes et aux couches intermédiaires.

Depuis plus de dix ans, la crise du logement fragilise une société déjà déstabilisée. Dans les différentes catégories sociales, et notamment parmi les couches moyennes, les ménages rencontrés soulignent fortement le contexte d'incertitude et de précarité qui se généralise, du domaine de l'emploi vers d'autres secteurs de la vie quotidienne, et notamment vers celui du logement (ils parlent aussi sur le même plan de la santé, de l'école, du pouvoir d'achat, etc.). Au final, cela génère une nouvelle forme d'insécurité sociale, liée au logement, qui vient renforcer l'insécurité engendrée par les évolutions de l'emploi au cours des dernières décennies. Comme la bataille de l'emploi a été perdue, celle du logement est en voie de l'être, à moins que les responsables politiques n'en fassent une priorité nationale, pour redonner au logement un rôle d'**ancrage** social et de protection.

Ce que la crise a conforté et radicalisé, semble-t-il, c'est le sentiment que le logement est devenu dans de nombreux territoires tout à fait hors de portée pour une large part des personnes qui cherchent à se loger. De nombreuses enquêtes d'opinion en témoignent, comme celle réalisée en septembre 2011 qui indique que plus de 3 Français sur 4 estiment qu'il est devenu difficile de se loger (plus de 9 sur 10 en région parisienne) et qu'une même proportion juge que la situation sera encore plus difficile pour les générations futures[1]. C'est dire le niveau d'inquiétude et de pessimisme que manifeste l'ensemble de la population par rapport à la question du logement.

La crise apparue en 2008 n'a fait bien souvent qu'accélérer et exacerber ce que vivaient déjà nombre de ménages (dont une part non négligeable était déjà entrée dans une logique de survie). La nouveauté réside plutôt dans un élargissement des publics concernés et dans un nivellement par le bas de la situation de catégories de personnes aux destinées jusqu'alors distinctes. La situation est particulièrement dramatique pour les ménages les plus modestes, isolés, jeunes en difficulté d'insertion, femmes seules avec enfants avec de faibles revenus... mais elle est devenue complexe pour de très nombreux ménages qui sont pourtant insérés socialement et économiquement.

Les conditions d'accès au logement pour les ménages sont dépendantes des caractéristiques de l'offre, elles-mêmes largement forgées par les mécanismes du marché :

le secteur privé représentant plus de 80% des résidences principales, ce sont ses règles marchandes qui s'imposent pour 4 ménages sur 5 qui accèdent à un logement chaque année. Le marché sélectionne ceux qui présentent les meilleures garanties par leur niveau de revenu et leur statut professionnel, et refoule les autres vers la gamme des réponses apportées par la puissance publique.

Certes, la réalité n'est pas aussi rigide que l'indique le propos, puisque des ménages très modestes et même pauvres peuvent être propriétaires (mais il s'agit souvent de personnes âgées ayant acquis leur logement il y a longtemps) ou locataires du secteur locatif privé (mais en secteur tendu ils nourrissent alors la demande Hlm, ou doivent parfois supporter des taux d'effort très élevés). D'une façon générale, c'est bien ce mécanisme de tri, de centrifugation des demandeurs qui domine. Et, à cette sélection du marché des demandeurs de logements les plus solvables, répond la concurrence qui s'installe à tous les niveaux de l'offre publique qui demeure insuffisante, qu'il s'agisse d'hébergement ou de logement social.

Face à l'augmentation de la demande de logement social ou à la pression de la demande d'hébergement, les organismes Hlm comme les gestionnaires de structures d'hébergement sont eux-mêmes amenés à mettre en place des mécanismes de tri qui fonctionnent non pas sur les principes du marché mais sur des critères sociaux (même si la capacité du demandeur à supporter le coût du logement demeure un critère central). Ce qui relève de la gestion de la demande - du côté des structures - se traduit souvent par un sentiment de concurrence du côté des demandeurs et d'incompréhension pour ceux dont la demande n'est pas prise en compte. Finalement, la **précarisation** de la société, conjuguée à l'insuffisance et à l'inadaptation de l'offre de logement, crée une situation de mise en concurrence des personnes qui ne peuvent se loger aux prix du marché. Tout se passe comme si s'organisait ainsi objectivement une véritable « lutte des places ». Une lutte qui ne se traduit pas par un affrontement entre les demandeurs d'hébergement ou de logement social, mais par un affaiblissement de l'espoir que les plus faibles mettent dans les réponses publiques, et un découragement qui les conduit à ne plus rien attendre.

Aux difficultés d'accès au logement s'ajoute souvent l'obligation de renoncer non seulement au rêve qu'il représente parfois (l'accès à la propriété par exemple), mais aussi tout simplement à un logement indépendant et décent pour vivre dans des conditions dignes et paisibles. Parfois, l'accès au logement se fait au prix d'une acceptation de situations intolérables qui se traduisent par un surpeuplement ou des conditions de confort dégradées, autant de situations que l'on croyait en voie de résorption, mais que l'insuffisance et l'inadaptation de l'offre de logement réactivent. Parfois, pour tenter de conserver leur logement, des familles réduisent leurs charges... quand elles le peuvent. Il en est ainsi lorsqu'elles restreignent leurs dépenses d'énergie et vivent dans le froid plutôt que de payer trop cher pour se chauffer. Autant de situations qui concernent d'abord les plus fragiles, mais qui sont devenues familières pour bien des ménages relevant des couches populaires voire des classes moyennes.

[1] Sondage Ipsos pour Nexity, Les enjeux du logement en 2012, septembre 2011.

Session du 18 avril 2013

Support : « Le sens de la marche », Article d'Héloïse Lhérété dans la revue « Sciences humaines » d'août 2012.

1/ Contraction de texte (14 points)
Contractez le texte en 250 mots. Une marge de 10% en plus ou en moins est autorisée. Indiquez le nombre de mots en bas de votre contraction.

2/ Vocabulaire (6 points)

c) Proposez deux synonymes pour chacun des mots suivants soulignés dans le texte (3 points) :
Anachronisme, incité, subversion.

d) Rédigez l'explication complète des expressions suivantes, soulignées dans le texte (3 points) :
Devenue un marché, injonctions de l'époque, émergence d'une contre-culture.

On appelle mot, toute unité typographique signifiante séparée d'une autre par un espace ou un tiret.
Exemples : c'est-à-dire = 4 mots
J'espère = 2 mots
Après-midi = 2 mots
Mais : Aujourd'hui = 1 mot
Socio-économique = 1 mot ; puisque les deux unités typographiques n'ont pas de sens à elles seules
A-t-il = 2 mots ; car « t » n'a pas de signification propre.
Attention : un pourcentage, une date, un sigle = 1 mot.

Longtemps, la marche a été associée au vagabond, à l'errant, au va-nu-pieds ; le piéton était « piètre », par définition. Quand l'Europe se motorisa, il devint même un marginal. La quête de vitesse, de performance et d'efficacité reléguait la marche à pied, lente et fatigante, au statut d'anachronisme. Quelques années ont suffi pour que s'opère un revirement complet. Après des siècles d'humilité, la marche s'offre une renaissance. Plus encore, elle se mue en véritable phénomène de société. Cinq millions de Français déclarent aujourd'hui faire de la randonnée pédestre régulièrement, chiffre considérable **(1)**. Ils sont plus nombreux encore à user leurs souliers le dimanche dans les bois ou le long des canaux, pour le simple plaisir, naturel et ancestral, de « *mettre un pied devant l'autre et recommencer* ». L'engouement s'est emparé aussi bien des campagnes que des villes, où les voitures finissent par déserter les centres. « *Marcher, c'est branché* », assurent les professionnels tant du tourisme que de l'urbanisme.

Pratique corporelle – voire spirituelle –, la marche que l'on croyait gratuite est aussi devenue un marché, un sport, un tourisme. Dans les magasins spécialisés se déploient des panoplies inédites – combinaison, ceinture-gourde, bâtons en aluminium... – qui donnent aux marcheurs des allures de skieur alpin. Livres et guides spécialisés s'amoncellent en librairies. Des agences vendent des randonnées découvertes (le Val-de-Loire à pied), sportives (l'ascension du Kilimandjaro), thématiques (« rando-choco » à Pâques), ou tout confort (authenticité le jour et cinq étoiles le soir). « *Qu'on le veuille ou non, la marche est partout et partout on marche* », résume l'anthropologue Franck Michel **(2)**.

Comment expliquer ce retour en grâce ? Qu'est-ce qui fait marcher les marcheurs ? Le sociologue David Le Breton a consacré deux livres à ce sujet, à douze ans d'intervalle **(3)**. Selon lui, ce succès vient d'abord de l'étonnante mutation de «l'imaginaire de la marche », qui se voit désormais associé à des valeurs «heureuses ».

La marche recèle en réalité des vertus qui résonnent chaque année davantage avec les injonctions de l'époque. Elle est ainsi économique, ce qui n'est pas son moindre défaut par temps de crise. Nul n'est en effet besoin de dépenser beaucoup pour voyager à pied. Elle est aussi écologique : son émission de gaz à effet de serre reste très limitée... Comme le cyclotourisme ou la navigation fluviale, la marche relève donc du « tourisme vert », en pleine croissance, qui combine respect des ressources naturelles, préservation du bien-être des populations locales et souci de soi. La marche à pied apparaît enfin saine, bonne pour la santé et pour la ligne. À l'heure où chacun est officiellement incité à « bouger plus », quels que soient son âge et sa condition physique, marcher régulièrement devient quasi un impératif moral, au même titre que de manger sainement ou d'arrêter de fumer.

Mais cette conjonction de qualités – économiques, écologiques et sanitaires – ne saurait à elle seule expliquer le plébiscite dont la marche fait l'objet. Pour s'y adonner, il faut bien que le marcheur y trouve autre chose, de plus profond et personnel. Qu'au-delà de la fatigue, de l'essoufflement, des douleurs parfois, un secret plaisir aiguille sa volonté. De Jacques Lacarrière, auteur de *Chemin faisant* (Fayard, 1974), à Sylvain Tesson, Jacqueline de Romilly ou Pierre Sansot, les écrivains ont souvent mis en avant les joies sensorielles de la marche et les rencontres qu'elle permettrait de faire (lire *Bibliothèque idéale du voyageur*). La destination n'apparaît souvent que comme un prétexte. C'est le voyage lui-même qui importe. Il permet d'enregistrer en soi, de la tête jusqu'au bout des orteils, une collection de panoramas, de bruits, de saveurs, d'odeurs, de visages. D'aller redécouvrir le soleil, le vent, le ciel, l'altitude, les gouffres et l'horizon..., tout ce dont nous privent le rythme et les lieux de nos vies hypermodernes. « *Ce qui importe dans la marche n'est pas son point d'arrivée,* témoigne D. Le Breton, *mais ce qui se joue en elle à tout instant, les rencontres, l'intériorité, le plaisir de flâner..., c'est exister, tout simplement, et le sentir* **(4)**. »

Des rêveries de Jean-Jacques Rousseau aux semelles d'Arthur Rimbaud, nombre d'œuvres littéraires et philosophiques ont d'ailleurs été composées « à l'air libre ». Le philosophe Frédéric Gros en a fait un livre, *Marcher, une philosophie*, qui a connu un joli succès. Pour lui, la marche a pour mérite de transformer le rapport du corps à l'espace. « *Le paysage est un paquet de saveurs, de couleurs, d'odeurs, où le corps infuse...* », affirme-t-il. Tel panorama paraît plus beau, plus propice à la méditation, à celui qui a fait l'effort de gravir la montagne pour y avoir accès. Tout se passe comme si la marche, la fatigue qu'elle entraîne, la persévérance qu'elle requiert étaient récompensées par un surcroît de beauté et de liberté offert au seul marcheur. L'esprit, alors, sautille et jubile, plus libre, moins contraint par ses références que lorsqu'il est immobilisé dans un bureau ou une bibliothèque.

Offrant un autre rapport à l'espace, la marche promet aussi – et peut-être surtout – un nouveau rapport au temps. Elle rappelle à chacun son statut d'*Homo viator (*lire *Homo viator)*, avançant à son rythme, calme et régulier, en migration perpétuelle, depuis la nuit des temps. La lenteur est nécessaire pour apprécier le mouvement. Les grands marcheurs en font tous l'éloge. « *Dans nos vies riches, bombardées de mots et de délais, le prix à payer est le temps qu'on nous vole,* souligne ainsi l'écrivain-voyageur S. Tesson. *Il est nécessaire de se laisser à nouveau traverser par le temps, de ne pas le fuir, de ressentir le flux des heures qui s'étirent, de faire l'expérience de l'infini de l'instant* **(5)**. »

On redécouvre même que la marche permet même de vivre plus longtemps, non pas au sens où elle augmenterait la durée de vie, mais parce qu'elle allonge, subjectivement, la temporalité : les heures à marcher semblent plus longues que celles à travailler ou à discuter. Elles sont plus amples, « *étirent* » le temps, remarque F. Gros : « *Elles font vivre plus longtemps parce qu'on a laissé respirer, s'approfondir chaque heure, chaque minute, chaque seconde, au lieu de les remplir en forçant les jointures* », alors qu'à l'inverse, « *quand on se presse, le temps est plein à craquer, comme un tiroir saturé.* »

Là réside sans doute l'une des grandes explications de l'essor de la marche, qu'elle soit promenade, randonnée en montagne, pèlerinage vers Saint-Jacques-de-Compostelle, trek au Népal ou flânerie rêveuse sur les bords d'un lac : elle permet de se soustraire aux impératifs d'immédiateté, de réactivité, de connexion permanente. En s'immisçant dans un chemin, on s'offre une déconnexion. Déconnexion matérielle, d'abord. On éteint son ordinateur, on « débranche » pour prendre un chemin. On accepte l'idée que son téléphone portable ne capte plus. On quitte un réseau sans profondeur, sur lequel on « surfe ». Son propre horizon cesse d'être barré par l'écran d'ordinateur.

La déconnexion est ensuite spirituelle. La marche permet de « voir plus loin ». Elle lave des fatigues anciennes et des malaises de la vie quotidienne, assurent aussi bien le sociologue D. Le Breton que les philosophes P. Sansot et F. Gros. Le temps d'une parenthèse, ses adeptes cessent de ressasser leurs soucis personnels et professionnels pour se retrouver, s'apaiser, cheminer… *« Dès que l'on marche, on s'allège. On échappe au train-train. Il faut s'enfouir dans le chemin qui épouse le soleil, l'inclinaison du sol. On s'imprègne de ses odeurs. Il y a un contact tactile avec la terre. C'est une invitation à prendre le large alors que la société à l'art d'assigner les gens »*, témoigne par exemple P. Sansot, marcheur infatigable, dans *Chemins aux vents* (Payot, 2000).

De là à y voir une forme de subversion, il n'y a qu'un pas que certains auteurs n'hésitent pas à franchir. Ainsi l'anthropologue F. Michel, dans la lignée de F. Gros, considère-t-il la marche comme *« un mode philosophique d'être, de penser et de voyager »*. Rappelant la tradition contestataire de la marche, il établit un lien avec le développement récent de la randonnée de loisir : *« Dans nos sociétés figées, où tout tend à être planifié, marcher relève de la subversion. Voyager à pied, c'est aller de l'avant. À contre-courant* **(6)**. *»* L'anthropologue Jean-Didier Urbain n'exclut pas, quant à lui, l'émergence d'une contre-culture en réaction au culte de la vitesse. À l'instar du mouvement *slow food*, qui invite, en réaction au *fast-food*, à prendre le temps de bien manger et cuisiner, un *slow tourism « réhabilitera peut-être la lenteur, la durée, la création de concepts de voyage à même de structurer une offre alternative : périple au ralenti, séjour de tranquillité* **(7)**… *»*

Si cette offre alternative représente déjà un marché prometteur, il y a toutefois un risque à assigner trop vite au marcheur un statut de rebelle en rupture avec la société de consommation : celui d'établir une hiérarchie un peu méprisante entre, d'une part, les voyageurs respectables, éclairés et subversifs (tels les randonneurs solitaires) et, d'autre part, les touristes rejoignant les stations balnéaires en charters. D'abord, la frontière n'est pas si nette. On peut être tour à tour, et dans la même année, Star Trek et Ulysse : adepte d'une téléportation rapide à Djerba, le temps d'un long week-end de Pentecôte, et initiateur d'un long voyage à pied dans le silence de l'été… Par ailleurs, si tant d'auteurs cherchent à faire de la marche une philosophie, voire une façon politique d'être au monde, la plupart des marcheurs ont l'ambition plus modeste. À la question *« pourquoi marchez-vous ? »*, les réponses sont souvent plus courtes… et plus décevantes : *« Parce que ça fait du bien »*, *« pour profiter de la nature »*, *« parce qu'il fait beau »*, *« pour le côté sportif »*, *« pour me lancer un défi »*…

Qu'est-ce qui impose alors à un si grand nombre, *in fine*, le désir de se lever et de marcher ? Sans doute d'abord une tendance profondément inscrite dans l'être humain, que des siècles de progrès techniques ne permettent pas d'effacer. *« L'être humain commence par les pieds »*, soulignait l'anthropologue André Leroi-Gourhan. Mais c'est aussi cet appel mystérieux qu'adresse à beaucoup l'horizon, et auquel nous redevenons peut-être un peu plus sensibles avec la montée des valeurs écologiques. *« Tout grand paysage est une invitation à le posséder par la marche »*, écrit Julien Gracq **(8)**. Et si les grands voyageurs ont du mal à dire ce qui alimente leur quête, au départ, quand ils se lancent sur la route, ils espèrent tous trouver la réponse en chemin. Une réponse intime, personnelle, inattendue, en résonance avec leur vie.

NOTES

(1) Enquête du ministère du Tourisme, 2010.

(2) Franck Michel, « La marche à pied, un mode philosophique d'être, de penser et de voyager », *Cahier Espace*, n° 112, avril 2012.

(3) David Le Breton, *Éloge de la marche*, Métailié, 2000, et *Marcher. Éloge des chemins et de la lenteur*, Métailié, 2012.

(4) David Le Breton, *Marcher. Éloge des chemins et de la lenteur*, *op. cit.*

(5) Cité par Pascale d'Erm, *Vivre plus lentement. Un nouvel art de vivre*, Ulmer, 2010.

(6) Franck Michel, *op. cit.*

(7) Jean-Didier Urbain, *L'Envie du monde*, Bréal, 2011.

(8) Julien Gracq, *En lisant, en écrivant*, José Corti, 1980.

Session 2014

Support : « Pourquoi est-il si difficile d'écrire ? », Article de Nicolas Journet dans la revue « Sciences humaines » de novembre 2013.

1/ Contraction de texte (14 points)

Contractez le texte en 300 mots. Une marge de 10% en plus ou en moins est autorisée. Indiquez le nombre de mots en bas de votre copie.

2/ Vocabulaire (6 points)

a) Proposez deux synonymes pour chacun des mots suivants soulignés dans le texte (3 points) :
   - Apprentissage, complication, irréversible.

b) Rédigez l'explication complète des expressions suivantes, soulignées dans le texte (3 points) :
   - Prétexte fallacieux, journal intime, déclin programmé de l'écriture.

On appelle mot, toute unité typographique signifiante séparée d'une autre par un espace ou un tiret.
Exemples : c'est-à-dire = 4 mots
J'espère = 2 mots
Après-midi = 2 mots
Mais : Aujourd'hui = 1 mot
Socio-économique = 1 mot ; puisque les deux unités typographiques n'ont pas de sens à elles seules
A-t-il = 2 mots ; car « t » n'a pas de signification propre.
Attention : un pourcentage, une date, un sigle = 1 mot.

«Tu causes, tu causes, c'est tout ce que tu sais faire...», répète inlassablement le perroquet du bistrotier ami de Zazie, comme un encouragement à faire mieux. Faire mieux que parler, c'est par exemple écrire, mais un romancier comme Raymond Queneau en sait quelque chose : c'est nettement plus fatigant. Si lui-même n'a jamais fait état de soucis particulier de ce côté, beaucoup de ses confrères, dont Victor Hugo, Stendhal et Gustave Flaubert, ont avoué souffrir de la fameuse angoisse de la page blanche. D'autres se sont ligués pour dénoncer le mythe du poète inspiré, en répétant qu'écrire, c'est toujours du travail. Quant au petit Nicolas de René Goscinny, il trouvait tout simplement que *«téléphoner, c'est rigolo»*, alors qu'écrire, *«c'est embêtant»*. Pourquoi est-il laborieux d'écrire ?

D'abord, évidemment, il y a un apprentissage à faire pour maîtriser les lettres et les mots, ou tout autre moyen graphique véhiculant du sens. Au bas mot, trois ans de travail scolaire acharné, avant de pouvoir envoyer sa première lettre au père Noël. À ce stade, les problèmes ne font pourtant que commencer : viennent la maîtrise de l'orthographe et l'art de composer un texte compréhensible, choses qui ne sont pas garanties à tout le monde. Même pour un adulte bien entraîné, voire pour un professionnel, se mettre à écrire est presque toujours envisagé avec une certaine appréhension, alors que soutenir une conversation avec des amis est plutôt une détente.

Une pénible conversion

L'écrivain Jules Renard a laissé dans son journal intime un aphorisme célèbre : *«Écrire, c'est une façon de parler sans être interrompu.»* On ne peut pas mieux dire, et *a priori*, tout le monde préfère ne pas être interrompu. Mais ça n'a pas que des avantages. À moins de répondre à un QCM ou de rédiger sous la dictée d'autrui, écrire c'est se lancer dans le vide. Il faut avoir quelque chose à dire, et entrevoir dans quel ordre on va l'énoncer et par où commencer. Comme le souligne Michel Fayol (1), l'écriture est monologique : pas d'interlocuteur, pas d'interruption, pas de questions et pas de réponses. Il faut donc tout faire soi-même, sans être sûr du résultat. Sera-t-il correct et intéressant ? Pour tenter de le savoir, on se relit : tout scripteur est en même temps son premier lecteur. Est-ce vraiment conforme à ce que l'on voulait dire ? Est-ce vraiment cela que l'on aimerait que les autres comprennent ? Oralement, on peut toujours se reprendre, reformuler autrement. À l'écrit, il faut détruire et recommencer, à moins de tomber sous le coup de la remarque acerbe de Buffon : *«Ceux qui écrivent comme ils parlent, quoiqu'ils parlent très bien, écrivent mal (2).»*

Deuxième motif de difficulté : écrire demande de la concentration. Il y a plusieurs raisons à cela. La première est que la technique, qu'elle soit manuelle ou mécanographique, accapare une partie de l'attention. Mais surtout, elle impose une forte contrainte à la pensée. Nos idées peuvent venir en paquets, simultanément ou comme un flot sans interruption. Combien de fois avons-nous fait l'expérience que ce que nous imaginions vouloir dire ne pouvait pas se formuler tel quel par écrit ? L'écriture, elle, est strictement linéaire et scandée par des discontinuités entre les mots et les phrases. Il y a donc une pénible conversion à faire. De plus, sauf cas exceptionnel, nous écrivons beaucoup moins vite que nous parlons, et donc que nous pensons. Des spécialistes (3) ont montré que nous faisions plus d'erreurs en milieu et en fin de mot qu'au début. C'est la conséquence de ce décalage : nous sommes déjà en train de penser au mot suivant alors que nous finissons d'écrire le précédent, et cela seul crée une fatigue pour la mémoire, exige un surcroît d'attention.

Une autre complication vient du fait que l'écriture est un monomédia, tandis que l'interaction verbale est un multimédia. Il s'agit donc de faire entrer dans un canal unique et étroit toutes sortes d'informations véhiculées à l'oral par l'intonation, le geste, le regard, l'expression du visage, la situation même que partagent les interlocuteurs. La parole est, dit-on, aidée par un contexte et s'appuie sur lui. L'écriture tend à perdre ce contexte et ne peut compter que sur ses propres forces. Si par exemple, je rédige une lettre d'excuses pour avoir oublié de rendre un livre à la bibliothèque, je dois dater, indiquer mon nom et développer des formules telles que *«Monsieur ou Madame, je vous prie de bien vouloir excuser le retard avec lequel je vous retourne ce volume des* Trois Mousquetaires, *etc.»* Suivent quelques prétextes fallacieux. Face à la bibliothécaire, je n'aurai qu'à prendre un air navré et tendre le livre en disant que *«je suis un peu en retard»*.

Les systèmes logographiques

Les spécialistes de l'écriture savent à quel point cette difficulté n'a été résolue que très progressivement dans l'histoire. Les icones, les glyphes et les idéogrammes ont en général précédé les écritures logographiques, c'est-à-dire celles qui reproduisent la parole. Leur capacité à coder le discours était encore très partielle et leur usage limité à certains types d'inscriptions. Les systèmes logographiques ont à leur tour mis des siècles à se perfectionner en inventant la coupure entre les mots, la ponctuation, les guillemets, les majuscules, les parenthèses, etc. Tous ces éléments sont venus compenser le cruel appauvrissement qui affecte l'écriture par rapport à la parole : le point remplace le ton de la voix qui baisse, la virgule code un petit silence. Mais c'est encore incomplet. Bien des attitudes et émotions, qui affectent le sens, ne peuvent être exprimées que de manière lexicale : *«Tu es parti il y a une heure»,* dit-elle, d'un air excédé. Le point d'exclamation existe, mais pas celui de réclamation. Conséquence : il faut presque toujours écrire plus que l'on parle pour dire la même chose.

Une trace tangible et irréversible

Philippe Meirieu, auteur d'un petit ouvrage intitulé comme le sujet de cet article (4), souligne, lui, une autre facette intimidante de l'écriture. Il cite deux auteurs, Jean-Louis Chiss et Jacques David, qui résument bien la situation : *«L'angoisse de la page blanche, la peur de faire une simple lettre, les réticences, affichées ou non, à remettre un travail écrit, sont autant de symptômes d'une difficulté à accepter que des propos soient*

irrémédiablement inscrits dans l'histoire d'une personne (5).» Comme dit le proverbe, *«les écrits restent»*, et peuvent – et sont même destinés en général à – être lus par quelqu'un. Car, même si le scripteur n'a pas d'interlocuteur, il a en général un ou plusieurs destinataires, qu'ils soient connus ou inconnus. Sauf dans le cas des écritures purement mnémotechniques – listes de courses ou journal intime –, nous rédigeons avec l'inquiétude subliminale que ce quelqu'un comprendra ou ne comprendra pas, aimera ou n'aimera pas, jugera notre production, s'il ne s'en moque pas franchement. C'est pourquoi écrire, c'est s'engager, c'est produire des énoncés qu'à un certain moment on ne pourra plus changer et qu'il faudra bien montrer. Ce côté irréversible est, selon P. Meirieu, une source importante de difficultés face à l'écriture d'un texte tant soit peu personnel.
Reste que cette rémanence de l'écrit a été vue de manière très positive par les spécialistes de la «littératie», qui ont vu dans l'invention de l'écriture une véritable *«révolution pour l'intellect»*, ayant eu un impact profond sur l'histoire de la pensée humaine. Selon Jack Goody, Walter Ong, David Olson et quelques autres, l'écriture ne fait pas que transcrire un message : en en fixant la lettre, elle met en évidence les imprécisions et les contradictions qu'il peut comporter. Elle rend donc comparables et critiquables des énoncés qui auparavant ne l'étaient pas. Par retour, l'écriture aurait donc contraint les hommes à plus de cohérence, de rationalité et de précision. Tout en soulageant la mémoire, l'écriture a donc apporté de nouvelles exigences de rigueur, celles-là même qui rendent la formulation d'un texte écrit plus coûteuse en réflexion qu'un propos oral.
À part cette peine, l'écrit a toutes sortes de qualités et d'avantages, dont le premier est de circuler indépendamment de la personne qui en est l'auteur. Cette caractéristique intéressante est aujourd'hui concurrencée par bien d'autres technologies, numériques, ou non, qui nous permettent de faire voyager la voix et l'image. On a donc pu annoncer le déclin programmé de l'écriture. Or rien n'est moins sûr : jamais on a autant écrit que depuis qu'Internet, le courrier électronique et les SMS téléphoniques existent. Face à ce phénomène, deux explications bien différentes sont fournies. L'une, teintée de critique, affirme que cette écriture-là n'est plus ce qu'elle était : les messageries, par exemple, avec leur capacité dialogique en temps réel, en feraient une sorte de bavardage écrit. Quant aux SMS, ils seraient la ruine de la langue et de l'orthographe.

Mais tout cela ne justifie pas qu'on les préfère. L'écrit a des propriétés que l'on oublie souvent de considérer : celles de maintenir une distance entre un auteur et son lecteur, d'autoriser la réflexion et de ralentir les interactions. P. Meirieu cite un exemple frappant : celui d'un adolescent qui préfère de loin laisser un petit mot à ses parents disant *«ce soir, je sors. Ne m'attendez pas »*, plutôt que de leur téléphoner ou d'attendre leur retour. En l'occurrence, l'avantage est simple : cela évite une discussion. Cette prise de distance par l'écrit a de nos jours des applications beaucoup plus larges et visibles. Le 22 août dernier, le journal *Le Monde* consacrait un article au *boom* des SMS et autres messageries : 10 milliards par jour de messages sur Facebook dans le monde, 280 SMS par personne et par mois en France. Les adolescents en écrivent 83 par jour, 2500 par mois. Interrogées, de jeunes personnes expliquaient que ce n'était pas par économie, mais par préférence : moins intrusif, moins stressant que l'appel téléphonique, le SMS est en quelque sorte plus poli et presque aussi rapide que la parole. Une maman lui reconnaissait même les qualités typiques de l'écrit : *«À l'oral, je peux bafouiller, chercher mes mots. Par écrit, je prends le temps pour être bien comprise.»* Après tout, il n'est pas si difficile d'écrire. On s'y fera peut-être un jour.

NOTES

1 Michel Fayol, *L'Acquisition de l'écrit*, Puf, coll. «Que sais-je?», 2013.

2 Buffon, *Discours sur le style*, 1753, rééd. Climats, 1998.

3 Alan M. Wing et Alan D. Baddeley, «Righting errors in writing errors», *Cognitive Neuropsychology*, vol. XXVI, n° 2, 2009.

4 Philippe Meirieu, *Pourquoi est-ce si difficile d'écrire ?*, Bayard, 2007.

5 Jean-Louis Chiss et Jacques David, «Penser l'écrit», *Le Français aujourd'hui*, n° 93, mars 1991.

6 Laure Belot, «Les nouvelles vies d'*Homo numericus*», *Le Monde*, 22 août 2013.

Session 2015

1) **Contraction de texte (14 points)**
   Contractez le texte en 200 mots. Une marge de plus ou moins 10% est autorisée. Indiquez le nombre de mots en bas de votre contraction.

2) **Vocabulaire (6 points)**
   a) Proposez deux synonymes pour chacun des mots suivants, soulignés dans le texte (3 points) :
      - Amalgames ; au ban de ; opprobre.
   b) Rédigez l'explication complète des expressions suivantes, soulignées dans le texte (3 points) :
      - L'émancipation des obscurantismes,
      - « des intellectuels dans la cité »,
      - Les enfants de Voltaire, Diderot, Hugo, Zola, Jaurès.

La laïcité a besoin de l'enseignement du fait religieux

Depuis une semaine la France est meurtrie dans sa chair. La République a été attaquée, les Français ont su répondre en se levant comme un seul homme. L'esprit des Lumières, n'en déplaise à certains, est encore bien vivant dans la conscience collective.

Aujourd'hui, comme l'a fort justement expliqué Robert Badinter dans une tribune dans le journal *Libération*, nous sommes face à un «piège». Il est impératif que nous évitions les **amalgames**, pourvoyeurs de haine. Mais ne nous voilons pas la face, l'extrémisme religieux et politique nous guette. Comme l'a fort justement rappelé le Premier Ministre, il est totalement intolérable qu'un citoyen français de confession juive ait peur ou qu'un citoyen de confession musulmane se sente mis **au ban de** la société.

Nous avons, par nos institutions et notre codex législatif les moyens d'éviter cela. Depuis la Révolution française, l'identité républicaine s'est construite autour des valeurs : Droits de l'Homme, laïcité et universalité. Le meilleur moyen pour faire passer ces valeurs reste l'éducation. L'école de la République garantit à toutes et à tous, l'ouverture sur le monde et **l'émancipation des obscurantismes**.

Lorsqu'en 1905, au terme d'un long processus, la IIIème République vote la loi de « Séparation des Eglises et de l'Etat », l'idée d'une laïcité à la française est institutionnalisée. Cette loi fondamentale fait de la République un espace sans religion officielle garantissant à toutes et à tous le droit de pratiquer son culte, d'affirmer son agnosticisme ou son athéisme. Le pouvoir temporel se sépare du pouvoir spirituel mettant fin de facto à la primauté du Catholicisme sur l'ensemble de la population. Bien entendu il y a eu de l'anticléricalisme. La Libre Pensée a aussi permis de faire avancer les choses. Mais ce texte, et c'est ce qui en fait sa force, rappelle que l'Etat garantit à chacun le droit de pratiquer ou non, dans la sphère privée, son culte.

C'est justement parce que nous sommes une République laïque qu'il est impératif que le fait religieux soit mieux abordé à l'Ecole et dans les médias. Il est totalement intolérable que des journaux ou des chroniqueurs jettent l'**opprobre** sur une partie de la population parce qu'elle appartient à telle ou telle sphère culturelle. Car oui une religion peut aussi s'aborder d'un point de vue culturel, social et politique. C'est tout l'intérêt des travaux des historiens et anthropologues des religions. D'ailleurs il est bon de rappeler l'étymologie du mot religion. Son origine, encore discutée au sein de la communauté scientifique, peut avoir un rapport avec le mot latin religare « relier ». De facto l'historien des religions devient un « passeur » entre les cultures.

Salomon Reinach évoque l'être humain comme un «animal religieux» faisant référence à la théorie aristotélicienne d'un homme «animal doué de raison». La religion structure nos sociétés depuis des temps immémoriaux. Aujourd'hui encore notre calendrier civil est profondément marqué par cette tradition chrétienne. Beaucoup de nos jours fériés sont liés à un événement religieux. Trop peu ont un lien avec l'identité collective ou d'une commémoration collective. A moins de revenir au calendrier républicain, il semble difficile d'éviter ces éléments.

L'historien des religions est avant tout un scientifique. Il se doit d'expliquer, de proposer des hypothèses et de se servir des textes sacrés non pas comme un théologien, mais comme un chercheur. Il n'a pas pour but de proposer une vision eschatologique mais simplement de comprendre pourquoi tel texte influence telle société. Finalement l'historien des religions, comme l'anthropologue, participent à l'idéal universaliste républicain : expliquer l'autre pour mieux le comprendre.

Aujourd'hui la lutte contre tous les extrémismes, qu'ils soient politiques ou religieux, passe par une alliance très particulière : celle de la sécurité et de l'instruction. Il est impératif que les intellectuels, historiens, anthropologues, ethnologues, sociologues.... spécialisés dans les questions touchant au fait religieux redeviennent, pour paraphraser François Hartog, Pauline Schmitt-Pantel et Alain Schnapp « **des intellectuels dans la cité** ». Il faut en finir avec ces tribunes accordées à ces pseudos spécialistes, pourvoyeurs de haines ou de lieux communs. L'Ecole est un rempart, et les chercheurs, en collaboration avec les enseignants, doivent s'aider mutuellement pour enfin mettre à genoux ces idées rétrogrades et conservatrices qui polluent les esprits d'un trop grand nombre de nos concitoyens, y compris les plus jeunes. La peur de l'autre, la méconnaissance des religions ou de l'athéisme, sont autant d'armes au service des ennemis des valeurs de la République. Internet, la télévision, la presse doivent aussi jouer ce rôle. Ce sont des vecteurs d'éducation des masses, mais trop souvent la médiocrité des programmes des lignes éditoriales ou des propos accentuent ce climat d'intolérance.

La République est debout, **les enfants de Voltaire, Diderot, Hugo, Zola, Jaurès**, de la Commune, de la Résistance ont compris que les ennemis sont l'obscurantisme, le manque d'éducation et la fermeture sur le monde. Plus que jamais il est impératif d'apprendre et comprendre l'autre, plus que jamais l'intellectuel et l'enseignant ont un rôle d'avant garde éclairée à tenir, plus que jamais il importe d'éduquer sur ce que sont les religions et l'athéisme de façon simple et claire. Plus que jamais il faut redonner au vivre ensemble, à l'humanisme éclairé et à l'identité républicaine sa place centrale dans notre société. La République une et indivisible, laïque, protectrice, sociale et égalitaire est notre bien le plus précieux. Des millions de français l'ont montré ces derniers jours. Il n'y a qu'une communauté, n'en déplaise à certains, construite et enrichie par ce qui fait la grandeur de la France : la multiplicité des cultures.

Nicolas Masuez
Docteur en Histoire des religions et anthropologie religieuse.

Huffington Post du 22 janvier 2015.

Biologie 2015

1ère question : (10 points)

Que savez-vous du « polymorphisme génétique » ?

2ème question : (10 points)

Quelles sont les caractéristiques de la réponse immunitaire innée ?

ANCIENS SUJETS DE BIOLOGIE DE LILLE (chaque question est sur 10 points)

2014

1) A l'aide de vos connaissances de la cellule eucaryote, localisez, donnez la composition, décrivez les agencements possibles de la fibre chromatinienne au cours du cycle cellulaire et les propriétés éventuelles de ces agencements.
2) Expliquez pourquoi le patrimoine génétique de chaque individu est unique en abordant les évènements génétiques impliqués.

2013

1) Après avoir rappelé les principes immunologiques de la vaccination, précisez les difficultés rencontrées pour l'établissement d'un vaccin contre le virus de l'immunodéficience humaine (VIH).
2) Une mutation de l'ADN conduit-elle systématiquement à une maladie génétique? (Argumentez votre réponse)

2012

1) **90ème anniversaire de la découverte de l'insuline.**

   La journée mondiale du diabète est célébrée chaque année le 14 novembre, date anniversaire de Frederick Banting qui, avec Charles Best, Pr MacLeod et le biochimiste Collins, a pour le premier développer la théorie à l'origine de la découverte de l'insuline en 1922. Aujourd'hui, des millions de personnes diabétiques à travers le monde ont une vie longue et productive grâce à l'insuline.

   Vous exposerez dans un texte structuré et comportant titres et mots-clés, éventuellement complété de schémas annotés, la nature de cette maladie (diabètes de types 1 et 2), et les propriétés thérapeuthiques de l'insuline.

2) Après avoir exposé les caractéristiques générales d'un reflexe, décrire précisément le réflexe rotulien et donner son rôle.

   Détailler à l'aide d'un schéma, les structures et les circuits neuronaux qui entrent en jeu dans le réflexe rotulien.

   En dehors de toute pathologie, ce réflexe peut-il être modifié ? Justifier.

2011

1) **Des hominoïdes aux hominidés :**
   Après avoir énuméré les moyens d'étude à la disposition des paléontologues et caractérisé l'hominisation, expliquez, à la lueur de nos connaissances actuelles, les événements qui ont permis d'aboutir à l'homme moderne (l'homo sapiens sapiens).

2) Expliquez les mécanismes immunitaires mis en jeu dans le cadre de l'infection par le virus de l'immunodéficience humaine (VIH). Pourquoi des infections opportunistes apparaissent-elles au cours de la phase symptomatique du SIDA ?

2010

1) Chez l'homme, un coup sec appliqué sous la rotule, au niveau du tendon du muscle antérieur de la cuisse provoque l'extension de la jambe. Ce test est utilisé pour contrôler le bon fonctionnement de la moelle épinière.
   - Identifiez cette réaction et justifiez votre réponse.
   - Dans le mouvement de la jambe, quels sont les rôles respectifs des muscles antérieurs et postérieurs de la cuisse ? Comment peut-on nommer également ces groupes musculaires de façon plus générale, en fonction de leur rôle respectif ?
   - Décrivez, éventuellement à l'aide d'un schéma, les éléments qui interviennent dans cette réaction particulière et expliquez la conduction nerveuse, le sens de conduction du message nerveux depuis l'excitation du récepteur sensoriel jusqu'à la réponse des muscles antérieurs et postérieurs de la cuisse mis en jeu.
   - En physiologie, à quoi sert ce phénomène ?

Définir le cadre d'une maladie génétique autosomique récessive et décrivez ses modes de transmissions possibles entre les générations.

2009

1) Après avoir donné la définition des termes suivants : « Reproduction sexuée », « insémination » et « fécondation », expliquer le déroulement de la fécondation dans l'espèce humaine jusqu'au stade de deux cellules inclus.
   Définissez et expliquez les contingences d'une méthode contraceptive. Donnez les principes et des exemples de contraception masculines et féminines.
2) Donnez les bases immunologiques de la vaccination. Quelles sont les différentes catégories de vaccins utilisés actuellement. Illustrez votre propos à l'aide d'exemples. Expliquez les difficultés d'obtention d'un vaccin anti-VIH.

2008

1) Fonctionnement des synapses :
   a) Définition des différents types de synapses.
   b) Fonctionnement des synapses chimiques (schéma commenté possible).
   c) Dans quelle mesure les synapses constituent-elles un moyen d'intégration du message nerveux ?
2) Quelles sont les variations quantitatives et qualitatives de l'ADN au cours de la méiose ?

2007

1) A l'aide de vos connaissances de la cellule eucaryote, donnez la composition et décrivez les agencements possibles de la fibre chromatinienne. Puis comparez les molécules d'acide désoxyribonucléique et acide ribonucléique.
2) Description des causes génétiques et environnementales des différents types de diabète.

2005

1) Expliquez pourquoi le patrimoine génétique de chacun est unique.
2) Réflexe d'Hoffman ou réflexe myotatique ou réflexe achilléen :
   Définition d'un réflexe, circuits neuronaux et structures nerveuses impliqués dans le réflexe achilléen.
   Méthodes d'étude : clinique et électrophysiologiques (explication par l'intermédiaire de schémas des effets des stimulations par choc bref du tendon d'Achille, obtenu par l'intermédiaire d'un marteau réflexe et effets des stimulations électriques du nerf sciatique poplité interne au niveau du creux poplité).

2004

1) Le virus de l'immunodéficience humaine (VIH). Structure et cibles de ce virus. Expliquez les raisons de l'immunodéficience qui apparaît chez les individus infectés. Quelles sont les difficultés rencontrées pour l'obtention d'un vaccin anti-VIH ?
2) Déroulement de la fécondation dans l'espèce humaine jusqu'au stade de deux cellules inclus. Définitions et contingences générales d'une méthode contraceptive. Donnez les principes et des exemples de contraceptions hormonales féminines.

2002

1) Donnez les caractéristiques des maladies génétiques autosomiques. Illustrez par des exemples. Comment mettre en évidence les anomalies chromosomiques dans le diagnostic prénatal ?
2) Des hominoïdes aux hominidés : après avoir énuméré les moyens d'étude à la disposition des paléontologues et caractérisé l'hominisation, expliquez à la lumière de nos connaissances actuelles les événements qui ont permis d'aboutir à l'homme moderne (homo sapiens sapiens).

2000

1) Les molécules HLA : Structure génétique et rôle. Déterminez l'importance du système HLA dans la définition du SOI.
2) Donnez le but et expliquez les caractéristiques de la réplication ou autoreproduction de l'ADN. Puis à l'aide d'un schéma annoté, expliquez les phénomènes qui se déroulent au niveau de la fourche de réplication (c'est-à-dire au niveau de l'ouverture de la molécule d'ADN initiale).

1999

1) La synapse neuronique : structure, fonction, effets sur le motoneurone.
2) Les fonctions ovariennes :
   - la fonction exocrine : décrivez chronologiquement les différents stades évolutifs du follicule.
   - la fonction endocrine : les substances excrétées et leurs rôles, et régulation des hormones sexuelles féminines.

EXERCICE

Dans une usine imaginaire, il y a fabrication de protéines. Les « plans de fabrication » sont jalousement conservés dans le « coffre » du « bureau directorial ».

Seules des « photocopies » des plans peuvent quitter le bureau, pour rejoindre « l'atelier de fabrication ». Là, grâce à différents outils et à de l'énergie, les protéines sont fabriquées conformément aux plans.

Expliquer sous forme d'un texte organisé comment l'information génétique s'exprime dans une cellule animale. En conclusion réaliser unb schéma d'ensemble qui détaillera les différentes étapes de cette expression.

Session du 30 mars 2006

Faut-il brûler les blogs des ados ?

Les blogs défraient la chronique. Depuis le début de l'année, une douzaine de collégiens ont été exclus de leurs établissements, coupables d'avoir diffusé sur leurs blogs des injures à l'encontre de leurs professeurs. Les blogs sont aussi suspectés de répandre des idées morbides. Mais qu'est-ce qu'un blog ? Contraction de « Web » et de « log », le blogue (1) (sous sa forme francisée) est un site Internet qui se présente sous la forme d'un journal personnel, où chaque visiteur est invité à ajouter son commentaire. Qu'il verse dans l'exploration intime, le journal citoyen, les arts graphiques, ce support connaît un succès foudroyant en France. Surtout auprès des adolescents.

Le Centre de liaison de l'enseignement et des médias d'information (Clemi) a récemment publié une étude d'Anne-Claire Orban sur ce phénomène (2). Selon elle, la « blogosphère » des jeunes se différencie de celle des adultes par sa fonction essentiellement communautaire. « Leur blog fonctionne comme un lien entre le « moi » et les « autres », un lien rendu interactif grâce aux commentaires postés par les uns et les autres. » Ce qui fait dire à Olivier Trédan, chercheur à t'université de Rennes-I, que leur activité est tournée vers « l'entre soi » : « Les adolescents créent, via leur blog, une communauté restreinte avec des liens très forts. Ils recréent, en ligne, un cadre privé fait de relations de voisinage. Les membres de ces petites tribus en ligne se connaissaient généralement avant de s'investir sur la Toile. »(3) Les blogs viennent ainsi en complément des « chats » sur Internet et des SMS qui permettent aux adolescents de rester en contact permanent. Bref, rien de révolutionnaire en soi.

DES DÉRIVES MONTÉES EN ÉPINGLE

Pourquoi les blogs font-ils alors si souvent figure d'épouvantails dans les médias ? Parce que leur contenu, essentiellement constitué de photos prises avec les téléphones mobiles à la dernière fête entre copains ou dans les couloirs du collège, révèle une culture adolescente jusque-là inaccessible aux adultes. Les jeunes y jouent surtout avec leur image. « L'adolescent est un être narcissique, explique Michael Stora, psychologue et président de l'Observatoire des mondes numériques en sciences humaines. Il passe des heures à se regarder. Les blogs permettent aux jeunes de se réapproprier leur image à un âge où elle est fragile. » Mais il arrive que les blogs tournent au jeu de massacre, lorsque des professeurs ou des élèves sont photographiés à leur insu et ridiculisés. Si elles ont fait grand bruit, ces dérives sont pourtant rares : un adolescent sur deux tient un blog, « et même si tous ne bloguent pas activement, ce volume amène à relativiser l'importance de quelques dizaines de dérapage », tempèrent Cyril Fiévet et Hubert Guillaud, respectivement rédacteur en chef et journaliste d'Internetactu.net (4). « Tout lycéen met à mal les images des professeurs qui peuvent être très angoissants et tyranniques, note aussi Michael Stora. Autrefois, les élèves affichaient des caricatures au tableau ! Le blog est un moyen d'échapper à la pression de la vie scolaire, un lieu de liberté, donc de révolte possible. Mais, aujourd'hui, il est plus facile pour les adolescents de transgresser ! Ils doivent aussi prendre conscience que leurs pratiques peuvent être une atteinte à l'image de l'autre. »

POTENTIELLEMENT DANGEREUX OU PÉDAGOGIQUES ?

Les blogs ont également été accusés d'avoir un effet incitateur au suicide auprès des adolescents fragiles. En janvier, deux jeunes filles se sont donné la mort après avoir annoncé leur intention sur leur blog. Leur disparition a suscité une immense vague de compassion chez les adolescents blogueurs. Au point que des psychologues se sont alarmés d'une possible « contagion » de suicides. « Les suicides relèvent de problématiques très pathologiques ; la lecture d'un blog ne peut servir à elle seule de détonateur, corrige Michael Stora. Au contraire, à travers leurs blogs, les ados vont pouvoir exprimer tout ce qu'ils ne peuvent pas dire à haute voix, et, pourquoi pas, communiquer avec leurs parents. « Tu ne m'entends pas, donc je te donne l'adresse de mon blog. » Le blog est peut-être le nouvel outil de la crise d'adolescence. »

Favorisant l'expression personnelle, les blogs peuvent aussi présenter un intérêt pédagogique pour l'école. Ainsi, des classes pratiquent déjà avec succès les blogs personnels et collectifs(5). Pour autant « les jeunes doivent-ils être « éduqués aux blogs ? »», s'interroge Anne-Claire Orban, avant de conclure : « La liberté des jeunes de bloguer, leur possibilité d'exister en dehors des adultes est un argument majeur contre une « pédagogie du blogging ».»

Katia Vilarasau, Valeurs mutualistes n°239 septembre/octobre 2005.

(1) La Commission générale de terminologie et néologie retient pour sa part le mot « bloc-notes » pour désigner le blog. Source : Journal officiel du 24 mai 2005.
(2) www.clemi.org/medias_scolaires/outils/article_blog_ACO.rtf
(3) « Les blogs adolescents, espaces d'affirmation de soi et de découverte de l'autre », Le Monde du 24 mars 2005.
(4) Ce site Internet est publié par La Fing (Fondation Internet nouvelle génération), l'Inist (Institut de l'information scientifique et technique) et le CNRS.
(5) Exemples : http://ecouen.palerme.over-blog.com ou www.blogg.org/blog.php/Carnet_FLE_2004/584

Résumer le texte en 160 mots (seule une marge de 10% en plus ou en moins sera autorisée), le non-respect de cette marge entraînant **l'annulation de la copie**.
Les mots composés comptent pour un mot lorsqu'ils sont séparés par un tiret (sinon pour 2 mots) ; une date, un sigle comptent pour un mot, un pourcentage (20%) pour deux mots. Le titre ne fera pas l'objet d'un comptage.

Session 2008

OBESITE : UNE LUTTE SANS FIN ?

Triste anniversaire... Dix ans se sont écoulés depuis que l'organisation mondiale de la Santé (OMS) a décrété l'état d'urgence face à l'épidémie mondiale d'obésité. Bilan entre 1995 et 2005, le nombre de personnes obèses (indice de masse corporelle ou IMC supérieur à 30) est passé de 200 millions à 400 millions ! Tandis que, désormais, on compte aussi 1,6 milliard d'adultes en surpoids. En dépit des campagnes de prévention, rien ne semble donc en mesure d'enrayer cette inquiétante progression...

Ce n'est pourtant pas faute d'essayer. Ainsi, en France, une politique nutritionnelle de santé publique a été initiée avec le premier ''Programme national nutrition sante'' 2001-2005 appelé PNNS1. Parmi ses objectifs prioritaires figuraient la réduction de 20 % de la prévalence de l'obésité et la promotion de repères nutritionnels - au moins cinq fruits et légumes et trente minutes d'activité physique, par jour... De nombreuses mesures ont été mises en œuvre : campagnes d'information, veille sanitaire, amélioration de la prise en charge, régulation de la publicité, etc. L'industrie, les associations de consommateurs, les acteurs locaux et les écoles ont été impliqués. Mais le premier bilan de février 2006 reste mitigé.

La dernière enquête nationale ObEpI 2006, publiée à l'automne dernier, montre une tendance à la stabilisation de la population en surpoids. Mais l'obésité a continué de progresser et touche aujourd'hui 5,9 millions d'adultes, soit 12,4 % des Français de plus de 15 ans. Personne n'est épargné, même si des disparités sont liées aux habitudes culinaires et au niveau de vie. Et le pire est à venir. Car la progression de l'obésité infantile est alarmante en France comme en Europe. Or, de 20 à 50 % des enfants en surpoids ou obèses avant la puberté, et de 50 à 70 % des adolescents le resteront à l'âge adulte. C'est qu'il est bien plus facile de grossir que de maigrir ! Car si la capacité de notre organisme à stocker sous forme de graisse l'excès d'énergie apportée par l'alimentation a été un atout pendant des millénaires pour résister aux famines, elle devient un handicap dans nos sociétés sédentaires.

Plus largement, des facteurs génétiques peuvent favoriser la prise de poids et se conjuguent à des facteurs psychologiques et culturels, qui rendent la lutte contre l'obésité encore plus difficile. Rythmée par la télévision, l'ordinateur ou l'automobile, la vie moderne incite plus aux grignotages qu'à l'exercice, et met à portée de toutes les bouches pizzas, hamburger, et autres aliments excessivement riches. Comment s'étonner alors que les campagnes de prévention soient si peu efficaces.

Refusant de baisser les bras, les autorités de santé semblent prêtes à employer les grands moyens. La France vient en effet de lancer le PNNS2, doté d'un budget doublé pour 2007. Objectifs : améliorer le dépistage et la prise en charge, réduire de 20 % le surpoids, augmenter de 25 % l'activité physique... Elle a aussi adhéré en novembre 2006 à la Charte européenne sur la lutte contre l'obésité, signée par les ministres de la Santé de la zone Europe de l'OMS. Charte qui affirme la nécessité de s'attaquer en priorité à l'obésité infantile et définit des moyens de prévention : réglementation contre la promotion des boissons et aliments énergétiques, réduction de la quantité de graisses, de sel et de sucre dans les produits transformés, politique des prix facilitant la consommation de fruits et légumes, mais aussi aménagement urbain, politique des transports et autres mesures favorisant l'activité physique et sportive.

En clair, l'ambition est de modifier la façon de manger, de se déplacer, de travailler, bref le mode de vie de populations entières ! Est-ce vraiment réalisable ? Il n'est pas sûr que les industries agroalimentaire ou automobile, la grande distribution, les villes ou encore les entreprises soient prêtes à jouer le jeu. La résistance au chargement est aussi individuelle, la perspective de troquer frites contre haricots verts, et ascenseur contre escaliers n'étant pas forcément séduisante !

Sans compter que beaucoup s'accommodent aujourd'hui de leurs kilos en trop et s'agacent de ce qu'ils perçoivent comme une politique ''antigros''. En réalité, les pouvoirs publics n'ont pas le choix. Car l'obésité fait le lit de nombreuses pathologies : troubles respiratoires, articulaires, cardiovasculaires... Et une fois installée, elle s'avère très difficile à traiter. La prévention semble donc le seul levier pour éviter ces complications. En augmentation, les coûts des soins médicaux liés à l'obésité représentent déjà de 2 à 6 % des dépenses nationales de santé, auxquelles il faudrait ajouter des coûts indirects (absentéisme au travail...). L'urgence est donc sanitaire, mais aussi sociale et économique.

D'après **Marielle Mayo** , SCIENCES ET VIE 2007

Résumer le texte en 160 mots (seule une marge de 10% en plus ou en moins sera autorisée), le non respect de cette marge entraînant l'annulation de la copie.

- tous les articles, pronoms, prépositions, (etc...), même sous la forme « l' », « s' », « d' », comptent pour un mot,
- les mots composés comptent pour un mot lorsqu'ils sont séparés par un tiret (sinon pour 2 mots),
- une date ou un nombre, écrits exclusivement en chiffres, comptent pour un mot, de même qu'un sigle,
- un nombre écrit sous forme mixte (ex : « 60 millions ») compte pour 2 mots,
- un pourcentage (ex : « 20% ») compte pour deux mots.

<u>Session 2010</u>

Sécurité: des jeunes violents ? Louis Maurin I Alternatives Economiques n° 286 - décembre 2009

Une nouvelle fois, la violence des jeunes est montrée du doigt. Alors que le phénomène ne progresse pas véritablement.

Incapable de réduire l'insécurité, le gouvernement multiplie les annonces de mesures censées lutter contre la délinquance des jeunes. La proposition de loi préparée par Christian Estrosi contre la violence en groupes (autrement dit les "bandes"), déposée en mai dernier, est en discussion actuellement au Parlement. Début novembre, le ministre de l'Intérieur, Brice Hortefeux, a annoncé qu'il voulait mettre en place un "couvre-feu" pour les enfants de moins de 13 ans.

Aucun élément statistique ne permet pourtant d'affirmer que la violence des jeunes s'est accrue ces dernières années, montrent une note de la revue Champ pénal rédigée par le sociologue Laurent Mucchielli (1), ainsi qu'un ouvrage plus fourni, qu'il a corédigé avec Véronique Le Goaziou, La violence des jeunes en question (2).

Du milieu des années 1970 à nos jours, le nombre de mineurs mis en cause pour une infraction par les services de police et de gendarmerie a bien été multiplié par 2,5, passant de 80 000 à 200 000, mais le nombre de majeurs a lui aussi beaucoup progressé. La part des mineurs dans l'ensemble des personnes mises en cause a augmenté de 10% à 14% dans les années 1970, puis de 14% à 22% entre 1994 et 1998. Un rajeunissement de la délinquance a donc bien été observé durant ces périodes. Toutefois on ne sait pas vraiment dire si cette évolution résulte d'une plus grande précocité dans les actes ou d'une plus grande sévérité des forces de l'ordre vis-à-vis des mineurs. De 1998 à 2007, la part des mineurs mis en cause a en revanche... diminué, pour revenir à 18% de l'ensemble.

La répartition par âge des personnes condamnées ne change pas, et les moins de 13 ans n'en représentent toujours qu'une part infime, autour de 0,3%. C'est même plutôt chez les 40-60 ans que l'on remarque la plus forte hausse. Contrairement aux discours officiels, les plus jeunes sont plutôt moins impliqués dans des violences graves: l'ensemble des faits qui peuvent être qualifiés de criminels ne représentent que 1,3% des infractions reprochées aux mineurs. "Au sein de chaque type d'infractions, plus les faits sont graves, et moins l'on trouve de mineurs", note Laurent Mucchielli.

Les seuls faits de nature criminelle significatifs d'un point de vue statistique et qui augmentent chez les mineurs sont les agressions sexuelles et les viols. Mais ce phénomène résulte probablement davantage de déclarations plus fréquentes de la part des victimes que d'une croissance réelle des faits eux-mêmes.

L'objectif des mesures présentées par le gouvernement est clairement de frapper l'opinion à partir de ses peurs supposées. Outre qu'elles sont le plus souvent inapplicables ou inappliquées, faute de moyens, ces mesures ne règlent en rien des problèmes d'insécurité qui, eux, ne sont pas que des fantasmes. "La frénésie sécuritaire qui tient actuellement lieu de politique n'est en réalité qu'une forme particulière de gestion de l'urgence. Elle ne voit guère plus loin que le bout de son nez", estiment Véronique Le Goaziou et Laurent Mucchielli.

(1) "Note statistique de (re)cadrage sur la délinquance des mineurs", revue Champ pénal, déc. 2008, http://champpenal.revues.org

(2) Collection Questions de société, Champ social éditions, juillet 2009.

Louis Maurin | Alternatives Economiques n° 286 - décembre 2009.

Faire un résumé de ce texte en 120 mots. Une marge de 10% en plus ou en moins est tolérée.

Session 2011

Santé des étudiants : ça va mal !

L'état de santé des étudiants a de quoi préoccuper : plusieurs études mettent l'accent sur des problématiques spécifiques, liées à des comportements à risque, mais aussi sur des difficultés d'accès aux soins. A quand une large mobilisation ?

Dossier réalisé par Katia Vilarasau

Valeurs mutualistes n°247 janvier/février 2007

Ils ont 22 ans en moyenne, un âge peu touché par les grandes pathologies. Et pourtant, leur état de santé donne des signes d'inquiétude. Les différentes études consacrées à la santé des étudiants pointent des problèmes préoccupants. Premier constat : les étudiants se nourrissent mal. Selon l'enquête menée par La mutuelle des étudiants (LMDE) auprès de 50 000 étudiants(1), un étudiant sur trois estime ne pas manger de manière équilibrée. 21% d'entre eux ne prennent généralement pas de petit-déjeuner, 34% seulement déclarent consommer des fruits quotidiennement. Cette mauvaise hygiène alimentaire est parfois liée à la rupture avec les habitudes familiales, puisque 37% des étudiants qui vivent en cité universitaire disent manger des légumes tous les jours, contre 50% de ceux qui vivent chez leurs parents. Mais elle est aussi due au manque de temps pour 60% des étudiants, ainsi qu'à un manque d'argent pour 33% d'entre eux, ce qui les oblige à faire des arbitrages.

Des problèmes financiers qui, comme le révèle l'enquête de la LMDE, poussent près d'un quart des étudiants à faire l'impasse sur certains soins, notamment dentaires et ophtalmologiques (des traitements onéreux peu pris en charge par la Sécurité sociale). Et ce d'autant plus lorsqu'ils n'ont pas de mutuelle. Le nombre d'étudiants ne disposant pas de complémentaire santé est d'ailleurs en hausse: 13% sont dans ce cas, contre 7% en 2002.

UN VRAI MAL-ÊTRE ÉTUDIANT

Ressources insuffisantes, qui les obligent souvent à recourir à des petits boulots, mais aussi horizon professionnel incertain, solitude de ceux qui sont partis étudier loin de chez eux, pression des examens... : tout concourt à entretenir leur mal-être. D'après l'enquête de la LMDE, 77% des étudiants se sont sentis déprimés au cours des douze derniers mois, et plus d'un étudiant sur deux déclare avoir eu des insomnies. «Quand les jeunes entrent à l'université, ils souffrent d'une cassure par rapport au milieu familial qui est génératrice de stress, note le Dr Valérie Amiard, responsable du service de médecine préventive étudiante de l'université de Picardie. Les troubles du sommeil sont l'un des premiers signes de ce mal-être. » Plus grave, 15% des étudiants ayant répondu à l'enquête ont eu des idées suicidaires et 5% ont déjà fait une tentative de suicide.

Les jeunes gens cherchent-ils à apaiser ce sentiment de mal-être en consommant des substances psychoactives ? Les deux vagues de hausse du prix du tabac n'ont en tous cas pas eu d'effet durable, la part des fumeurs au sein de la population étudiante n'ayant pas diminué depuis un an. 83% des étudiants consomment aussi de l'alcool au moins occasionnellement. Ils sont également de plus en plus nombreux - 41% des hommes et 39% des femmes - à expérimenter la consommation de cannabis.
Autres conduites à risque, celles qui touchent la sexualité: 5% des étudiantes déclarent avoir eu recours à une interruption volontaire de grossesse, un taux en augmentation par rapport à l'étude LMDE de 2002. Recrudescence aussi du côté des infections sexuellement transmissibles. « Parmi les personnes qui découvrent leur séropositivité, une sur dix a moins de 25 ans », note l'enquête de la LMDE.

UNE PRISE EN CHARGE DÉFAILLANTE

Les étudiants sont-ils suffisamment alertés des risques liés à la sexualité ? 44% d'entre eux reçoivent leurs informations des associations de lutte contre le sida. Pour Marie et Gaylord, étudiants à la faculté de Jussieu et membres de Dégel !, une association d'étudiant(e)s gays et lesbiennes qui distribue préservatifs et dépliants d'information sur le campus : « Ce serait mieux si la prévention commençait dès l'école, car ensuite il est plus difficile de sensibiliser les jeunes. » Elsa, étudiante en sciences sociales, déplore quant à elle n'avoir appris que récemment l'existence des traitements d'urgence après des rapports non protégés. Et Fiona, en licence de biologie, dit s'informer avant tout sur Internet, «car je n'ai pas encore trouvé de brochure claire sur les moyens de contraception ... ».
Les étudiants se plaignent, d'autre part, du manque de lisibilité du système de soins et de l'engorgement des services médicaux universitaires. Un constat partagé par le Dr Christian Régnier, médecin coordinateur du Service universitaire de médecine préventive et de promotion de la Santé (SUMPPS) de l'université Paris-VI : « Notre service compte 28 000 étudiants inscrits. Chaque année, nous faisons 6800 actes qui concernent 5 000 étudiants. Nous voyons donc, chaque année, un sixième des étudiants, faute de moyens. Pourtant, la demande de soins médicaux en médecine générale, en dentaire, en gynécologie, et celle de consultations en psychologie explose ! » En dépit de moyens dérisoires, les SUMPPS tentent de répondre aux besoins. Le service de médecine préventive de l'université de Picardie(2) n'a, par exemple, mis en place des séances de gestion du stress, qui rencontrent un grand succès.

VERS DE NOUVELLES MESURES ?

Le rapport d'information parlementaire sur la santé et la protection sociale des étudiants, rédigé par Laurent Wauquiez et rendu public le 5 décembre dernier(3), propose, parmi dix autres mesures, d'augmenter d'un tiers les effectifs des SUMPPS. « Cette proposition montre à quel point les besoins de ces services sont importants », souligne Annick Louvel, psychopédagogue de la santé au SUMPPS de l'université Paris-XIII. Autre mesure proposée : l'instauration d'un chèque santé de 100 € pour aider chaque étudiant à acquérir une mutuelle. « Cela va dans le bon sens, poursuit Annick Louvel. Mais les étudiants les plus vulnérables pourront-ils souscrire une complémentaire ? Resteraient aussi, pour eux, les difficultés de l'avance des frais et de l'accès aux consultations de secteur 2. » Si le but de ce chèque santé est aussi d'inciter les étudiants à prendre en charge leur santé, il ne faut pas oublier « la dimension éducative ». Selon Michael Delafosse, ancien président de la LMDE, elle «doit être au cœur de l'approche en matière de santé, la période de la vie étudiante constituant un temps d'apprentissage important, y compris en matière de santé. »(1)

(1) La santé des étudiants 2005-2006 : enquête nationale et synthèses régionales, Editions de la vie universitaire, 2006. Voir aussi www.lmde.com/lmde/lmde_enquete.asp

(2) Selon la LMDE, cette académie enregistre le taux le plus important de tentatives de suicide avec celle de Dijon.

(3) Rapport d'information sur la santé et la protection sociale des étudiants. A consulter sur www.assemblee-nationale. fr/12/pdf /rap- info/i3494.pdf

Session 2012

SYSTÈME DE SANTÉ : POUR VOS DROITS, IL FAUDRA ENCORE PATIENTER !

Neuf ans après l'adoption de la loi du 4 mars 2002 sur les droits des malades, 70 % des Français avouent connaître assez mal leurs droits en tant que patients. « En dehors de l'accès direct au dossier médical, le droit de choisir son médecin et son établissement de santé, ainsi que le droit à l'indemnisation des accidents médicaux, sont bien identifiés, tempère Alain-Michel Ceretti, conseiller santé auprès de la bientôt ex-institution du Médiateur de la République. Pour autant, lorsque l'on interroge les Français sur les nouveaux droits à rajouter ils énumèrent ceux qui existent déjà, tels que les droits au respect de l'intimité et de la dignité ou le droit au soulagement de la douleur. » Pour Christian Saout, président du Collectif interassociatif sur la santé (Ciss), « Les efforts de pédagogie pour les faire connaître restent embryonnaires. De plus, il n'est pas facile de faire valoir ses droits dans le cadre d'une relation thérapeutique qui demeure encore un peu tutélaire : en témoignent l'affaire du Mediator et les difficultés rencontrées par de nombreux usagers pour obtenir une copie de leur dossier médical auprès de leur médecin. Difficile également de les faire appliquer dans les déserts médicaux, lorsque les patients disposent d'un seul médecin. » Au final, il apparaît que peu de patients font valoir leurs droits : en 2008, 6000 demandes d'accès au dossier médical ont été enregistrées par l'Assistance Publique Hôpitaux de Paris sur plus de 4 millions de consultations.

Le droit à l'information semble à la fois le plus important et le moins bien respecté aux yeux des usagers. Les points à améliorer concernent aussi bien l'annonce de la maladie, la prise en compte des difficultés de communication des patients en situation de handicap ou maîtrisant mal la langue française, que l'information sur les tarifs et les dépassements d'honoraires. Plus qu'un problème de moyens, l'application de ces droits relève avant tout d'une question de volonté. Parce que la loi du 22 mars 2005, dite « Loi Léonetti » est encore peu connue, le CHU de Rennes a mis en place un médecin référent qui vient, à la demande des services, prendre en charge les familles pour les accompagner dans la compréhension de ses dispositions. Pour le conseiller santé auprès du Médiateur de la République, « il s'agit d'une belle mise en oeuvre des droits des malades. »

Le label « 2011, année des patients et de leurs droits » institué par le gouvernement, va-t-il enfin lancer une dynamique ? « Pour cette année 2011, nous avons réclamé, en vain, une campagne nationale sur les droits des patients, regrette le président du Ciss. Il est vrai qu'il n'est pas simple pour l'État de parler de l'année des droits des patients au moment où il rogne un peu plus tous les jours sur la couverture santé ! » Les dépenses de santé, qui pèsent de plus en plus sur le budget des ménages, constituent de fait un autre frein à l'exercice de leurs droits. Selon Étienne Caniard, président de la Mutualité française, l'explosion des dépassements d'honoraires remet en cause l'accès aux soins : « leur banalisation modifie la nature même de notre système de protection sociale. » Selon un rapport publié en mai par l'Assurance maladie, le poids des dépassements d'honoraires a doublé entre 1990 et 2005. Cette tendance concerne 82 % des gynécologues, 84 % des ORL et 66 % des anesthésistes nouvellement installés. Les taux les plus élevés étant relevés chez les pédiatres, les ophtalmologues et les chirurgiens. La mission Ceretti-Albertini sur les droits des patients préconise de plafonner les dépassements d'honoraires à trois fois le montant conventionné.

Si les droits individuels des patients peinent à s'appliquer, les droits collectifs restent carrément à construire. « La démocratie sanitaire souffre d'un problème de visibilité, poursuit Alain-Michel Ceretti. Les patients ne connaissent pas les représentants d'usagers et leurs missions. Beaucoup d'établissements de santé confinent le représentant d'usagers à un simple rôle d'observateur. Il est nécessaire d'informer les personnes hospitalisées de leur possibilité de le saisir et donner aux représentants des moyens pour qu'ils puissent être contactés facilement. » Or, les associations chargées de représenter les usagers manquent de financements pour former les émissaires, les coordonner ou rembourser leurs frais de déplacement. « Jamais les moyens nécessaires à la démocratie sanitaire n'ont été mis en oeuvre déplore Christian Saout. Il y a encore beaucoup d'instances, comme la Haute autorité de santé, qui n'acceptent pas d'avoir des représentants d'usagers dans leur collège. » Ces derniers auraient pourtant pu contribuer à éviter des scandales sanitaires tels que le Mediator.

Résumer le texte en 170 mots (seule une marge de 10% en plus ou en moins sera autorisée – soit de 153 à 187 mots).
Le non respect de cette marge entraînera l'annulation de la copie.

- tous les articles, pronoms, prépositions, (etc...), même sous la forme « l' », « s' », « d' », comptent pour un mot,
- les mots composés comptent pour un mot lorsqu'ils sont séparés par un tiret (sinon pour 2 mots),
- une date ou un nombre, écrits exclusivement en chiffres, comptent pour un mot, de même qu'un sigle,
- un pourcentage (ex : « 20 % ») compte pour deux mots.

Le titre ne fera pas l'objet d'un comptage.

Session 2013

Les vieux aussi, ça se délocalise

Dehors, c'est la Slovaquie. Frau Ludl n'en sait rien, à cause de sa démence sénile... ou peut être devrait-on dire, en l'occurrence grâce à sa démence sénile. Voilà un bon mois que son fils et sa belle-fille l'ont conduite jusqu'ici, non loin de la frontière hongroise, à 700 kù de son domicile, situé en Bavière. An Allemagne, une maison de retraite médicalisée aurait été trop chère. C'est en tout cas ce qu'affirme son fils : « Ma mère n'a qu'une petite pension. Dans un établissement allemand, je devrais payer tous les mois 1 000 euros de ma poche. ».

Le « dernier voyage » conduit de plus en plus d'Allemands vers l'étranger. Dans des pays comme la Slovaquie, la république tchèque ou la Hongrie, mais aussi l'Espagne ou la Thaïlande, les structures accueillant une clientèle ouest-européenne se multiplient. Elles ont en commun de proposer des soins plus abordables que les structures allemandes dont les tarifs sont en hausse... le niveau 3 (niveau maximal correspondant à une assistance vingt-quatre heures sur vingt-quatre) coûtait dernièrement près de 2 900 euros âr mois. Pendant ce temps, les retraites stagnent et le nombre de personnes dépendantes grimpe en flèche. D'après les chiffres non encore publiés par l'Office fédéral de la statistique, le nombre de personnes ayant obtenu l' « aide à la prise en charge de la dépendance a enregitré en 2010 un bond de près de 5% en un an. Mais l'argument décisif est que l'Etat peut mettre les enfants à contribution. Résultat : ces derniers se tounent vers l'Europe de l'Est. Si l'on voulait être méchant, on pourrait dire que de plus en plus d'Allemands envoient leurs parents à l'étranger pour des raisons pécuniaires, et les y oublient. Pourtant, quand on les questionne sur leurs motivations, beaucoup d'entre eux donnent la même réponse que le fils de Frau Ludl : « Ma mère ne se portera pas plus mal là-bas qu'en Allemagne... »

Avant son arrivée en Slovaquie, la vieille dame avait déjà près de six années de soins derrière elle. D'abaord dans une maison bavaroise où on la gavait de psychotropes. Très vite, elle n'a plus reconnu son fils et n'a plus été en état de marcher. Cela pour 3 100

euros par mois. Puis c'est sa belle-fille qui s'est occupée d'elle. Mais lorsque la vieille dame a commencé à perdre la raison, le couple s'est mis en quête d'une autre solution. Sur internet, ils ont trouvé un intermédiaire allemand qui place les seniors allemands et autrichiens en Europe de l'Est. Les structures vers lesquelles il les oriente correspondent au « niveau de qualité très correct en Allemagne », assure-t-il.
On trouve des établissements du même type sur les îles de Lanzarole et de Grande Canarie, en Pologne et même dans la péninsule ibérique. Souvent, ces structures sont même gérées par des Allemands. La sécurité sociale et les caisses d'assurance-maladie allemandes gagneraient à signer des contrats avec des structures étrangères car les coûts salariaux du personnel soignant sont beaucoup moins élevés. Or, qui dit salaires moindres dit charges moindres pour des actifs dont le nombre va en s'amenuisant à l'horizon 2050, un Allemand sur 15 devrait se retrouver en situation de dépendance. Certes, jusqu'à présent, la décision relève d'un choix individuel, mais cela pourrait changer. Plusieurs caisses allemandes se penchent sur la question ou se disent prêt à l'étudier. Toutefois, le droit européen interdit encore ce type de contrat et la législation allemande est également restrictive sur ce plan. Il faudrait commencer par établir un label de qualité, précise un expert, puis exercer des contrôles réguliers.

Mais, pour les Ludl, cette solution se révèle déjà rentable. Nourriture comprise, l'établissement slovaque revient à 1 100 euros par mois. L'allocation de dépendance se montant à 700 euros, ils n'ont plus à débourser que les 400 euros restants. Et la retraite de Frau Ludl y suffit...

Cette concurrence internationale fait frémir bon nombre de directeurs d'établissements. « Compte tenu de l'acuité du problème, il convient, au minimum, de réfléchir à des solutions alternatives », souligne néanmoins un député chrétien-démocrate expert en la matière. Mais l'impact politique d'un financement d'emplois à l'étranger par des caisses allemandes d'assurance-maladie fait encore peur.

D'après **Annette DOWIDEIT**, Welt am Sonntag, Courrier International N°1152, Novembre/décembre 2012.

Résumer ce texte en 160 mots (seule une marge de 10% en plus ou en moins sera autorisée – soit de 144 à 176 mots). Le comptage des mots par le correcteur est systématique.

Le non-respect de cette marge entraînera automatiquement l'attribution de la note de 0/20 sans correction de la copie.

- Tous les articles, pronoms, prépositions, etc., même sous la forme « l' », « s' », « d' » comptent pour **1 mot**.
- Les mots composés, séparés par un tiret, comptent pour un mot, mais pas les locutions ou constructions grammaticales. **Par exemple :** « qu'en est-il » ou « c'est-à-dire » comptent chacun pour **4 mots**.
- Une date ou un nombre, écrits exclusivement en chiffres, comptent pour **1 mot**, de même qu'un sigle.
- Un pourcentage (5%) ou un coût (1 000 euros ou 1 000 €) compte pour **2 mots**.

Proposition de résumé :

La maladie empêche Madame Ludl, Allemande d'âge avancé, de réaliser où elle se trouve. Son fils l'a placée dans un institut spécialisé slovaque, loin d'Allemagne mais économiquement attractif. Nombre d'Occidentaux âgés emménagent ainsi en Europe de l'Est, voire en Asie, pour se faire soigner à moindres coûts. Les organismes allemands affichent des tarifications croissantes lorsque les pensions de retraite demeurent inchangées. Les enfants peuvent être réquisitionnés pour financer les soins. D'aucuns estiment le niveau de prestations étrangères adapté aux exigences allemandes. L'état de santé déclinant de Madame Ludl a conduit son fils vers un prestataire spécialisé dans ce type d'aménagements. Pareilles infrastructures médicalisées existent dans toute l'Europe. Les bas salaires pratiqués dans ces instituts permettraient aux organismes de remboursement médicaux de substantielles économies si des arrangements étaient trouvés. Certains s'y intéressent. La législation européenne actuelle limite néanmoins ce phénomène à une décision personnelle. Cette solution doit être encadrée mais elle inquiète les professionnels. Le flux des pensions retraite vers l'étranger génère moult préoccupations. 172 mots

Session 2014

Texte à résumer en 100 mots +/- 5%.

L'alcool reste la substance psychoactive la plus consommée en France. Sa consommation a certes beaucoup diminué ces dernières décennies (elle baisse de 1,7 % par an depuis 1960), mais les acteurs de terrain, médecins et psychologues, dressent un constat unanime : les jeunes boivent de plus en plus tôt et de plus en plus massivement. Autant d'éléments qui montrent une modification des modes de consommation. "*Même ceux qui boivent peu fréquemment boivent plus intensément*", indique Stanislas Spilka, statisticien à l'OFDT. C'est ce qu'on appelle le *binge drinking*, appellation venue d'outre-Manche au début des années 2000, traduit par "biture express" ou "alcool défonce". Boire beaucoup (plus de quatre à cinq verres en moins de deux heures) et très vite. "*Jusqu'ici, on était sur un mode latin, alcool à table ; on va vers un mode proche de la Grande-Bretagne avec des pratiques d'alcoolisation intense. On observe une européanisation de la manière de boire"*, explique François Beck, responsable du département des enquêtes de l'Institut national de prévention et d'éducation pour la santé (Inpes). "*Lorsque j'étais interne il y a trente ans, les comas éthyliques c'était les clochards, je n'avais jamais vu un ado*", explique le docteur Xavier Pommereau, psychiatre au centre Abadie, chef du pôle aquitain de l'adolescent (CHU de Bordeaux). Son service, le premier à prendre en charge des jeunes gens suicidaires, a ouvert il y a vingt ans. La moyenne d'âge, de 17 ans en 1992, est de 15 ans aujourd'hui. Et il y a 70 % de filles. Ce mercredi d'avril, six jeunes filles de 15 à 18 ans participent au groupe de parole, elles ont toutes été hospitalisées, à un moment, dans le service du docteur Pommereau pour un souci lié à l'alcool. Objectif : les faire s'exprimer, en essayant de comprendre pourquoi elles boivent. Toutes ou presque disent : "*Pour tout oublier, parce qu'on a des soucis...*" "*Enfant de l'image et du zapping, cette génération a du mal à supporter l'attente, le différé. C'est tout tout de suite ou rien. Ce sont des consommateurs, habitués à prendre et à jeter. Ils zappent tout le temps, passent d'un monde à l'autre, sur la Toile, dans les jeux vidéo*", analyse le docteur Pommereau. C'est la stimulation permanente. En semaine, ils sont en mode "*prise de tête*", avec des contraintes et une énorme pression scolaire et familiale sur fond de mésentente, de séparation... A cela s'ajoute le discours des adultes, très pessimiste, qui brosse une vision négative de l'avenir. Le but, en buvant, est "*de faire cesser la prise de tête, de se lâcher*", poursuit le psychiatre. Parmi les jeunes buveurs, il n'est pas simple de repérer ceux qui le font pour se désinhiber (alcool convivial) et ceux qui veulent se couper des réalités. Le fait de boire beaucoup de façon répétée révèle souvent une détresse psychologique, assimilée à de l'autodestruction, qui peut parfois conduire au suicide. "*Les motivations de l'alcoolisation juvénile sont nombreuses et variées, que l'on se réfère à l'anthropologie (ancrage culturel du boire, rite de passage de l'adolescence à l'âge adulte) à la psychologie (mal-être et désir de transgression), à la sociologie (baisse de l'influence des parents...)*", expliquent François Beck et Jean-Baptiste Richard dans un article publié dans la revue *Agora*, en janvier. Toutefois, ils tempèrent : "*Les jeunes ayant un problème avec l'alcool ne sont pas représentatifs de l'ensemble puisqu'ils sont une faible minorité.*" "*Mais ce qui est nouveau et très préoccupant, ce sont la quantité, le très jeune âge et la proportion de filles qui augmente, et qui se mettent en danger*", ajoute le docteur Pommereau. Pour les six jeunes filles de 15 à 18 ans présentes ce jour-là au centre Abadie, le scénario est classique : "*On va à une soirée, la première chose à laquelle on pense c'est quelles bouteilles on va acheter*", raconte Fleur. Vodka, rhum, whisky, tequila, sans oublier les jus de fruit ou les sodas, qu'elles appellent les "diluants" ! Les "Premix", alcopops, mélange d'alcool fort, masqué par des ajouts de sucre, font florès. Le marketing vise directement les jeunes, tout comme les boissons énergisantes. "*On commence à 20 heures, on teste un peu tout, on fait des parties de cartes, au cours desquelles, lorsqu'on perd, on boit un verre. Au final, on est cramé*", explique Iris. "*Pour mes parents, une cuite c'est être gai. Pour nous ce n'est pas pareil, on est cramé, mort, déchiré, défoncé*", avoue Claire, âgée de 16 ans. Elles fument aussi. Il est très rare de voir un jeune qui n'a qu'une

seule conduite addictive. "Avantage" de la vodka : l'ivresse est obtenue en seize minutes chrono. Les rassemblements dans des lieux extérieurs (rue, parcs, plages...), souvent orchestrés par les réseaux sociaux, sont propices à l'alcoolisation. "*On est dans une société addictogène, qui incite à démultiplier les sensations fortes. C'est devenu la règle. Cette société met en avant la notion d'individu plutôt que la notion de groupe. Elle valorise la réponse 'instantanée et intense', donc celle d'une substance comme l'alcool. On est aussi dans une société de la performance. Enfin, c'est une société de grande disparité économique. Autant de points qui convergent et qui expliquent ce phénomène*", analyse Jean-Pierre Couteron, psychologue clinicien, président de la Fédération Addiction. Les effets de l'alcool sont nombreux. Quand on demande aux jeunes filles ce qui se passe dans les soirées en terme de sexualité, la réponse est instantanée :"*Hop hop hop !*", plaisante Fleur. "*Tout le monde se chope tout le monde*", dit spontanément Romane. Les effets de l'alcool amènent à ne pas se protéger lors de rapports sexuels. Conséquences : VIH, IST, grossesses, avortements... sans parler des violences sexuelles. Ils se prennent souvent en photo, parfois se filment... pour partager leurs expériences. Ils minimisent les risques, notamment sur la route. Près d'un jeune sur quatre (39,8 %) tué sur la route en 2010 l'a été dans un accident lié à l'alcool. Les conséquences sont souvent dramatiques (accidents domestiques, bagarres...).
Génération « Biture express »
Le Monde et Techno 25.05.2013 Sandrine Cabut et Pascale Santi

Session 2015

Vous résumerez en 100 mots, plus ou moins 5% le texte suivant en vous attachant à mettre en valeur les idées essentielles.

Huit jours de retard. Ce matin encore, elle fuit le regard excédé de son chef pour se plonger dans le fil d'actualités de ses amis Facebook. Le rapport sur la volatilité du marché parapharmaceutique attendra : « Je sais que je ne devrais pas, mais c'est devenu un automatisme, se justifie-t-elle. J'allume mon ordinateur en arrivant au bureau et je vais immédiatement voir ce qui s'est passé sur le réseau pendant les quelques heures où j'en ai été déconnectée. J'en oublie même mon entourage, mes camarades de travail. Je ne prends plus de café avec eux. Je m'ennuie à la cantine. Je préfère rester assise, collée à mon écran. Je sais bien que ce n'est pas la “vraie” vie, que rien ne vaut les “vrais” amis, etc., mais je me fiche des discours moralisateurs. J'en ai trop envie. »

Des ados – mais pas seulement – qui diffusent heure par heure leurs photos via le logiciel Instagram et comptabilisent les « like » de leurs abonnés ; des personnages plus ou moins publics qui étalent leurs points de vue et leur intimité en cent quarante signes tout en vérifiant le nombre de leurs followers sur Twitter... Nous sommes de plus en plus nombreux à passer notre temps à nous regarder les uns les autres, à nous exposer, à vérifier que nous sommes vus, à espérer que nous le sommes.

C'est cette question du regard et de la vision qui explique l'engouement et la frénésie pour les réseaux sociaux virtuels. Pourquoi ? Parce qu'utiliser nos yeux déclenche de l'excitation et du plaisir. C'est ce que Freud a appelé la « pulsion scopique », décrite pour la première fois en 1905. D'une part, voir permet au bébé de découvrir le monde ; d'autre part, regarder un objet qui l'attire, « toucher avec les yeux » provoque de la jouissance. Cette pulsion, qui était au départ à égalité, voire annexe des autres pulsions – anale, orale, celles qui correspondent directement à nos zones érogènes –, monopolise désormais tous nos modes de jouissance et nous transforme parfois en voyeurs ou en exhibitionnistes compulsifs sur les réseaux.

« Nous vivons dans une société de l'image », confirme le psychiatre et psychanalyste Alain Vanier. Elle est partout, dans les aéroports où nos corps sont scannés, en médecine où notre anatomie est scrutée avec des rayons X, sur les écrans de nos ordinateurs, de nos smartphones auxquels nous sommes en permanence reliés. L'image apporte une force supérieure à tous nos autres modes d'appréhension du monde. » C'est par elle, en effet, que nous avons pour la première fois pris conscience de notre existence, lors du stade du miroir, ce moment où, vers six mois, le bébé reconnaît son image dans la glace, quand son père ou sa mère le met devant son reflet en lui affirmant : « Tu vois, ça, c'est toi. » C'est à la fois par cette image et le regard parental aimant qu'il accède à son identité propre et qu'il peut ainsi l'assumer, l'investir comme aimable parce qu'elle a été investie comme aimable, adorable par un autre, son père ou sa mère. »

Selon Alain Vanier, « les boutons "□like□" ou "□cœurs□" sont la traduction au premier degré de notre besoin d'être aimés. Ils nous donnent la preuve que nous sommes regardés et appréciés. Si je me sers un verre tout seul dans ma cuisine en sachant que quelqu'un me regarde en train de le faire et qu'il en retire du plaisir, alors mon quotidien quelconque devient tout à coup extrêmement intéressant. Si mon geste est attrayant pour l'autre, alors il me donne de la valeur. Comme quand nous étions enfants : ''Papa, regarde ! Maman, regarde !'' » Sans leur admiration, c'était tout de suite moins marrant.

« Sur Facebook, Twitter, Instagram, Pinterest, le principe est exactement le même, constate la psychanalyste Catherine Mathelin-Vanier. Nous pouvons nous faire voir et, avec nos images, produire un objet de jouissance pour l'autre. » Jacques Lacan expliquait que la jouissance surgit de notre sensation de bénéficier de l'usufruit d'un bien. Les réseaux nous offrent cette possibilité□: jouir de posséder des images qui nous possèdent et, en les diffusant, tenter de posséder l'autre qui les regarde. Nous choisissons et tentons de contrôler ce que nous donnons à voir.

C'est un peu comme quand nous nous présentons à quelqu'un que nous ne connaissons pas : nous sourions pour donner l'image de nous la plus aimable possible. Le problème du regard de l'autre, c'est que nous ne savons jamais ce qu'il va en être. Nous avons beau tenter de nous montrer sous le meilleur angle, rien n'est jamais sûr. Et c'est cette incertitude qui nous happe□: « vais-je être vu sous mon meilleur profil□? »

Dans la vie, nous sommes constamment regardés, analyse Alain Vanier. Nous ne voyons pas d'où nous sommes vus. Mettre des photos que nous pensons valorisantes, c'est tenter de maîtriser le regard des autres, de le diriger, de le leurrer. Car ce dernier pourrait nous juger, reconnaître nos faiblesses.

Penser au regard de l'autre, c'est ce qui va régler pour chacun la façon dont il pense pouvoir être aimable. Nous cherchons à montrer une image contrôlée de nous-mêmes. « Déposer des photos sur un mur, c'est une manière de leurrer l'autre, soit, mais aussi de se leurrer soi, confirme Catherine Mathelin-Vanier. Nous pensons que si nous sommes aimés de l'autre, alors nous allons pouvoir nous aimer. » Quand nos posts ne sont pas « likés », nous nous sentons fautifs, coupables.

Sur ces réseaux, selon le psychanalyste Gérard Wajcman, nous nous mettons sous l'emprise de notre moi idéal, cette vision fantasmée de nous-même. Nous nous donnons à voir, nous nous déversons en satisfaisant une quête impossible de vérité parce que nous pensons que c'est ce que l'autre recherche en nous, ajoute-t-il. Quête forcément vouée à l'échec puisque nous sommes la plupart du temps opaques à nous-même. Combien de ruptures amoureuses provoquées suite à des actes manqués ou à des interprétations erronées sur Facebook ou Twitter□? « La vérité, met en garde Gérard Wajcman, c'est que nous ne savons pas ce que nous montrons quand nous le montrons. Et ce que les autres peuvent surprendre sans que nous y prenions garde. » Tout est organisé pour la maîtrise mais, souvent, rien ne se passe comme prévu. Il y a des détournements d'usage, des conséquences dommageables au fait d'afficher librement des choses que nous n'aurions pas voulu exposer, mais qui transparaissent parce que nous nous trahissons en nous exhibant. L'intimité permet d'échapper à tout cela, car elle est justement ce lieu dans lequel nous nous divisons pour nous regarder, réfléchir et nous poser toutes ces questions. »

Hélène FRESNEL, « Psychologie », juin 2013.

FACULTE DE MÉDECINE DE TOULOUSE-RANGUEIL

Session 2006

Vous résumerez ce texte en 210 mots (plus ou moins 10 %). Vous indiquerez le nombre de mots utilisés.

Sur le plan des principes, ensuite, est-il bien établi que le clonage porte atteinte à l'unicité et à l'autonomie de la personne ? L'argumentation sur ce point s'est un peu complexifiée. Des commentateurs, comme le philosophe Luc Ferry ou le biologiste François Jacob, ont fait remarquer que la nature elle-même produit des jumeaux monozygotes, dont on ne peut affirmer qu'ils souffrent particulièrement de leur identité génétique. De plus, quand bien même des jumeaux possèdent des génomes identiques, sont-ils pour autant des personnes identiques ? C'est plutôt le contraire qui est l'évidence : les jumeaux ne sont voués ni à accomplir le même destin, ni à avoir les mêmes goûts, le même caractère et la même culture, et encore moins à être subordonnés l'un à l'autre. Or, la technique de clonage par « transfert de noyau » selon le biologiste Michel Morange, produit des individus plus divergents que ne le sont deux jumeaux naturels : seul leur A.D.N. est le même, alors que tout le reste de leur environnement diffère (cellule-hôte, milieu intra-utérin, famille d'accueil, âge, etc.). On a moins de raisons de penser qu'il s'agit de copies conformes. A prendre l'idée de copie au pied de la lettre, on exagère donc l'importance du génome. De manière paradoxale, ceux qui en font usage instituent un déterminisme génétique que, pour la plupart d'entre eux, ils seraient prêts à combattre dans d'autres circonstances. Quant à la vision romanesque qui consiste à décrire les clones comme les sosies dégradés d'un original dominateur, elle est gratuite. De plus, elle fait porter le poids de l'indignité sur le clone lui-même en le traitant comme un monstre, ce qui, moralement, n'est pas plus acceptable.

Le clonage humain reproductif n'a, d'ailleurs, pas que des détracteurs. L'annonce de la naissance de la brebis Dolly a été suivie, dans les colonnes de la revue Nature, d'échanges polémiques émanant, surtout, de scientifiques anglo-saxons, assez peu répercutés dans les médias. Dans ce même espace anglo-saxon, des voix se sont élevées depuis, s'efforçant de réfuter point par point les condamnations portées contre le clonage humain. Leurs arguments appartiennent à deux genres, offensif et défensif. L'offensif consiste à nier tout simplement la pertinence du principe de dignité. C'est ainsi que, en septembre 1997, John Harris, directeur de l'Institut de bioéthique de l'université de Manchester, écrivait que « le principe de Kant est si vague et si ouvert que son utilité (en bioéthique) vaut virtuellement zéro » A. Kahn rapporte, non sans malice, les propos d'un biologiste également britannique, Lewis Wolpert, qualifiant le concept de dignité humaine « d'ânerie » et « d'ineptie» destiné à entretenir l'activité des bioéthiciens. Bref, on est là dans un autre univers, qui généralement se soucie peu des discussions de principe au profit d'une conception plus utilitariste de la morale. L'utilitarisme est une tradition ancrée aux Etats-Unis et en Angleterre, qui fait peu de cas des intentions des acteurs, et prend pour critère les « plaisirs » et les « peines » associés aux conséquences d'une action. Pour une pensée comme celle-là, la question « le clonage est-il contraire à la dignité humaine ? » n'a pas de réponse. Il lui importe en revanche de savoir si dans un cas ou dans l'autre son application peut apporter plus ou moins de satisfactions que d'inconvénients.

En l'absence d'expériences, toutefois, la réponse est conjecturale. Elle s'appuie sur la notion de « qualité de la vie » : selon cette notion, est bien tout ce qui contribue à améliorer concrètement la vie humaine, et est mauvais tout ce qui la dégrade. Ses partisans prennent volontiers la parole pour justifier le clonage dans des situations où il serait condamné au nom de la dignité. Ce discours défensif est par exemple illustré par un biologiste de Princeton, Lee M. Silver, auteur d'un gros ouvrage à succès sur l'ingénierie génétique. Prenant différents cas de figures, il essaie de montrer que le clonage reproductif apporte des solutions à des situations douloureuses spécifiques, et n'a aucune raison d'entraîner des conséquences sociales massives. Il rappelle le cas d'une famille dont l'enfant était leucémique, et qui décida d'en concevoir un second pour procurer au premier une greffe salvatrice : l'histoire s'est passée aux Etats-Unis, et finalement semble s'être bien terminée. Pourquoi ne ferait-on pas appel, dans ce cas, au clonage qui assurerait bien mieux que la reproduction sexuée le succès de cette opération ? Le risque d'instrumentalisation de l'enfant est évalué par comparaison : si d'ordinaire on ne s'inquiète pas beaucoup des raisons pour lesquelles les gens se reproduisent pourquoi le ferait-on en cas de clonage.

Nicolas JOURNET, Sciences humaines, n° 4, mai 1999.

On appelle mot, toute unité typographique signifiante séparée d'une autre par un espace ou un tiret.
Exemples : c'est-à-dire = 4 mots
J'espère = 2 mots
Après-midi = 2 mots
Mais : Aujourd'hui = 1 mot
Socio-économique = 1 mot ; puisque les deux unités typographiques n'ont pas de sens à elles seules
A-t-il = 2 mots ; car « t » n'a pas de signification propre.
Attention : un pourcentage, une date, un sigle = 1 mot.

Session 2008

Sujet : Résumez ce texte en 175 mots (± 10%). Vous indiquerez le nombre de mots utilisés.

Capable de raison, notre espèce est tout autant capable de folie ; en même temps qu'Homo sapiens, nous avons réalisé, selon la remarque d'Edgar Morin, Homo démens. Or l'état actuel de notre planète peut être résumé par la domination de Démens. Pris de folie, les hommes préparent, en y consacrant l'essentiel de leurs richesses, de leur énergie, de leur intelligence, leur suicide collectif. Un seul chiffre suffit à montrer l'étendue de ce délire collectif : chacun des cinq milliards d'hommes, où qu'il vive sur la terre, est suivi en permanence par un véhicule piégé invisible chargé de 3 000 kg de TNT, prêt à exploser. Pour le tuer à coup sûr, 1 kg suffirait. Les 2 999 kg supplémentaires sont inutiles et ont coûté si cher qu'une bonne part de l'humanité vit dans une misère insupportable. Qui a voulu cela ? Personne, c'est trop absurde. Mais pourtant cela est. La logique individuelle de ceux qui veulent se protéger en menaçant les agresseurs éventuels de représailles a abouti à une situation qui est sur le point de leur échapper. Par accident, par erreur, les hommes disparaîtront tous, car chacun n'aura pensé qu'à préserver sa propre survie. [...]
Il est urgent de comprendre combien, en raison de l'évolution de leur effectif et du développement des techniques, les hommes sont devenus solidaires ; solidaires comme les rouages d'une montre. Le sort de chacun dépend de tous les autres ; mais ils poursuivent leurs rêves de petits bonheurs égoïstes, dont la somme ne peut être qu'une défaite définitive de toute l'espèce face au seul ennemi qui vaille tous les héroïsmes : la mort.

Nous sommes aujourd'hui face à une bifurcation dont le seul mérite est d'être clairement définie.
- Ou bien les hommes extrapolent les attitudes qu'ils ont adoptées depuis quelques siècles. Ils continuent à agir comme si la seule finalité des divers groupes, ethnies, Eglises, nations, était leur propre perpétuation. Chaque société se referme sur elle-même, inquiète, obsédée par le danger que représentent les autres, prête à affecter la plus grande part de ses ressources économiques, intellectuelles, humaines, à la préparation de sa défense. Tous les moyens apparaissent justifiés à chacun pour faire triompher sa propre cause.

L'accumulation de ces craintes aboutit au surarmement, et l'issue, à échéance plus ou moins proche selon le hasard des choses, est inéluctable : un conflit général qui précipite la totalité de l'espèce (et beaucoup d'autres avec elle) dans le néant ;
- Ou bien les hommes acceptent de regarder en face la réalité d'aujourd'hui. Ils constatent que leurs sorts sont liés ; que lorsque la cloche sonne, quelque part sur la terre, à Kaboul ou à Santiago, le glas concerne chacun de nous, où qu'il soit ; que la violence est devenue à la fois meurtrière pour celui qui en est victime et suicidaire pour celui qui y a recours. Ils admettent alors que de nouvelles méthodes doivent être aussi mises au point pour résoudre les inévitables conflits.
Comment faire pour que l'histoire humaine s'oriente vers cette seconde voie ? D'abord accélérer la prise de conscience de la réalité. Nous sommes tentés de nous réfugier dans les satisfactions que procurent nos activités étroitement locales : le mathématicien ajoute un terme à son équation, le chimiste met au point un nouveau produit, l'historien précise la date d'un lointain événement... et ils ne prêtent pas attention au sol qui s'effondre sous eux pendant qu'ils travaillent ou qu'ils rêvent. Là est sans doute la grande responsabilité des « clercs » d'aujourd'hui, s'ils ne veulent pas trahir leur mission : faire entendre le cri qui réveillera leurs contemporains. Ensuite entraîner une adhésion générale à une définition de l'homme. Tant que des hommes pourront être méprisés et rejetés vers des destins médiocres, au nom de la couleur de leur peau, de la forme de leur nez ou du niveau de leur quotient intellectuel, c'est le sort de tous qui sera en péril. Indépendamment de toutes les opinions, de toutes les croyances, de toutes les options, il doit être possible de dégager un regard commun des hommes sur eux-mêmes.

Albert Jacquard, Le Monde Diplomatique, juin 1996.

(Albert Jacquard a été professeur de génétique à l'université de Genève, auteur *d'Au péril de la science* en 1982, de *Cinq milliards d'hommes dans un vaisseau* en 1987 et de *Voici le temps du monde fini*, en 1991 ; de l'*Explosion démographique*, en 1993 ; de *Les Hommes et leurs gènes*, en 1994. Auteur en 1997 de *Petite philosophie à l'usage des non-philosophes*.)

On appelle mot, toute unité typographique signifiante séparée d'une autre par un espace ou un tiret.
Exemple : c'est-à-dire = 4 mots
J'espère = 2 mots
Après-midi = 2 mots
Mais : Aujourd'hui = 1 mot
Socio-économique = 1 mot ; puisque les deux unités typographiques n'ont pas de sens à elles seules
A-t-il = 2 mots ; car « t » n'a pas de signification propre.
Attention : un pourcentage, une date, un sigle = 1 mot

<u>Session 2010</u>

<u>Sujet</u> : Vous résumerez ce texte en 165 mots (± 10%)
Vous indiquerez le nombre de mots utilisés.
Vous aurez soin de faire figurer, tous les 20 mots, un trait vertical.

On appelle mot, toute unité typographique signifiante séparée d'une autre par un espace ou un tiret.
Exemple : c'est-à-dire = 4 mots
J'espère = 2 mots
Après-midi = 2 mots
Mais : Aujourd'hui = 1 mot
Socio-économique = 1 mot ; puisque les deux unités typographiques n'ont pas de sens à elles seules
A-t-il = 2 mots ; car « t » n'a pas de signification propre.
Attention : un pourcentage, une date, un sigle = 1 mot

Qu'est-ce que la culture ? Vous avez chacun votre définition, je suggère celle-ci : la culture est une prise de conscience par l'individu de sa personnalité d'être pensant, mais aussi de ses rapports avec les autres hommes et avec le milieu naturel. De telle sorte qu'un homme cultivé est un homme qui se conçoit et qui, en même temps, se situe ; ce n est pas un anarchiste, ce n'est pas un individu isolé, il est membre de sa collectivité, il est membre de l'univers, il est membre de l'espèce humaine ; il a des rapports avec la terre, avec les autres hommes et il cherche à les connaître. Dans ces conditions la culture est une conception personnelle de la vie en tant que conçue par un individu.

Pour être cultivé, il n'est pas nécessaire d'être instruit livresquement. Ce qui est important, c est l'opération de la prise de conscience de la personnalité et celle qui consiste à se situer. Je vous dirai tout à l'heure qu'à mon avis un artisan, un paysan de la tradition française, est, par essence, un homme cultivé ; beaucoup plus cultivé que tel Américain, mécanisé au maximum, chef d'industrie que je considère comme inférieur en tant qu'être humain.

Ce serait donc une erreur de considérer la culture comme une affaire de livres, comme une affaire de bibliothèque ou de strict enseignement, c'est beaucoup plus profond que cela. Cependant, c'est principalement par les livres et par l'enseignement que l'on peut apprendre la culture.

Comment est-ce qu'on l'acquiert ? D'abord par l'observation personnelle, par la réflexion personnelle et lorsque votre métier comporte la culture, alors l'expérience du métier est la fondation de la plus belle culture qui soit au monde, la vieille culture de l'artisan, du paysan qui connaît sa terre, ses instruments, son climat, les possibilités de son domaine et ses limitations ; j'appelle cela une culture, même si le paysan ne savait pas lire. Pour moi, la réflexion personnelle est à la base de la culture et celui qui ne réfléchit pas individuellement a beau être un homme chargé de science, il ne sera pas un homme cultivé.

D'autre part, la lecture est un élément absolument essentiel pour connaître ce que les grands penseurs ont imaginé de la vie et des hommes, de même que la conversation. Cette dernière est un élément fondamental de la culture et même, dans certains cas, elle peut remplacer la lecture. Dans une ville comme Paris, il est plus difficile de lire qu'en province ; les hommes de province sont beaucoup plus cultivés que les Parisiens par la connaissance qu'ils ont de la littérature parce qu'ils disposent de leurs soirées. Mais le Parisien se rattrape dans une certaine mesure par la conversation, conversation mondaine dans le sens le plus général, conversation avec les collègues, et des collègues d'une formation différente de la sienne. Elle vous sort de votre milieu, par le contact avec des gens qui ont une formation autre que la vôtre.

Mais que vous appreniez par la lecture ou par la conversation, par les yeux en lisant ou par l'oreille en écoutant, c'est toujours une affaire de contact.

Enfin, pour être un homme cultivé, il faut avoir assimilé, consciemment ou inconsciemment tout l'apport séculaire de la civilisation, tout ce que la tradition des siècles antérieurs a donné à l'homme. Cette assimilation peut se faire par la lecture, par l'enseignement, par la conversation, par une espèce d'osmose, en respirant dans un certain climat ; de la même manière que l'enfant est formé par l'atmosphère familiale et par les conversations qu'il entend à la table de famille, l'homme appartenant à une civilisation est formé par l'air même qu'il respire, par les maîtres qu'il a, par les amis qu'il rencontre, j'en reviens donc toujours à cette conception que l'opération essentielle ici, c'est la prise d'individualité quel que soit le moyen par où vous l'obtenez.

André Siegfried , « Technique et culture dans la civilisation du XXe siècle », conférence du 6 janvier 1953, publiée par le Centre National de Documentation Pédagogique

Session 2012

Le Prométhée définitivement déchaîné, auquel la science confère des forces jamais encore connues et l'économie son impulsion effrénée, réclame une éthique qui, par des entraves librement consenties, empêche le pouvoir de l'homme de devenir une malédiction pour lui. La thèse liminaire de ce livre est que la promesse de la technique moderne s'est inversée en menace, ou bien que celle-ci s'est indissolublement liée à celle-là. Elle va au-delà du constat d'une menace physique. La soumission de la nature destinée au bonheur humain a entraîné par la démesure de son succès, qui s'étend maintenant également à la nature de l'homme lui-même, le plus grand défi pour l'être humain que son faire n'ait jamais entraîné. Tout en lui est inédit, sans comparaison possible avec ce qui précède, tant du point de vue de la modalité que du point de vue de l'ordre de grandeur : ce que l'homme peut faire aujourd'hui et ce que par la suite il sera contraint de continuer à faire, dans l'exercice irrésistible de ce pouvoir, n'a pas son équivalent dans l'expérience passée. Toute sagesse héritée, relative au comportement juste, était taillée en vue de cette expérience. Nulle éthique traditionnelle ne nous instruit donc sur les normes du "bien" et du "mal" auxquelles doivent être soumises les modalités entièrement nouvelles du pouvoir et de ses créations possibles. La terre nouvelle de la pratique collective, dans laquelle nous sommes entrés avec la technologie de pointe, est encore une terre vierge de la théorie éthique.

Dans ce vide (qui est en même temps le vide de l'actuel relativisme des valeurs) s'établit la recherche présentée ici. Qu'est-ce qui peut servir de boussole? L'anticipation de la menace elle-même! C'est seulement dans les premières lueurs de son orage qui nous vient du futur, dans l'aurore de son ampleur planétaire et dans la profondeur de ses enjeux humains, que peuvent être découverts les principes éthiques, desquels se laissent déduire les nouvelles obligations correspondant au pouvoir nouveau. [...]

Un impératif adapté au nouveau type de l'agir humain et qui s'adresse au nouveau type de sujets de l'agir s'énoncerait à peu près ainsi : « Agis de façon que les effets de ton action soient compatibles avec la permanence d'une vie authentiquement humaine sur terre » ; ou pour l'ex- primer négativement : « Agis de façon que les effets de ton action ne soient pas destructeurs pour la possibilité future d'une telle vie » ; ou simplement : « Ne compromets pas les conditions pour la survie indéfinie de l'humanité sur terre » ; ou encore, formulé de nouveau positivement : «Inclus dans ton choix actuel l'intégrité future de l'homme comme objet secondaire de ton vouloir. »

On voit sans peine que l'atteinte portée à ce type d'impératif n'inclut aucune contradiction d'ordre rationnel. Je peux vouloir le bien actuel en sacrifiant le bien futur. De même que je peux vouloir ma propre disparition, je peux aussi vouloir la disparition de l'humanité. Sans me contredire moi-même je peux, dans mon cas personnel comme dans celui de l'humanité, préférer un bref feu d'artifice d'extrême accomplissement de soi-même à l'ennui d'une continuation indéfinie dans la médiocrité.

Or le nouvel impératif affirme précisément que nous avons bien le droit de risquer notre propre vie, mais non celle de l'humanité ; et qu'Achille avait certes le droit de choisir pour lui-même une vie brève, faite d'exploits glorieux, plutôt qu'une longue vie de sécurité sans gloire (sous la présupposition tacite qu'il y aurait une postérité qui saura raconter ses exploits), mais que nous n'avons pas le droit de choisir le non-être des générations futures à cause de l'être de la génération actuelle et que nous n'avons même pas le droit de le risquer. Ce n'est pas du tout facile, et peut-être impossible sans recours à la religion, de légitimer en théorie pourquoi nous n'avons pas ce droit, pourquoi au contraire nous avons une obligation à l'égard de ce qui n'existe même pas encore et ce qui « de soi» ne doit pas non plus être, ce qui du moins n'a pas droit à l'existence, puisque cela n'existe pas. Notre impératif le prend d'abord comme un axiome sans justification."

Hans JONAS, Le Principe responsabilité: une éthique pour la civilisation technologique (1979), trad. J. Greisch, Éd. du Cerf, 1990, Préface.

Sujet : Vous résumerez ce texte en 170 mots (plus ou moins 10%).
Vous indiquerez le nombre de mots utilisés.
Vous aurez soin de faire figurer, tous les 20 mots, un trait vertical.

Session 2013

Sujet : Vous résumerez ce texte en 185 mots (± 10 %). Vous indiquerez le nombre de mots utilisés. Vous aurez soin de faire figurer, tous les 20 mots, un trait vertical.

Dans l'avant-propos de son livre Apprendre à vivre, Luc Ferry écrit :

[...] Je m'en rends compte chaque jour davantage, [...] la philosophie ne fait pas partie de ce qu'on nomme d'ordinaire la « culture générale ». Un « homme cultivé » est censé connaître son histoire de France, quelques grandes références littéraires et artistiques, voire quelques bribes de biologie ou de physique, mais nul ne lui reprochera de tout ignorer d'Epictète, de Spinoza ou de Kant. Pourtant, j'ai acquis au fil des ans la conviction qu'il est précieux pour tout un chacun, y compris pour ceux aux yeux desquels elle ne saurait être une vocation, d'étudier un tant soit peu la philosophie, ne serait-ce que pour deux raisons toutes simples.

La première, c'est qu'on ne peut, sans elle, rien comprendre au monde dans lequel nous vivons. C'est la formation la plus éclairante, plus encore que celle des sciences historiques. Pourquoi ? Tout simplement parce que la quasi-totalité de nos pensées, de nos convictions, mais aussi de nos valeurs s'inscrit, sans que nous le sachions toujours, dans de grandes visions du monde déjà élaborées et structurées au fil de l'histoire des idées. Il est indispensable de les comprendre pour en saisir la logique, la portée, les enjeux...

Certaines personnes passent une grande part de leur vie à anticiper le malheur, à se préparer à la catastrophe – la perte d'un emploi, un accident, une maladie, la mort d'un proche, etc. D'autres au contraire vivent apparemment dans l'insouciance la plus totale. Elles considèrent même que des questions de ce genre n'ont pas droit de cité dans l'existence quotidienne, qu'elles relèvent d'un goût du morbide qui confine à la pathologie. Savent-elles, les unes comme les autres, que ces deux attitudes plongent leurs racines dans les visions du monde dont les tenants et les aboutissants ont été déjà explorés avec une profondeur inouïe par les philosophes de l'Antiquité grecque ?

Le choix d'une éthique égalitaire plutôt qu'aristocratique, d'une esthétique romantique plutôt que classique, d'une attitude d'attachement ou de non-attachement aux choses et aux êtres face à la mort, l'adhésion à des idéologies politiques autoritaires ou libérales, l'amour de la nature et des animaux plus que des hommes, du monde sauvage plus que de la civilisation, toutes ces options et bien d'autres encore furent d'abord de grandes constructions métaphysiques avant de devenir des opinions offertes, comme sur un marché, à la consommation des citoyens. Les clivages, les conflits, les enjeux qu'elles dessinaient dès l'origine continuent, que nous le sachions ou non, à commander nos réflexions et nos propos. Les étudier à leur meilleur niveau, en saisir les sources profondes, c'est se donner les moyens d'être non seulement plus intelligent mais aussi plus libre. Je vois mal au nom de quoi on devrait s'en priver.

Mais au-delà même de ce que l'on gagne en compréhension, en intelligence de soi et des autres par la connaissance des grandes œuvres de la tradition, il faut savoir qu'elles peuvent, tout simplement, aider à vivre mieux et plus libre. Comme le disent chacun à leur façon plusieurs penseurs contemporains, on ne philosophe pas pour s'amuser, ni même seulement pour comprendre le monde et se comprendre mieux soi-même, mais, parfois, « pour sauver sa peau ». Il y a dans la philosophie de quoi vaincre les peurs qui paralysent la vie, et c'est une erreur de croire que la psychologie pourrait aujourd'hui s'y substituer.

Apprendre à vivre, apprendre à ne plus craindre vraiment les divers usages de la mort ou, tout simplement, à surmonter la banalité de la vie quotidienne, l'ennui, le temps qui passe, tel était déjà le but premier des écoles de l'Antiquité grecque. Leur message mérite d'être entendu, car à la différence de ce qui a lieu dans l'histoire des sciences, les philosophies du passé nous parlent encore. C'est là d'ailleurs un point qui mérite à lui seul réflexion.

Quand une théorie scientifique se révèle être fausse, quand elle est réfutée par une autre manifestement plus vraie, elle tombe en désuétude et n'intéresse plus personne – hors quelques érudits. Les grandes réponses philosophiques apportées depuis la nuit des temps à la question de savoir comment vivre demeurent au contraire présentes. De ce point de vue, on pourrait comparer l'histoire de la philosophie à celle des arts, plutôt qu'à celle des sciences : de même que les œuvres de Braque ou de Kandinsky ne sont pas « plus belles » que celles de Vermeer ou de Manet, lesréflexions de Kant ou de Nietzsche sur le sens ou le non-sens de la vie ne sont pas supérieures – ni d'ailleurs inférieures – à celles d'Epictète, d'Epicure ou de Bouddha. Il y a là des propositions de vie, des attitudes face à l'existence qui continuent à s'adresser à nous à travaers les siècles et que rien ne peut rendre obsolètes. Alors que les théories scientifiques de Ptolémée ou de Descartes sont radicalement « dépassées » et n'ont plus d'intérêt autre qu'historique, on peut encore puiser dans les sagesses anciennes comme on peut aimer un temple grec ou une calligraphie chinoise tout en vivant de plain-pied dans le XXIe siècle.

Luc FERRY, *Apprendre à vivre*,
Avant-propos, Editions J'ai lu, 2010, pp. 9-11 (Edition originale : Plon, 2006)

Session 2014

Vous résumerez ce texte en 185 mots (plus ou moins 10%). Vous indiquerez le nombre de mots utilisés. Vous aurez soin de faire figurer, tous les 20 mots, un trait vertical.

Extrait de Gaston Bachelard, La formation de l'esprit scientifique. Paris, Librairie philosophique Vrin, 1999 (1ère édition : 1938), chapitre 1er.

Quand on cherche les conditions psychologiques des progrès de la science, on arrive bientôt à cette conviction que c'est en termes d'obstacles qu'il faut poser le problème de la connaissance scientifique. Et il ne s'agit pas de considérer des obstacles externes, comme la complexité et la fugacité des phénomènes, ni d'incriminer la faiblesse des sens et de l'esprit humain : c'est dans l'acte même de connaître, intimement, qu'apparaissent, par une sorte de nécessité fonctionnelle, des lenteurs et des troubles. C'est là que nous montrerons des causes de stagnation et même de régression, c'est là que nous décèlerons des causes d'inertie que nous appellerons des obstacles épistémologiques. La connaissance du réel est une lumière qui projette toujours quelque part des ombres. Elle n'est jamais immédiate et pleine. Les révélations du réel sont toujours récurrentes. Le réel n'est jamais « ce qu'on pourrait croire » mais il est toujours ce qu'on aurait dû penser. La pensée empirique est claire, après coup, quand l'appareil des raisons a été mis au point. En revenant sur un passé d'erreurs, on trouve la vérité en un véritable repentir intellectuel. En fait, on connait contre une connaissance antérieure, en détruisant des connaissances mal faites, en surmontant ce qui dans l'esprit même fait obstacle à la spiritualisation.

L'idée de partir de zéro pour fonder et accroître son bien ne peut venir que dans des cultures de simple juxtaposition où un fait connu est immédiatement une richesse. Mais devant le mystère du réel, l'âme ne peut se faire, par décret, ingénue. Il est alors impossible de faire d'un seul coup table rase des connaissances usuelles. Face au réel, ce qu'on croit savoir cklairement offusque ce qu'on devrait savoir. Quand il se présente à la culture scientifique l'esprit n'est jamais jeune. Il est même très vieux, car il a l'âge des ses préjugés. Accéder à la science, c'est, spirituellement rajeunir, c'est accepter une mutation brusque qui doit contredire un passé.

La science, dans son besoin d'achèvement comme dans son principe, s'oppose absolument à l'opinion. S'il lui arrive, sur un point particulier, de légitimer l'opinion, c'est pour d'autres raisons que celles qui fondent l'opinion ; de sorte que l'opinion a, en droit, toujours tort. L'opinion pense mal ; elle ne pense pas ; elle traduit des besoins en connaissances. En désignant les objets par leur utilité, elle s'interdit de les connaitre. On ne peut rien fonder sur l'opinion ; il faut d'abord la détruire. Elle est le premier obstacle à surmonter. Il ne suffirait pas, par exemple, de la rectifier sur des points particuliers, en maintenant, comme une sorte de morale provisoire, une connaissance vulgaire provisoire. L'esprit scientifique nous interdit d'avoir une opinion sur des questions que nous ne comprenons pas, sur des questions que nous ne savons pas formuler clairement. Avant tout, il faut savoir poser des problèmes. Et quoi qu'on dise, dans la vie scientifique, les problèmes ne se posent pas d'eux-mêmes. C'est précisément ce sens du problème qui donne la marque du véritable esprit scientifique. Pour un esprit scientifique, toute connaissance est une réponse à une question. S'il n'y a pas eu de question, il ne peut y avoir connaissance scientifique. Rien ne va de soi. Rien n'est donné. Tout est construit. Une connaissance acquise par un effort scientifique peut elle-même décliner. La question abstraite et franche s'use : la réponse concrète reste. Dès lors, l'activité spirituelle s'invertit et se bloque. Un obstacle épistémologique s'incruste sur la connaissance non questionnée. Des habitudes intellectuelles qui furent utiles et saines peuvent, à la longue, entraver la recherche. « Notre esprit, dit justement M. Bergson, a une irrésistible tendance à considérer comme plus claire l'idée qui lui sert le plus souvent ». L'idée gagne ainsi une clarté intrinsèque abusive. A l'usage, les idées se valorisent indûment. Une valeur en soi s'oppose à la circulation des valeurs. C'est un facteur d'inertie pour l'esprit. Parfois une idée dominante polarise un esprit dans sa totalité. Un épistémologue irrévérencieux disait, il y a quelque vingt ans, que les grands hommes sont utiles à la science dans la première moitié de leur vie, nuisibles dans la seconde moitié. L'instinct formatif est si persistant chez certains hommes de pensée qu'on ne doit pas s'alarmer de cette boutade. Mais enfin l'instinct formatif finit par céder devant l'instinct conservatif. Il vient un temps où l'esprit aime mieux ce qui confirme son savoir que ce qui le contredit, où il aime mieux les réponses que les questions. Alors l'instinct conservatif domine, la croissance spirituelle s'arrête.

Session 2015

Vous résumerez ce texte en 200 mots plus ou moins 10%. Vous indiquerez le nombre de mots utilisés. Vous aurez soin de faire figurer, tous les 20 mots, un trait vertical.

Voici quelques années, la conscience littéraire, en France, semblait s'enfoncer dans un processus d'involution à l'aspect quelque peu inquiétant : querelles entre histoire littéraire et « nouvelle critique » , obscurs débats, à l'intérieur de cette nouvelle critique elle-même, entre une « ancienne nouvelle », existentielle et thématique, et une « nouvelle nouvelle » d'inspiration formaliste ou structuraliste, prolifération malsaine d'études et d'enquêtes sur les tendances, les méthodes, les voies et les impasses de la critique. De scission en scission, de réduction en réduction, les études littéraires semblaient vouées sans cesse davantage à retourner sur elles-mêmes l'appareil de leurs prises et à s'enfermer dans un ressassement narcissique, stérile et finalement autodestructeur, réalisant à échéance le pronostic énoncé en 1928 par Valéry : « Où va la critique ? A sa perte, j'espère. »

Cette fâcheuse situation pourrait cependant n'être qu'une apparence. En effet, comme le montre bien, par exemple, le mouvement de Proust dans son Contre Sainte Beuve, toute réflexion un peu sérieuse sur la critique engage nécessairement une réflexion sur la littérature elle-même. Une critique peut être purement empirique, naïve, inconsciente, « sauvage » ; une métacritique, par contre, implique toujours une « certaine idée » de la littérature, et cet implicite ne peut manquer très longtemps d'en venir à l'explicitation. Et voilà peut-être comment d'une sorte de mal peut nous venir une sorte de bien: de quelques années de spéculations ou de ratiocinations sur la critique pourrait sortir ce qui nous a tant manqué, depuis plus d'un siècle, que la conscience même de ce manque semblait nous avoir quittés; une apparente impasse de la critique pourrait en fait conduire à un renouveau de la théorie littéraire.

C'est bien de renouveau qu'il faut parler, puisque, sous les noms de poétique et de rhétorique, la théorie des « genres » et, plus généralement encore, la théorie du discours, remontent comme chacun le sait à la plus haute antiquité, et, d'Aristote à La Harpe, se sont maintenues dans la pensée littéraire de l'Occident jusqu'à l'avènement du romantisme : lequel, en déplaçant l'attention des formes et des genres vers les « individus créateurs » , a relégué ce type de réflexion générale au profit d'une psychologie de l'œuvre à quoi, depuis Sainte Beuve et à travers tous ses avatars, s'est toujours tenue ce que l'on nomme aujourd'hui critique. Que cette psychologie s'arme (ou s'altère) plus ou moins de perspective historique, ou de psychanalyse, freudienne, jungienne, bachelardienne ou autre, ou de sociologie, marxiste ou non, qu'elle se déporte davantage vers la personne de l'auteur ou vers celle du lecteur (du critique lui-même), ou qu'elle tente encore de s'enfermer dans la problématique « immanence » de l'œuvre, ces variations d'accent ne modifient jamais fondamentalement la fonction essentielle de la critique , qui reste d'entretenir le dialogue d'un texte et d'une psyché, consciente et/ou inconsciente, individuelle et/ou collective, créatrice et/ou réceptrice .

Le projet structuraliste lui-même pouvait fort bien n'introduire finalement dans ce tableau qu'une nuance, du moins en tant qu'il consisterait à étudier « la structure » (ou « les structures ») d'une œuvre, considérée, d'une manière quelque peu fétichiste, comme un « objet » clos, achevé, absolu : donc inévitablement à motiver (en en « rendant compte » par !es procédures de l'analyse structurale) cette clôture, et par là même la décision (peut-être arbitraire) ou la circonstance (peut-être fortuite) qui l'instaure ; oubliant cet avertissement de Borges, que l'idée d'œuvre achevée relève « de la fatigue ou de la superstition ». Dans son débat avec l'histoire littéraire, la critique moderne depuis un demi-siècle s'est appliquée à séparer les notions d'œuvre et d'auteur, dans le dessein tactique fort compréhensible d'opposer la première à la seconde, responsable de tant d'excès et d'activités parfois oiseuses. On commence à percevoir aujourd'hui qu'elles ont partie liée, et que toute forme de critique est nécessairement prise dans le cercle de leur renvoi réciproque.

Or, il apparaît en même temps que son statut d'œuvre n'épuise pas la réalité, ni même la « littérarité » du texte littéraire, et, qui plus est, que le fait de l'œuvre (l'immanence) présuppose un grand nombre de données transcendantes à elle, qui relèvent de la linguistique, de la stylistique, de la sémiologie, de l'analyse des discours, de la logique narrative, de la thématique des genres et des époques, etc. Ces données, la critique est dans l'inconfortable situation de ne pouvoir, en tant que telle, ni s'en passer ni les maîtriser. Il lui faut donc bien admettre la nécessité, de plein exercice, d'une discipline assumant ces formes d'études non liées à la singularité de telle ou telle œuvre; et qui ne peut être qu'une théorie générale des formes littéraires - disons une poétique.

Qu'une telle discipline doive ou non chercher à se constituer comme une « science » de la littérature, avec les connotations déplaisantes que peut comporter l'usage précipité d'un tel terme en un tel lieu, c'est une question peut-être secondaire ; du moins est-il certain qu'elle seule peut y prétendre, puisque, comme chacun le sait (mais comme notre tradition positiviste, adoratrice des « faits » et indifférente aux lois, semble l'avoir oublié depuis longtemps), il n'est de « science » que du « général ». Mais il s'agit moins ici d'une étude des formes et des genres au sens où l'entendaient la rhétorique et la poétique de l'âge classique, toujours portées, depuis Aristote, à ériger en norme la tradition et à canoniser l'acquis, que d'une exploration des divers possibles du discours, dont les œuvres déjà écrites et les formes déjà remplies n'apparaissent que comme autant de cas particuliers au-delà desquels se profilent d'autres combinaisons prévisibles, ou déductibles. C'est un des sens que l'on peut donner aux célèbres formules de Roman Jakobson, qui, aux études littéraires, proposent pour objet non la littérature mais la littérarité, non la poésie mais la fonction poétique : plus généralement, l'objet de la théorie serait ici non le seul réel, mais la totalité du virtuel littéraire. Cette opposition d'une poétique ouverte à la poétique fermée des classiques montre bien qu'il ne s'agit pas, comme on pourrait le croire, d'un retour au passé pré-critique : la théorie littéraire, au contraire, sera moderne, et liée à la modernité de la littérature, ou ne sera rien.

Extrait de Critique et Poétique in *Figures III,* Gérard Genette, 1972, éditions du Seuil.

Biologie 2015

Le candidat peut utiliser toutes les couleurs qu'il souhaite. Il n'y a pas d'ordre imposé dans le traitement des questions (veuillez tout de même rappeler le numéro de la question pour chaque réponse).

Première partie : Diversité des êtres vivants

La diversification du vivant repose sur de nombreux mécanismes génétiques et non génétiques.

Vous expliquerez les mécanismes intervenant dans la diversification des êtres vivants.

Votre exposé sera structuré, comportera une introduction et une conclusion et sera illustré par des exemples judicieusement choisis. La schématisation des brassages génétiques est attendue.

Deuxième partie : *Exploitation de documents pour résoudre un problème posé en relation avec ses connaissances.*

Cortex moteur et plasticité cérébrale

Le cerveau s'approprie les mains greffées.

Après une amputation, le cortex moteur supprime, au moins en partie, les représentations motrices et sensitives des mains disparues, et les remplace progressivement par les représentations des avant-bras et du visage.

En janvier 2000, le professeur Dubernard, à l'Hôpital Edouard Henriot à Lyon, greffe deux mains à un homme, Denis Chatelier, qui avait été amputé de ses mains en 1996. Pendant plusieurs mois, les chercheurs ont étudié, à l'aide de l'IRM, le cortex moteur de cet homme.

Ils ont stimulé précisément les neurones impliqués dans le contrôle des mains et ont pu vérifier que les muscles répondaient à ces commandes « Nous avons la preuve que les muscles du donneur sont intégrés dans le cerveau du receveur ». La réorganisation corticale est donc réversible.

A partir de l'exploitation des documents et de leur mise en relation avec vos connaissances, vous expliquerez le mécanisme de la plasticité cérébrale et son importance dans la récupération de fonctions motrices et cognitives.

DOCUMENT 1 : Les stimulations de Penfield : découverte du cortex moteur.

Au cours d'opérations du cerveau, Penfield a stimulé localement différentes zones du cortex moteur et observé la localisation des mouvements provoqués. Il a pu ainsi déterminer les régions commandant les différents muscles et cartographier le cortex moteur.

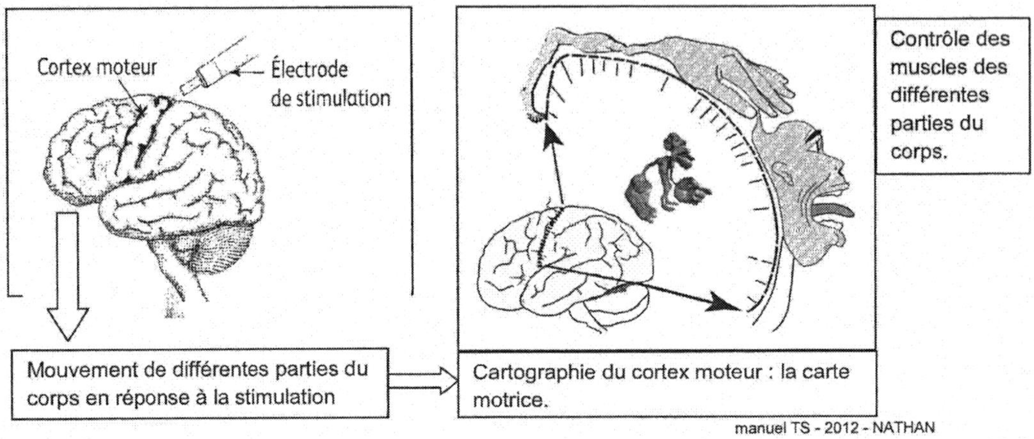

manuel TS - 2012 - NATHAN

DOCUMENT 2 : Etude de l'évolution de la représentation des aires corticales des doigts chez les violonistes.

Les personnes droitières qui jouent d'un instrument à cordes tel le violon, utilisent et stimulent les doigts de la main gauche plus fréquemment que les non musiciens (notamment l'annulaire et l'auriculaire).

Il est possible de déterminer le nombre de dendrites actives au niveau du cortex lors de l'activation de l'auriculaire gauche chez différents musiciens ayant appris plus ou moins tôt à jouer du violon. Ces valeurs sont comparées à celles obtenues chez les sujets non musiciens.

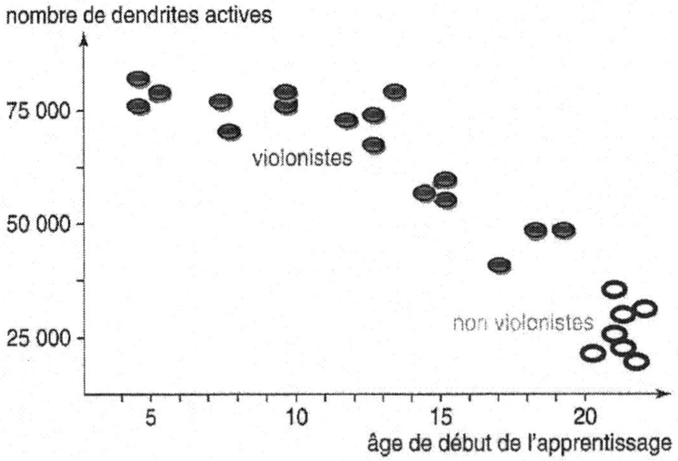

DOCUMENT 3 : Capacité cérébrale et vieillissement.

Document 3a :

Le nombre de neurones corticaux a été évalué dans le cortex d'individus d'âges différents et une moyenne a été établie.

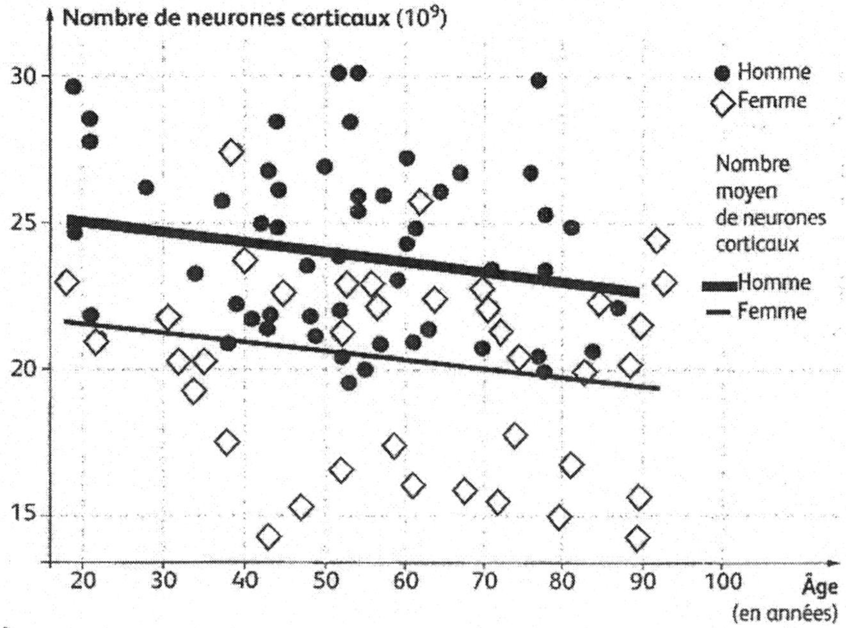

Document 3b :

« La plasticité cérébrale est une formidable capacité de réorganisation que possède notre cerveau. Alors que l'on a longtemps pensé que le cerveau perdait cette capacité plastique avec l'âge, notre étude montre que ce n'est pas le cas et ce, même dans les stades précoces de la maladie d'Alzheimer. De ce fait, notre hypothèse était que certaines cellules traditionnellement impliquées dans d'autres processus du cerveau, pourraient, grâce à un programme simple d'entraînement de la mémoire, prendre la relève temporairement puisqu'elles ne sont pas encore atteintes », déclare ***Sylvie Belleville, Directrice de la recherche à l'Institut Universitaire de Gériatrie de Montréal.*** « Notre recherche a validé notre hypothèse. Non seulement, nous avons pu observer par l'imagerie fonctionnelle cette diversification, mais nous avons aussi noté une augmentation de 33 % des bonnes réponses à une tâche de mémoire après le programme d'entraînement chez les personnes aux prises avec des troubles cognitifs légers, et donc dix fois plus à risque de développer la maladie d'Alzheimer ».

Le programme d'entraînement utilisé a été conçu pour aider les personnes âgées aux prises avec des troubles cognitifs légers à développer des stratégies, par exemple, l'utilisation de moyens mnémotechniques augmentant la récupération des informations à retenir, par exemple, des listes de mots, grâce à d'autres régions du cerveau. « L'hypothèse avait déjà été soulevée, mais notre équipe est la première à l'avoir démontrée scientifiquement grâce à un protocole impliquant la neuro imagerie médicale fonctionnelle. » précise ***Sylvie Belleville.***

http://www.nouvelles.umontreal.ca/recherche/sciences-de-la-sante

DOCUMENT 4 : Vue horizontale du cortex cérébral du patient greffé de la main droite.

Enregistrements d'une Imagerie par Résonnance Magnétique à la suite d'une stimulation des muscles contrôlant la main droite.

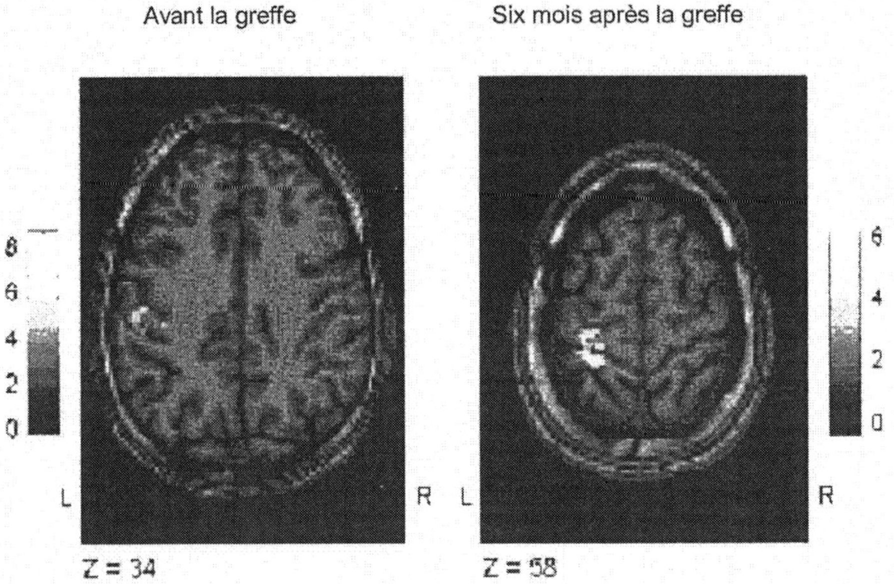

L = Gauche
R= Droite
Z = localisation spatiale de l'image
De 0 à 6 = effet BOLD (Blood Oxygen Level Dependant) lié à l'activation des neurones (0= activation nulle)

de Giraux Pascal et all 2001 (Nature et neuroscience)

CENTRE HOSPITALIER INTERCOMMUNAL DE MEULAN – LES MUREAUX

INSTITUT DE FORMATION EN PSYCHOMOTRICITÉ

Session du 12 mai 2011

L'individu, roi contesté

Réflexif ou dépressif ?
Égoïste ou connecté ?
Les années 1990 ont été celles de la découverte de l'individu. Essor du libéralisme, déclin des mouvements collectifs, transformations de la famille…, autant de facteurs qui mettent chacun face à sa liberté, pour le meilleur et pour le pire. Mais sommes-nous pour autant les seuls, dans l'Occident moderne, à être d'authentiques individus ?

Xavier Molénat

L'individualisme engendre-t-il une société émancipatrice ou bien mène-t-il à la « décomposition du lien social » ? La question a acquis une certaine récurrence dans l'espace public depuis le milieu des années 1980. Mais les sociologues ont été moins prompts à réagir. Ce n'est qu'au cours des années 1990, alors qu'ils observaient une transformation de la structure des sociétés contemporaines, qu'une véritable sociologie de l'individu a émergé. Elle constitue aujourd'hui l'un des chantiers les plus débattus de la discipline, tandis que la philosophie et l'histoire se sont également approprié la thématique : pourquoi s'intéresser aux individus ? Faut-il renouveler nos instruments d'analyse ? L'individu est-il une spécificité de notre temps ?
En France, le terrain avait été préparé par de nouveaux courants qui ont émergé au cours des années 1980, qui présentaient, entre autres points communs, celui de s'intéresser non pas à la société déjà faite (les normes, les institutions, les appartenances sociales... qui rendent l'action prévisible et explicable) mais à la société en train de se faire. S'inspirant en particulier de la sociologie des sciences impulsée par Bruno Latour, Luc Boltanski récuse l'image d'un monde social réduit à des rapports de force ou à des jeux d'intérêt. Selon lui, les mécanismes sociaux ne sont pas implacables : les individus sont dotés de compétences critiques, qu'ils mettent en œuvre au cours d' « épreuves » (grèves, manifestations, conflits…) qui leur permettent de faire valoir leur sens de la justice. Tout n'est donc pas joué d'avance.

Divorces, militantismes à éclipses, « croyants baladeurs »...

Au même moment, en Angleterre, Antony Giddens, est l'un des premiers à insister sur la dimension réflexive des individus. La force des normes, des traditions, des routines s'étant affaiblie dans la « modernité tardive » que nous connaissons, les individus sont de plus en plus en mesure, voire contraints, de calculer leur action, de faire des choix, de prendre des décisions qui engagent leur avenir. Quelle orientation scolaire vais-je choisir ? A quel moment faire des enfants ? Dois-je évoluer dans ma carrière professionnelle ? Etc.

La réflexivité est cette nouvelle donne qui fait que l'individu doit construire la cohérence d'une identité et d'un parcours qui était auparavant davantage assignés ou subis. Certains phénomènes sociaux soulignent effectivement au cours des années 1990 une certaine émancipation vis-à-vis des institutions qui auparavant formaient le socle de la société. Alors que le champion sportif devient un symbole d'excellence sociale, et que la figure jadis honnie de l'entrepreneur s'impose comme un modèle à suivre, les indices d'une « crise » des appartenances traditionnelles se multiplient. La famille tout d'abord, avec des taux de divorces record (119 000 en 1995 en France), et des recompositions qui brouillent la forme nucléaire qu'on lui connaissait. *Idem* pour la religion : si l'appartenance religieuse est en chute libre (seuls 58% des Français disaient « appartenir à une religion » en 1999, contre 90% en 1960) et les ouailles se rendant à la messe ne représentent plus qu'une poignée, le sentiment religieux faiblit beaucoup moins. Les sociologues parlent ainsi de « croyants baladeurs » piochant ce qui leur plaît sur le vaste marché de l'offre religieuse. Mais c'est aussi le monde militant qui voit se développer une méfiance vis-à-vis des partis, des syndicats et des mécanismes de délégation.

Les ambivalences de l'individualisme

Apparaissent ainsi des formes d'engagements distanciés, toujours révocables, et des mises en jeu de la personne même des militants : grève de la faim, témoignages...

Les médias, quant à eux, légitiment avec les « reality shows » (« l'amour en danger », « Ça se discute »), l'expression, au sein de l'espace public, des problèmes « intimes » d'individus en quête de repère...

Ces évolutions sont d'ailleurs perçues de manière ambivalente. On applaudit les nouvelles libertés conquises, tout en craignant que l'individualisme à tous crins génère un repli sur soi généralisé et des difficultés à vivre ensemble. Les sociologues sont partagés. Du côté des optimistes, ceux qui s'intéressent à la famille montrent par exemple que le fonctionnement des couples contemporains permet aux partenaires de conserver une vie personnelle en plus de la vie privée familiale et de ne pas être réduits à une seule identité. L'individualisme est un humanisme, s'enflamme ainsi François de Singly, un véritable projet de société.

Les pessimistes, eux, lorgnent plutôt du côté du travail. Ils constatent par exemple que l'autonomie acquise par les salariés dans l'exécution de leur travail, potentiellement émancipatrice, tend à se retourner contre eux lorsqu'ils doivent prendre la responsabilité d'une quantité de tâches toujours plus innovantes à réaliser dans un délai de plus en plus

court. Certains parlent d'*un individu hypermoderne*, pris dans l'urgence, incapable d'engagements, en quête de « toujours plus ».
Mais au tournant des années 2000, c'est un autre camp qui va se constituer : celui des sceptiques. Nombreux sont ceux qui commencent à s'agacer face au « grand récit individualiste » qui s'impose en sciences humaines : auparavant « tenu » par l'emprise des institutions, conformé par les appartenances communautaires et des rôles sociaux rigides, l'individu se serait émancipé au cours des années 1960, Mai 68 symbolisant la nouvelle revendication du droit à être soi-même. La fragilisation des sociétés contemporaines conduirait les individus, pour le meilleur et pour le pire, à être des entrepreneurs de leur propre vie... L'agacement provient généralement du fait qu'un tel récit oublie les pesanteurs du monde social, qui ne s'est pas délité du jour au lendemain. Les sociologues de la famille rappellent ainsi que le mariage, s'il est affaibli, reste une norme assez largement partagée. Les choix amoureux restent marqués par les lois de l'homogamie (qui se ressemble socialement s'assemble), et les tâches domestiques restent largement une prérogative féminine. Si des innovations ont bien eu lieu, elles se sont réalisées dans l'ordre des inégalités de classe, touchant essentiellement les milieux moyens et supérieurs. De nombreux couples et familles continuent à se construire sur d'autres valeurs que la « réalisation de soi ».
Dans le même sens, Robert Castel souligne qu'il n'est pas donné naturellement à tous d'être et de se comporter comme un individu. Certains disposent des ressources (formation, patrimoine, réseau social...) pour s'adapter au changement, anticiper, faire des projets... Ceux qui sont dépourvus de ces supports sociaux éprouvent de grandes difficultés à se conduire de manière autonome, comme le leur demandant pourtant de manière insistante les institutions qui les prennent en charge (RMI, chômage, insertion...).
Ce sont aussi les philosophes qui se mettent à interroger cette idée selon laquelle **l'individualité se construit en puisant au fond de soi, dans une « intériorité » un peu mystique, les ressources de son action**. Les uns rappellent qu'être autonome n'est pas antinomique avec le fait de suivre des règles communes. Les autres, que cette autonomie suppose de pouvoir s'appuyer sur d'autres pour pouvoir se dégager des soucis ordinaires qui entravent l'action individuelle.

L'individu est-il moderne ?

Symétriquement, ce sont les racines de l'individu qui sont interrogées. L'individu est-il une invention purement moderne ? Nos ancêtres étaient-ils vraiment aussi englués dans les traditions et les normes que nous nous plaisons à les dépeindre ? Certains historiens trouvent des traces d'individuation dès la Grèce antique, d'autres au Moyen Age à travers l'apparition des signatures, des portraits, des prénoms... Cette plongée dans l'histoire s'accompagne de déplacements géographiques : un récent ouvrage collectif (Philippe Corcuff, Christian Le Bart, François de Singly, *L'individu aujourd'hui*, 2010) rendait compte de recherches sur les formes de l'individualisme dans les pays du Sud ou encore dans un pays à la réputation « collectiviste » aussi affirmé que le Japon.

Les auteurs de cet ouvrage rappelaient d'ailleurs les acquis de ces dernières années : dépasser l'opposition persistante entre individu et société, souligner le rôle des institutions dans la « fabrication » des individus autonomes, tenter de décrire non pas « un » individu mais des formes et des degrés divers d'individuation, selon l'époque, la situation géographique, les sphères d'activité (travail, art, militantisme, famille...) ou encore les milieux sociaux. L'aventure scientifique de l'individu ne fait que commencer.

1) **Résumé (10 points)**

Contractez le texte en 170 mots. Une marge de plus ou moins 10% est autorisée.
Indiquez le nombre de mots en bas de votre contraction.
On appelle *mot*, toute unité typographique signifiante séparée d'une autre par un espace ou un tiret.

Exemples :

- C'est-à-dire = 4 mots
- Après-midi = 2 mots
- A-t-il = 2 mots ; car « t » n'a pas de signification propre

Attention : un pourcentage, une date, un sigle = 1 mot.

2) **Vocabulaire (4 points)**

Etudiez les expressions soulignées dans le texte :

✓ Essor du libéralisme
✓ Une société émancipatrice
✓ La dimension réflexive des individus
✓ Ces supports sociaux

3) **Discussion (6 points)**

Commentez en 20 lignes maximum l'expression en gras :

« L'individualité se construit en puisant au fond de soi, dans une « intériorité » un peu mystique, les ressources de son action. »

Session du 24 mai 2012

Pour un enfant, le monde des adultes est mystérieux. Et pour les adultes le monde de l'enfance est redevenu étrange. Nous souvenons-nous encore de ce qui nous trottait dans la tête quand le bout de notre nez n'arrivait pas à la hauteur de la table ?
Tout se passe comme si les enfants et adultes étaient des étrangers, vivant chacun sur sa planète. L'idée qu'il existe une distance infranchissable entre l'univers de l'enfant et celui de l'adulte a été renforcée par un siècle de psychologie. La pensée de l'enfant a été décrite tour à tour comme magique, égocentrique, naïve, irrationnelle. L'apprentissage de la vie consisterait donc à sortir de cette bulle pour entrer dans le monde réel des adultes, supposé pragmatique, rationnel et réaliste.
Ce clivage entre le monde de l'enfance et celui des adultes est trompeur. Une radicale remise en cause est en cours. Si l'on veut repenser la pensée des enfants à la lumière des recherches récentes, il faut d'abord remettre à plat quelques idées reçues.

Jusque dans les années 1990, il était d'usage de considérer que les tout-petits vivaient dans un monde éclaté, bizarre et décousu. Incapable de contrôler son corps et son environnement, le nourrisson commençait sa vie mentale submergé par un flot de sons, de couleurs, de mouvements, qui défilaient sous ses yeux sans ordre apparent. Les objets pouvaient apparaître puis disparaître soudain comme s'ils s'étaient évanouis. Pour Jean Piaget, l'enfant ne pouvait acquérir la « permanence de l'objet » (c'est-à-dire comprendre qu'une chose continue à exister, même quand elle disparaît de nos yeux) qu'assez tardivement : pas avant deux ans. C'est progressivement aussi que l'enfant devait mettre en place les grandes catégories – objets physiques, plantes, animaux, humains –, chacune dotée de propriétés spécifiques. Il comprenait peu à peu que les objets ne bougent pas seuls, que les animaux se déplacent par eux-mêmes mais ne parlent pas, etc.
Puis dans les années 1980, de nouvelles méthodes allaient sévèrement bousculer cette théorie et révolutionner notre regard sur l'intelligence du nourrisson.
En refaisant les expériences de J. Piaget mais avec de nouveaux protocoles, les chercheurs sont parvenus à la conclusion que le monde mental de l'enfant est beaucoup plus organisé qu'on l'avait cru. Ainsi, dès 6 mois (et non 2 ans), le nourrisson a acquis une certaine permanence de l'objet et il s'étonne si les objets s'évanouissent sans raison ; de même, il sait très tôt qu'une poupée ne parle pas ou qu'un ballon ne se déplace pas tout seul. Il sait catégoriser (c'est-à-dire classer) les objets selon leurs formes, leurs couleurs, parfois avec une étonnante dextérité. Voilà pourquoi Brigitte, cette jeune grand-mère, s'étonne et s'émerveille de ce que son petit-fils de 4 ans, qui se passionne pour les dinosaures, sache distinguer d'un coup d'œil (et nommer) un tricératops d'un iguanodon ou d'un archéoptéryx alors qu'elle-même a du mal à s'y retrouver.
Prenons un autre exemple désormais bien étudié : celui du nombre. Il est désormais bien établi que les bébés ont très tôt un « sens du nombre ». Des expériences ingénieuses ont montré qu'un bébé de quelques mois repère qu'il y a quatre sortes d'objets sur un écran, indépendamment de leurs formes ou positions respectives. De même, l'enfant distingue, bien plus tôt que J. Piaget l'avait cru, nombre et longueur. Par exemple, un enfant de trois ans sait parfaitement que quatre bonbons serrés les uns contre les autres, c'est tout de

même plus que trois bonbons éloignés sur une même ligne. Il ne confond donc pas nombre et longueur. Dans l'expérience de J. Piaget, c'était la formulation de la question qui le faisait souvent hésiter et se tromper. Du coup, des chercheurs ont eu récemment l'idée de refaire les expériences de J. Piaget auprès d'adultes. Et surprise : avec le protocole original, les adultes ont eux aussi tendance à s'embrouiller quand on leur demande de distinguer nombres et longueurs.

Les enfants sont plus malins qu'on l'avait imaginé et les adultes moins lucides qu'on le pensait. Et l'idée d'une marche progressive de l'intelligence gravissant les échelles vers une pensée toujours plus abstraite et logique a pris un coup dans l'aile. En matière de calcul, les enfants ne partent pas de rien alors que les adultes continuent à compter sur leurs doigts ; en matière de raisonnement, les enfants ne sont pas démunis et les adultes continuent à faire les mêmes erreurs de logique pourtant élémentaires.

Dans les années 1940, J. Piaget et son équipe avaient étudié la représentation du monde de l'enfant en interrogeant des petits de 4 à 10 ans sur leur conception des plantes, des animaux, du soleil et des étoiles. Au terme de son étude, le psychologue en avait déduit que la pensée de l'enfant est spontanément animiste. Les petits croient que tout ce qui bouge – comme les nuages – est vivant. À des questions comme « pourquoi il y a la nuit ? », ils donnent des réponses égocentriques : « C'est pour dormir. » Face à un tel anthropomorphisme, on comprend qu'ils puissent croire à la magie de contes où le soleil sourit, la lune est triste et les animaux parlent et vivent comme des humains.

Dès les années 1980, des chercheurs ont repris les expériences de J. Piaget en en changeant le protocole. Elisabeth Spelke et Rochel Gelman ont ainsi demandé à des enfants de 3 et 4 ans de dire si un caillou, une poupée ou un animal pouvait pleurer, se déplacer tout seul… Avec ce genre de questions concrètes, il est apparu que les enfants faisaient très bien la distinction entre les caractéristiques des objets inanimés, des plantes, des animaux ou des humains. Si un enfant de 3 ans ne s'étonne pas de rencontrer un chien qui parle dans un dessin animé, il sait faire la distinction entre un être réel et un être fictif. En 2006, Deena Skolnick et Paul Bloom avaient montré que les enfants de 3 à 6 ans comprennent très bien que les personnages rencontrés dans les livres sont des personnages fictifs, dotés de pouvoirs hors du commun qu'on ne rencontre pas dans la vie réelle.

Dès lors, une toute nouvelle approche de la croyance au Père Noël peut être proposée. Certes avant 5 ans, la plupart des enfants semblent crédules et prêts à admettre l'existence d'un vieux monsieur à barbe blanche vivant quelque part dans le ciel et se déplaçant avec un traîneau tiré par des rennes volants. Mais le fait de croire qu'un traîneau et des rennes puissent voler ne signifie pas que les enfants croient qu'il s'agit là d'une chose banale pouvant se passer dans le monde ordinaire. Un enfant de 3 ans sait bien qu'un cheval ou une voiture ne vole pas. En revanche, il est prêt à admettre qu'il puisse exister « quelque part » des êtres d'exception dotés de pouvoirs extraordinaires. Le Père Noël est de ceux-là. Tout comme un chrétien admet que Jésus puisse faire des miracles ou que, pour d'autres encore, il puisse exister des fantômes ou des extraterrestres doués de pouvoirs paranormaux. Croire au Père Noël n'empêche pas de discerner ce qui relève du monde ordinaire et de ses lois, de ce qui relève des mondes extraordinaires. Et tant que les parents, normalement dignes de foi, attestent de la réalité du Père Noël, il n'y a pas lieu de la mettre en doute.

On dit souvent que les enfants « vivent dans leur bulle », qui les coupe du réel. Il est vrai que les petits adorent écouter les histoires avant de s'endormir. Mais n'oublions pas que leurs parents font la même chose : le soir venu, ils vont eux aussi regarder un film ou se plonger dans un roman avant de s'endormir.
Les enfants jouent beaucoup ? Les adultes aussi : au loto, aux mots fléchés ou aux sudokus, aux boules ; ils font du sport, jouent de la musique, écrivent, peignent, font la fête, etc. Les enfants se prennent pour des superhéros. Mais les pompiers, les policiers, les médecins ou les hommes politiques ne « jouent »-ils pas aussi au fond d'eux-mêmes la comédie du héros ou du sauveur ? Les enfants jouent à la poupée : mais d'une certaine façon, les jeunes mamans « jouent en vrai » avec leur bébé.
Sur le plan de l'imaginaire, il n'est pas sûr que l'enfant et l'adulte diffèrent autant. Tous deux ont tendance à vivre dans une bulle imaginaire faite de rêves, rêveries, projets, jeux de rôle et ruminations diverses.
L'enfant, dans ses rêveries solitaires, s'imagine être poursuivi par un monstre ou au contraire le terrasser sous les yeux ébahis d'un public imaginaire. L'adulte, dans son théâtre intérieur, rumine aussi ses rêves de vengeance contre les « méchants » qui l'entourent, qu'ils prennent le visage du chef de service ou d'un ami qui l'a trahi. « Que ferais-je quand je serais grand ? », se demandent les enfants de 7 ans. Ils sont de plus en plus nombreux à 40 ou 50 ans, et même plus, à se poser encore la même question.
Les psychologues ont réévalué le statut de l'imaginaire enfantin. Il a longtemps été vu exclusivement comme un monde merveilleux, celui des contes et des légendes, peuplé de superhéros, de monstres, de fées et de gentils animaux qui parlent et vivent comme des humains. Les psychologues proposent une tout autre analyse. L'imaginaire est conçu comme une somme d'expériences de pensée, consistant à éprouver, à travers des scènes parfois fantaisistes, des situations humaines fondamentales (résoudre des problèmes de relation avec les amis, affronter un ennemi, se perdre et se retrouver, surmonter un handicap, etc.). L'imaginaire est désormais vu, non comme une fuite hors du réel, mais au contraire comme une technique d'apprentissage et un moyen d'affronter en pensée des situations du monde réel. Au demeurant, une grande partie des jeux d'enfants est parfaitement réaliste : jouer à la poupée, à la dînette, mimer de conduire une voiture. De plus, les dessins d'enfants évoquent la plupart du temps des thèmes très réalistes (une maison, un paysage, une famille, une personne, un animal), même si l'enfant a plutôt tendance à dessiner les choses telles qu'il les connaît plutôt que telles qu'il les voit.
Au final, le monde de la fiction et le monde réel ne sont plus considérés comme aussi étanches qu'on l'avait cru. Et si les enfants vivent une partie du temps dans leur bulle, les adultes aussi. Les fictions enfantines sont parfois très sérieuses, autant que les fantaisies silencieuses des adultes.

Jean-François Dortier

<u>Résumé</u>

Contractez ce texte en 180 mots. Une marge de 10% est autorisée.

Indiquez le nombre de mots en bas de votre contraction.
On appelle mot, toute unité typographique signifiante séparée d'une autre par un espace ou un tiret.

- C'est-à-dire = 4 mots
- Après-midi = 2 mots
- A-t-il = 2 mots ; car « t » n'a pas de signification propre.
- Un pourcentage, une date, un sigle = 1 mot

Session du 24 mai 2013

QUESTION ET CONSIGNES

Veuillez faire du texte suivant un résumé en 200 mots. Une marge globale de 10% est tolérée.
Vous indiquerez à la fin de chaque paragraphe le nombre de mots utilisés. Vous indiquerez à la fin de votre texte le nombre total de mots de votre résumé.
Vous écrirez avec une encre bleue effaçable ou noire. Toutes les autres couleurs sont interdites.
Tout signe distinctif sur votre copie est éliminatoire.

Le rapport Sicard propose de respecter la volonté des malades jusqu'à donner la mort

Il avait promis "*de ne pas se défiler*". Il a tenu parole. Le professeur Didier Sicard a remis au président de la République, François Hollande, mardi 18 décembre, le rapport de la "*commission de réflexion sur la fin de vie en France*" Six mois n'auront pas été de trop pour explorer les conditions de la mort et envisager si, conformément à la proposition 21 du candidat Hollande, il faut ouvrir la voie à une "*assistance médicalisée pour terminer sa vie dans la dignité*". Il en ressort des propositions fortes esquissant "*une solution à la française*" au débat sur la fin de vie.

Le constat du professeur Sicard est sans appel : il faut "*mieux faire droit aux attentes et espérances des citoyens à l'égard de la fin de vie*". Prenant acte que la majorité des Français souhaitent être aidés médicalement pour mourir (56 % selon un sondage réalisé par la mission), il propose que la loi Leonetti soit appliquée non pas à la lettre mais dans son esprit et qu'une sédation terminale (administration d'opiacés entraînant le coma puis la mort) puisse être administrée par les médecins aux patients qui l'auraient demandé de façon réitérée. Sans le recommander explicitement, la mission Sicard ouvre par ailleurs la réflexion sur le suicide assisté, soit la possibilité laissée à un malade incurable d'absorber un produit létal: si la société devait adopter cette direction, ce serait à l'Etat d'en assumer la responsabilité, pointe le rapport. Enfin, la mission écarte l'euthanasie dite active, un geste médical radical, estimant qu'elle franchirait "*la barrière d'un interdit*".

L'extrême sensibilité du débat a conduit M. Hollande à réagir vite. A peine reçues les propositions de la mission, l'Elysée a annoncé, mardi matin, qu'il saisissait le Comité consultatif national d'éthique. Il attend son avis sur trois points : les directives anticipées écrites par les patients, que la mission veut voir améliorées ; les "*conditions strictes pour permettre à un malade conscient et autonome, atteint d'une maladie grave et incurable, d'être accompagné et assisté dans sa volonté de mettre lui-même un terme à sa vie*" ; les conditions pour "*rendre plus dignes les derniers moments d'un patient dont les traitements ont été interrompus à la suite d'une décision prise à la demande de la personne ou de sa famille ou par les soignants*". Un projet de loi sera présenté au Parlement en juin 2013.

Dans son rapport, le professeur Sicard porte un regard sévère sur une médecine sourde aux attentes des patients. "*Chaque jour voit croître dans notre société une revendication très largement majoritaire (entre 80 % et 90 % selon les sondages d'opinion) de personnes répondant positivement à une demande de légalisation d'euthanasie,* lit-on dans le rapport. *Il ne s'agit pas de revendications simplistes ou naïves de personnes qui n'auraient pas compris la question. Il s'agit d'une demande profonde des personnes interrogées, de ne pas être soumises dans cette période d'extrême vulnérabilité de la fin de vie à une médecine sans âme.*" Des débats organisés dans plusieurs villes de France, la mission a ainsi retenu "*le malaise, voire la colère*" et surtout "*la hantise [des Français] de basculer dans une situation de fin de vie insupportable, de souffrir ou de voir souffrir leurs proches*".

Le constat est glaçant. La mission, composée de neuf membres (médecins, philosophe, juriste...), qui a mené près de 80 auditions, dénonce une inégalité des Français face à la prise en charge de la fin de vie, notamment dans l'accès aux soins palliatifs. Le monde soignant en prend pour son grade. Tout d'abord la médecine, qui privilégie la performance technique et peine à entendre que les malades puissent vouloir cesser de vivre. Puis les différentes structures (hôpital, maisons de retraite, hospitalisation à domicile) et institutions, très cloisonnées.

C'est l'hôpital, où meurt la majorité des Français, qui est particulièrement visé. Considérant la mort comme un échec, il l'a abandonnée aux soins palliatifs. Une séparation qui empêche la diffusion de la culture de la prise en charge de la douleur. En cause, aussi, les soins palliatifs eux-mêmes qui ne pourront "*jamais résoudre la totalité des situations, même si ces structures devaient être en nombre plus important*". Entre les lignes, on lit une critique sévère envers leurs défenseurs, qui ont laissé croire, dans un certain angélisme, qu'ils pouvaient à eux seuls régler la question des bonnes conditions de la fin de vie.

La mission s'en prend également fortement au "*laisser mourir*", l'interprétation actuelle que font les médecins de la loi Leonetti sur la fin de vie et qui permet de soulager la douleur d'un malade au risque de hâter sa mort mais sans intention de la donner. "*Privilégier des sédations légères et courtes, dans l'intérêt du soignant qui ne veut pas se faire accuser d'euthanasie, peut être d'une grande cruauté pour la personne*", assène le rapport. D'où la principale recommandation de la mission : lorsque la personne en fin de vie demande expressément à interrompre tout traitement susceptible de prolonger sa vie, il faut, après décision collégiale, "*lui apporter la possibilité d'un geste accompli par un médecin, accélérant la survenue de sa mort*", indique le rapport, sous la forme d'une sédation terminale.

La mission ne dit rien d'une éventuelle clause de conscience pour les médecins – vendredi 12 décembre, l'Académie de médecine a rappelé qu'"*aucun médecin ne saurait consentir à donner la mort*". La mission se place sur un autre plan, celui du respect des dernières volontés du malade. Elle ne préconise pas de légiférer à nouveau mais recommande une réflexion pour édicter de "*bonnes pratiques*" de l'exercice médical, et ainsi faire sortir les médecins d'une certaine "*déresponsabilité*". "*La mort, c'est le moment de la vie où l'autonomie de la personne devrait être la plus respectée*", explique au *Monde* le professeur Sicard.

Mais la mission ne s'en tient pas là. Se tournant vers les expériences étrangères, notamment la Suisse ou l'Etat de l'Oregon, aux Etats-Unis, elle ouvre la voie au débat sur le suicide assisté, "*qui serait réservé aux personnes atteintes d'une maladie évolutive et incurable au stade terminal, dont la perspective d'être obligée de vivre jusqu'au terme leur vie (...) peut apparaître comme insupportable*". Si cette solution était adoptée, la mission préconise de ne pas en laisser la responsabilité aux associations militant pour le droit à mourir : elle estime que l'Etat et les médecins doivent s'impliquer dans la délivrance des médicaments et le suivi des malades.

Enfin, la mission rejette toute hypothèse d'euthanasie, comme elle se pratique en Belgique ou aux Pays-Bas, soit l'administration par un médecin et sur demande du malade d'un produit létal qui entraîne immédiatement la mort. Un geste radical qu'elle estime différent "*d'une assistance au suicide où l'acte létal est accompli par la personne malade elle-même*". La mission y voit le "*danger de franchir la barrière d'un interdit*".

Lors d'un débat public organisé à Lille, une femme avait exprimé au professeur Sicard sa reconnaissance d'avoir mené une telle réflexion sur la fin de vie. L'ancien président du comité d'éthique lui avait répondu : "*Tous les jours, je remercie le président de la République de m'avoir confié cette tâche, et tous les jours je le maudis. C'est passionnant et si complexe...*"

Laetitia Clavreul et Cécile Prieur

Session 2014

QUESTION ET CONSIGNES

Veuillez faire du texte suivant un résumé en 200 mots. Une marge globale de 10% est tolérée.

Vous indiquerez à la fin de chaque paragraphe le nombre de mots utilisés. Vous indiquerez à la fin de votre texte le nombre total de mots de votre résumé.

Vous écrirez avec une encre bleue effaçable ou noire. Toutes les autres couleurs sont interdites.

Tout signe distinctif sur votre copie est éliminatoire.

Les gender studies pour les nul(-le)s

Sandrine Teixido, Héloïse Lhérété et Martine Fournier, Sciences Humaines, 30/01/2014.

Le concept de « gender » est né aux Etats-Unis dans les années 1970 d'une réflexion autour du sexe et des rapports hommes / femmes. Le mouvement féministe, qui a pris de l'ampleur après la révolution sexuelle, cherche à faire entendre sa voix au sein des institutions de recherche. Il s'agit de faire reconnaître un engagement qui se veut de plus en plus une réflexion renouvelée sur le monde.

C'est un psychologue, Robert Stoller (1), qui popularise en 1968 une notion déjà utilisée par ses confrères américains depuis le début des années 1950 pour comprendre la séparation chez certains patients entre corps et identité. De là l'idée qu'il n'existe pas une réelle correspondance entre le genre (masculin/féminin) et le sexe (homme/femme). Dès 1972, en s'appuyant sur l'articulation entre la nature et la culture développée par l'anthropologue français Claude Lévi-Strauss, la sociologue britannique Anne Oakley (2) renvoie le sexe au biologique et le genre au culturel.

Les universitaires américaines récusent le rapprochement souvent effectué entre les femmes et la nature (principalement à cause de leurs facultés reproductives) alors que les hommes seraient du côté de la culture. Un retentissant article publié en 1974 par l'anthropologue Sherry Ortner (3) en rend les termes particulièrement explicites : *« Femme est-il à homme ce que nature est à culture ? »* En anthropologie, c'est à Margaret Mead que revient une première réflexion sur les rôles sexuels dans les années 1930 (4). L'étude des rôles assignés aux individus selon les sexes et des caractères proprement féminins et masculins permet de dégager l'apprentissage de ce qui a été donné par la nature.

Une fois le genre distingué du sexe, les chercheurs se concentrent sur les rapports homme/femme. L'historienne américaine Joan W. Scott (5) incite à voir plus loin qu'une simple opposition entre les sexes. Celle-ci doit être considérée comme « problématique » et constituer, en tant que telle, un objet de recherche. Si le masculin et le féminin

s'opposent de manière problématique, c'est parce que se jouent entre eux des rapports de pouvoir où l'un domine l'autre.
Mais si le genre est d'emblée pensé comme une construction sociale, il n'en est pas de même du sexe, vu comme une donnée naturelle ou plus probablement « impensée ». C'est l'historien Thomas Laqueur qui démontrera le caractère construit historiquement du sexe et de son articulation avec le genre. Dans *La Fabrique du sexe* (1992), il met en évidence la coexistence (voire la prédominance du premier sur le second) de deux systèmes biologiques. Ainsi, pendant longtemps, le corps était vu comme unisexe et le sexe féminin était un « moindre mâle » tandis que nous serions passés au XIXe siècle à un système fondé sur la différence biologique des sexes.
Une fois le sexe devenu tout aussi culturel que le genre, la sexualité devient aux yeux des chercheurs l'objet d'une nouvelle réflexion. L'influence du philosophe français Michel Foucault (particulièrement dans la décennie 1980 durant laquelle ses œuvres ont été traduites aux Etats-Unis) est ici primordiale. Le genre est ainsi articulé au pouvoir et à sa « mise en discours » puis relié à l'analyse de la sexualité et de ses normes.
La fin des années 1980 voit un début d'institutionnalisation. Emprunté au vocabulaire psychologique et médical par la sociologie, le terme gagne d'autres disciplines comme l'histoire. Avant que le genre ne devienne un outil d'analyse, l'histoire des femmes s'attachait à faire affleurer des récits jusque-là invisibles, quitte à présenter les femmes de manière essentialiste, c'est-à-dire avec des caractéristiques propres et immuables telles que des qualités émotionnelles par exemple. L'analyse du genre ramène les spécificités prétendument féminines à la lumière d'un moment et d'une société donnés. Ainsi, les études de genre permettront de reconnaître le caractère construit socialement des données historiques sur les femmes ainsi que celles sur les hommes. Si le genre rend visible le sexe féminin, il implique que l'homme ne soit plus neutre et général mais un individu sexué. A partir de ce constat a pu se développer une histoire des hommes et des masculinités, principalement autour de la revue américaine *Men and Masculinities* dirigée par Michael Kimmel.
Les questions autour du genre, de par leur nette déviation dès le milieu des années 1980 vers la sexualité, ont contribué à diviser les féministes en deux clans. Les plus radicales se sont attachées à montrer le caractère oppressif de la hiérarchie des sexes en termes de sexualité avec un avantage systématique attribué à l'homme, considéré dans sa globalité comme un mâle dominant.
D'autres, comme les Américaines Gayle Rubin et Judith Butler, montrent que le rapport entre les sexes n'implique pas seulement une hiérarchie entre les genres mais également une injonction normative. En 1984, G. Rubin (6) élargit la réflexion théorique aux sexualités qui échappent à la norme comme le sadomasochisme ou la pornographie. J. Butler (7), en 1990, tente de poser un regard transversal qui inclut autant les femmes, les *gays* et les lesbiennes que d'autres minorités qui ne se réduisent à aucune des deux premières catégories. Pour J. Butler, si le sexe est tout autant culturel que le genre, ce dernier s'entend comme un discours performatif sur lequel on pourrait agir et ainsi apporter des modifications aux *habitus* imposés par la société.

Cette grille d'analyse élargit la recherche aux minorités telles que les homosexuels, les lesbiennes ou les transgenres. Les études de genre peuvent exister à part entière puisque l'oppression ne concerne plus seulement les femmes, la domination n'émanant pas uniquement des hommes mais du système hétérosexuel. Les études *gay* et lesbiennes, et plus tard la théorie, insisteront sur une analyse de la norme imposée au genre ou non. Ainsi, le cas des lesbiennes peut être analysé sous l'angle du genre, en tant que femmes, comme au regard de la norme, en tant que déviantes. Le mouvement *queer* se joue de la multiplicité des identités sexuelles établies selon les nécessités et les contingences.
De même, le travail de l'historien américain George Chauncey (8) sur la culture *gay* new-yorkaise pendant l'entre-deux-guerres croise les paramètres du genre et de la sexualité de manière fructueuse. Il montre comment on est passé d'un système du genre où la relation homosexuelle reposait sur les identités homme/femme (seul celui des deux hommes qui présentait un comportement féminin était stigmatisé) à un système où l'homosexualité est jugée à l'aune de l'hétérosexualité. Dans le second cas (correspondant à la période actuelle), tout homosexuel est stigmatisé en regard de sa sexualité. L'historien a aussi mis au jour une coexistence des deux systèmes dans le New York contemporain où certaines communautés latinos continueraient de fonctionner selon un binarisme de genre.
Le concept de genre a eu des difficultés à s'implanter en France, principalement à cause d'une méfiance envers le féminisme américain jugé par trop communautariste et radical. Durant les années 1980, l'université française cherchait à se prémunir contre le politique. De par leur nécessaire passage par le militantisme, les études féministes s'éloignèrent donc du cadre de la recherche.

Les expressions « rapports de sexe » ou « rapports sociaux de sexe » ont longtemps été préférées à la notion de genre jugée trop floue. Ce vocabulaire est en adéquation avec l'approche féministe matérialiste influencée par l'école marxiste qui caractérise la première génération de chercheuses dans les années 1970, avec les sociologues Christine Delphy, Nicole-Claude Mathieu et Colette Guillaumin.
Elles rejoignent le travail de dénaturalisation initié par les universitaires américaines, principalement à travers la remise en cause du travail domestique comme activité naturelle de la femme.
C. Delphy centre sa réflexion sur l'oppression comme construction sociale. Elle s'oppose à une vision différencialiste et identitaire qui voit les femmes comme un groupe homogène avec des caractéristiques spécifiquement féminines. Elle inverse la problématique initiale : la masculinité et la féminité ne peuvent expliquer la hiérarchie et la domination, non moins que le sexe n'expliquerait le genre.
Les groupes d'hommes et de femmes n'ont été constitués que parce que l'institution sociale de la hiérarchie (et par là s'entend l'organisation sociale) est un principe premier, de même que c'est le genre qui donne sens à la caractéristique physique du sexe (qui ne recélerait en soi aucun sens).
Le concept de genre a réellement commencé à se diffuser en France au milieu des années 1990, lorsque la Communauté européenne s'est penchée sur les questions de genre et de

parité dans la recherche d'une égalité effective. A partir de 1993, les débats sur la parité incitent les travaux sur le genre à prendre en compte le champ politique. Dès les années 1970, les travaux de Janine Mossuz-Lavau (9) sur la visibilité des femmes en rapport au vote, aux élections et à l'éligibilité ont permis un premier rapprochement entre les études de genre et le champ politique.

La sociologie du travail achèvera de convaincre de la nécessité de prendre en compte le sexe de manière systématique. Dans ce cadre, on assiste, durant les années 1990, à la création de modules de recherche spécifiques comme le Mage (Marché du travail et genre) autour de la sociologue Margaret Maruani qui, après s'être intéressée à la division sexuelle du travail, analyse aujourd'hui la division sexuelle du marché du travail.

Que ce soit en histoire, en anthropologie ou aujourd'hui dans la plupart des sciences sociales, en France, le genre est l'objet d'un intérêt grandissant au sein de l'université alors qu'aux Etats-Unis, le concept utilisé à outrance semble avoir perdu sa force de provocation et sa valeur heuristique, c'est-à-dire qu'il ne permet plus de découvrir de nouvelles pistes de recherche ou de poser un regard neuf sur des thèmes classiques. Les jeunes chercheurs français qui s'intéressent à cette thématique sont d'autant plus enthousiastes qu'ils se trouvent dégagés du militantisme qui entravait la reconnaissance de leurs prédécesseurs. En ce sens, leur principal enjeu revient à donner au genre un statut théorique dénué d'idéologie au sein des sciences humaines.

NOTES

1. **R. Stoller**, *Sex and Gender*, Hogarth, 1968.
2. **A. Oakley**, *Sex, Gender, and Society*, TempleSmith, 1972.
3. **S. Ortner**, « Is female to male as culture is to nature ? », in M. Zimbalist Ronaldo et L. Lamphere, Woman, *Culture, and Society*, Stanford University Press, 1974.
4. **M. Mead**, *Sex and Temperament in Three Primitive Societies*, 1935, rééd. Morrow Quill Paperbacks, 1980.
5. **J.W. Scott**, *Gender and the Politics of History*, Columbia University Press, 1988.
6. **G. Rubin**, *Thinking Sex : Notes for a radical theory of the politics of sexuality*, Routledge and Kegan, 1984.
7. **J. Butler**, *Gender Trouble : Feminism and the subversion of identity*, Routledge, 1990.
8. **G. Chauncey**, *Gay New York, 1890-1940*, Fayard, 2003.
9. **J. Mossuz-Lavau et M. Sineau**, *Enquête sur les femmes et la politique en France*, Puf, 1983.

Session 2015

QUESTION ET CONSIGNES

Veuillez faire du texte suivant un résumé en 130 mots. Une marge de 10% en plus ou en moins est tolérée.

Vous indiquerez à la fin de chaque paragraphe le nombre de mots utilisés. Vous indiquerez à la fin de votre texte le nombre total de mots de votre résumé.

Vous écrirez avec une encre bleue effaçable ou noire. Toutes les autres couleurs sont interdites.

Tout signe distinctif sur votre copie est éliminatoire.

Il ne faut pas un grand art, une éloquence bien recherchée, pour prouver que des chrétiens doivent se tolérer les uns les autres. Je vais plus loin : je vous dis qu'il faut regarder tous les hommes comme nos frères. Quoi ! Mon frère le Turc ? Mon frère le Chinois ? Le Juif ? Le Siamois ? Oui, sans doute ; ne sommes-nous pas tous enfants du même père, et créatures du même Dieu ?

Mais ces peuples nous méprisent ; mais ils nous traitent d'idolâtres ! Eh bien ! Je leur dirai qu'ils ont grand tort. Il me semble que je pourrais étonner au moins l'orgueilleuse opiniâtreté d'un iman ou d'un talapoin, si je leur parlais à peu près ainsi :

« Ce petit globe, qui n'est qu'un point, roule dans l'espace, ainsi que tant d'autres globes ; nous sommes perdus dans cette immensité. L'homme, haut d'environ cinq pieds, est assurément peu de chose dans la création. Un de ces êtres imperceptibles dit à quelques-uns de ses voisins, dans l'Arabie ou dans la Cafrerie : "Écoutez-moi, car le Dieu de tous ces mondes m'a éclairé : il y a neuf cents millions de petites fourmis comme nous sur la terre, mais il n'y a que ma fourmilière qui soit chère à Dieu ; toutes les autres lui sont en horreur de toute éternité ; elle sera seule heureuse, et toutes les autres seront éternellement infortunées."»

Ils m'arrêteraient alors, et me demanderaient quel est le fou qui a dit cette sottise. Je serais obligé de leur répondre : « C'est vous- mêmes. » Je tâcherais ensuite de les adoucir ; mais cela serait bien difficile.

Je parlerais maintenant aux chrétiens, et j'oserais dire, par exemple, à un dominicain inquisiteur pour la foi : « Mon frère, vous savez que chaque province d'Italie a son jargon, et qu'on ne parle point à Venise et à Bergame comme à Florence.L'Académie de la Crusca a fixé la langue ; son dictionnaire est une règle dont on ne doit pas s'écarter, et la *Grammaire* de Buonmattei est un guide infaillible qu'il faut suivre ; mais croyez-vous que le consul de l'Académie, et en son absence Buonmattei, auraient pu en

conscience faire couper la langue à tous les Vénitiens et à tous les Bergainasques qui auraient persisté dans leur patois ?»
L'inquisiteur me répond : «Il y a bien de la différence ; il s'agit ici. du salut de votre âme : c'est pour votre bien que le directoire de l'Inquisition ordonne qu'on vous saisisse sur la déposition d'une seule personne, fût-elle infâme et reprise de justice ; que vous n'ayez point d'avocat pour vous défendre ; que le nom de votre accusateur ne vous soit pas seulement connu ; que l'inquisiteur vous promette grâce, et ensuite vous condamne ; qu'il vous applique à cinq tortures différentes, et qu'ensuite vous soyez ou fouetté, ou mis aux galères, ou brûlé en cérémonie. Le P. Ivonet, le docteur Cuchalon, Zanchinus, Campegius, Roias, Felynus, Gomarus, Diabarus, Gemelinus, y sont formels et cette pieuse pratique ne peut souffrir de contradiction. »
Je prendrais la liberté de lui répondre : « Mon frère, peut-être avez-vous raison ; je suis convaincu du bien que vous voulez me faire ; mais ne pourrais-je pas être sauvé sans tout cela ?»
Il est vrai que ces horreurs absurdes ne souillent pas tous les jours la face de la terre ; mais elles ont été fréquentes, et on en composerait aisément un volume beaucoup plus gros que les Evangiles qui les réprouvent. Non seulement il est bien cruel de persécuter dans cette courte vie ceux qui ne pensent pas comme nous, mais je ne sais s'il n'est pas bien hardi de prononcer leur damnation éternelle. Il me semble qu'il n'appartient guère à des atomes d'un moment, tels que nous sommes, de prévenir ainsi les arrêts du Créateur. Je suis bien loin de combattre cette sentence : « Hors de l'Église point de salut » ; je la respecte, ainsi que tout ce qu'elle enseigne, mais, en vérité, connaissons-nous toutes les voies de Dieu et toute l'étendue de ses miséricordes ? N'est-il pas permis d'espérer en lui autant que de le craindre ? N'est-ce pas assez d'être fidèles à l'Église ? Faudra-t-il que chaque particulier usurpe les droits de la Divinité, et décide avant elle du sort éternel de tous les hommes ?
Quand nous portons le deuil d'un roi de Suède, ou de Danemark, ou d'Angleterre, ou de Prusse, disons-nous que nous portons le deuil d'un réprouvé qui brûle éternellement en enfer ? Il y a dans l'Europe quarante millions d'habitants qui ne sont pas de l'Église de Rome, dirons-nous à chacun d'eux : « Monsieur, attendu que vous êtes infailliblement damné, je ne veux ni manger, ni contracter, ni converser avec vous ?»
Quel est l'ambassadeur de France qui, étant présenté à l'audience du Grand Seigneur, se dira dans le fond de son cœur : Sa Hautesse sera infailliblement brûlée pendant toute l'éternité, parce qu'elle est soumise à la circoncision ? S'il croyait réellement que le Grand Seigneur est l'ennemi mortel de Dieu, et l'objet de sa vengeance, pourrait-il lui parler ? Devrait-il être envoyé vers lui ? Avec quel homme pourrait-on commercer, quel devoir de la vie civile pourrait-on jamais remplir, si en effet on était convaincu de cette idée que l'on converse avec des réprouvés ?
Ô sectateurs d'un Dieu clément! si vous aviez un cœur cruel ; si, en adorant celui dont toute la loi consistait en ces paroles : « Aimez Dieu et votre prochain », vous

aviez surchargé cette loi pure et sainte de sophismes et de disputes incompréhensibles ; si vous aviez allumé la discorde, tantôt pour un mot nouveau, tantôt pour une seule lettre de l'alphabet ; si vous aviez attaché des peines éternelles à l'omission de quelques paroles, de quelques cérémonies que d'autres peuples ne pouvaient connaître, je vous dirais, en répandant des larmes sur le genre humain: «Transportez-vous avec moi au jour où tous les hommes seront jugés, et où Dieu rendra à chacun selon ses œuvres.

« Je vois tous les morts des siècles passés et du nôtre comparaître en sa présence. Êtes-vous bien sûrs que notre Créateur et notre Père dira au sage et vertueux Confucius, au législateur Solon,à Pythagore, à Zaleucus, à Socrate, à Platon, aux divins Antonin, au bon Trajan, à Titus, les délices du genre humain, à Épictète, à tant d'autres hommes, les modèles des hommes : allez, monstres, allez subir des châtiments infinis en intensité et en durée ; que votre supplice soit éternel comme moi ! Et vous, mes bien-aimés, Jean Châtel, Ravaillac, Damiens, Cartouche, etc., qui êtes morts avec les formules prescrites, partagez à jamais à ma droite mon empire et ma félicité. »

Vous reculez d'horreur à ces paroles ; et, après qu'elles me sont échappées, je n'ai plus rien à vous dire.

VOLTAIRE, De la tolérance universelle, chapitre XXII.

INSTITUT DE FORMATION DE PSYCHOMOTRICITÉ

FACULTÉ DE MÉDECINE PIERRE ET MARIE CURIE

Site PITIÉ-SALPÊTRIÈRE

Session 2011

QUESTION :

Veuillez faire un résumé du texte d'Angelo RINALDI entre le cinquième et le quart. Pour information, Angelo RINALDI, de l'Académie française publie une critique littéraire dans le Nouvel Observateur, le 25 mai 2000, à propos de l'œuvre suivante :

- Jacques CELLARD, Un génie dévergondé, Nicolas Edme Rétif dit de La Bretonne, Plon, 596p.

CONSIGNES :

Veuillez écrire un mot et un mot seulement par case. Veillez à ne pas faire d'alinéa. Pour marquer vos changements de paragraphe, veuillez laisser une ligne de cases blanches.

Vous indiquerez à la fin de chaque paragraphe le nombre de mots employés ainsi que le nombre total de mots utilisés à la fin de votre résumé.

Il vous est rappelé que la copie doit être écrite proprement au stylo bille ou plume avec une encre bleue effaçable ou noire.

Le non-respect de l'une ou l'autre de ces consignes sera sévèrement sanctionné.

SOUS LE SIGNE DE LA BALANCE

C'est un grand malheur, pour un écrivain, que de ne pas attacher son nom à quelque perversion sexuelle : devenu une épithète, il survit bien mieux que par ses livres. Même un entraineur de football emploie, de nos jours, le mot « sadique », ou en comprend le sens. Rétif de La Bretonne (1734-1806) aurait des droits à faire valoir, ne serait-ce que pour le fétichisme de la chaussure qui le tourmente, et son fantasme de l'inceste : il prenait pour ses propres filles les filles de ses maîtresses. A cette condition seulement, ça fonctionnait...

Rétif n'a donc pas eu la chance de l'auteur de *Justine,* son concurrent pornographique bien plus illisible que lui-même. Apprenti typographe à Auxerre puis ouvrier et maitre imprimeur à Paris, il composait les chapitres de ses romans en caractères d'imprimerie, à mesure qu'il les improvisait, entre deux scènes de ménage. Il publia ainsi deux cents volumes. D'après son biographe, M. Cellard, un dixième serait à sauver — c'est beaucoup plus qu'il ne reste de Voltaire. M. Cellard use d'une méthode efficace et amusante : il cite ce qu'il y a de meilleur, et puis il commente, tâchant de démêler le vrai du faux dans cette vie où l'hallucination se confond souvent avec la réalité, et où l'inspiration ne se sépare pas toujours de la fièvre masturbatoire. Sur un point, en tout cas, ce fils d'un laboureur de Sacy, en Bourgogne, qui garde dans son cœur comme une insurpassable vision de l'Eden d'avoir gardé les moutons de son père à l'orée du bois, l'emporte sur Sade. De son vivant, il a été célèbre. A la veille de la Révolution, on l'invite chez un aristocrate « ami des Lumières ». Le lendemain, il découvre que, parmi les invités curieux de le connaitre, on comptait Talleyrand, qui fait encore l'évêque, et l'abbé Sieyès. Parce qu'il n'était qu'un ouvrier, on le soupçonne, un moment, d'être, pour son *Monsieur Nicolas* où il concurrence les *Confessions* de Rousseau, le prête-nom de Beaumarchais et de Diderot. Ces grands eussent sûrement hésité, à cause de la censure, à revendiquer des pages d'une telle crudité. Avant même que le prince de Metternich ne l'eût dit, l'humanité, à l'époque, commençait au baron ; et la sexualité aussi, semble-t-il.

Car toute la littérature de la fin du XVIIIe siècle, larmoyante et fadasse quand elle descend au-dessous de la ceinture, ne découvre que marquis, comtesses et chevaliers. Si une servante survient, elle se contente de tenir la chandelle ou de transmettre des messages. On fornique également dans le peuple, Rétif est le premier à le montrer. Comment en douterait-il, quand bien même il négligerait ses propres records d'étalon ? De par un métier dont il ne se vante pas, il est bien placé pour observer le plaisir sous toutes ses formes : notre homme est une balance, un indic. Et *Les Nuits de Paris* sont le résultat d'une vingtaine d'années de déambulations, à travers les rues de la capitale, où le lieutenant-général de police n'exagère pas quand il affirme au roi : « Sur quatre personnel qui se parlent, l'une est à moi. » Sous les soviets, la surveillance sera-t-elle plus minutieuse ? Rétif participe-t-il à celle-là par dévotion professionnelle d'auteur ? Sans abus de métaphore, si on le tient, c'est par quel bout ? On ne saura jamais. Mais le fait est qu'une besogne le laissant pénétrer partout avec l'autorité d'une carte donne de la crédibilité à ses écrits, et justifie le frontispice de ces *Nuits*. II représente Rétif coiffé d'un immense chapeau à la mousquetaire, vêtu d'un ample manteau qui le fait ressembler, dit-il, à un prêtre irlandais, manteau qu'il se contente, au fil des étés, de rogner par le bas, pour économiser les frais de tailleur. Sur sa tête niche un hibou, son emblème, et à l'arrière-plan, dans les deux rues séparées par un corps de bâtiment, on devine une attaque de carrosse ; plus loin, le forcement d'une porte et le cri d'un malheureux appelant au secours.

On ne résume pas mieux et l'œuvre et l'individu qui, comme dans une bulle de bande dessinée, place ce propos dans le bec de l'oiseau : « J'errais seul pour connaitre l'homme. Que de choses à voir lorsque tous les yeux sont fermés ! » Les *Nuits* forment une suite au *Tableau de Paris* de Louis-Sébastien Mercier (Mercure de France), qui fut l'ami et l'admirateur de Rétif et a plus de style continûment que son maitre. (Un amateur éclairé nous somme d'ajouter la *Gazette d'un Parisien sous la Révolution* de Nicolas Ruault. De nature émotive, j'obtempère.) De même qu'il introduit la ville dans la fiction, Rétif crée le réalisme paysan dans *La Vie de mon père*. Il invente également le tag : sur les parapets de l'ile Saint-Louis, il gravait les dates des évènements de son existence, accompagnées de commentaires en latin qui étaient d'un parfait cochon, si les cochons savaient le latin.

Rétif est un polygraphe qui a eu des bonheurs d'expression et des idées novatrices. M. Cellard doit être décoré pour avoir tout lu, enquêté avec autant de sérieux que d'amusement, et pour avoir aussi ratissé large : il éclaire, en prime, la capitale ou son modèle, promenait ses chimères, ses haillons et ses putasseries. La description du quartier du Palais-Royal où, sous l'Ancien Régime, dans la foule hétéroclite et empanachée, fleurissaient la vérole et l'imparfait du subjonctif, est, tout simplement, magnifique. A quoi s'ajoute un intérêt moral qui ne fut sans doute pas recherché : Rétif prouve que l'obscénité en phrases s'annule elle-même, et qu'il n'est de vif que la suggestion. La réalité n'est que la réalité. Un contemporain de Rétif, Lord Chesterfield, la résume ainsi : « La posture est ridicule, et le plaisir dure peu. » Et la littérature s'arrête où commence la littéralité.

Session 2012

QUESTION :

Veuillez faire un résumé du texte entre le cinquième et le quart.

CONSIGNES :

→ Veuillez écrire un mot et un mot seulement par case (Toute case sans mot dans le résumé sera sanctionnée; à cet égard, il est rappelé que les lettres euphoniques ne sont pas comptabilisées comme mot).

→ Veillez à ne pas faire d'alinéa.

→ Pour marquer vos changements de paragraphe, veuillez laisser une ligne de cases blanches.

Le non-respect de l'une ou l'autre de ces consignes sera sévèrement sanctionné.

→ Vous indiquerez à la fin de chaque paragraphe le nombre de mots employés ainsi que le nombre total de mots utilisés à la fin de votre résumé (L'absence de l'une ou l'autre de ces indications obtiendra la note éliminatoire).

→ Il vous est rappelé que la copie doit être écrite proprement au stylo bille ou plume avec une encre bleue effaçable ou noire. Tout autre couleur ou indication au crayon à papier est interdite (Le non-respect de cette consigne sera considéré comme un signe distinctif et obtiendra de fait la note éliminatoire).

L'orthographe est une illustration magnifique. Pensez que ce débat occupait, dit-on, plus de place dans les journaux, au moins dans Le Figaro, que la guerre du Golfe : comment est-ce possible ? Suffit-il d'en sourire, de dire que c'est de la foutaise, une illustration de la futilité des Français ? D'ailleurs, aux États-Unis, on dit que c'est rigolo, ridicule. Non, je pense que si ce problème prend ces proportions, c'est qu'il est très sérieux pour les gens qui se mobilisent. Tout mon travail sociologique a consisté à rendre intelligibles des problèmes de ce type, à faire comprendre qu'il y a des enjeux de vie ou de mort dans la suppression de la géographie, dans la suppression d'un quart d'heure de gymnastique, dans le remplacement d'un quart d'heure de musique par un quart d'heure de mathématiques, que leurs intérêts directs soient en question comme dans le cas des avocats ou leurs intérêts indirects, et là c'est encore pire parce que des intérêts d'identité sont en jeu. Pourquoi ? Leur salaire n'en dépend pas. Pour comprendre des problèmes comme cela, pour comprendre que ces problèmes sont très sérieux, que des guerres civiles peuvent se déclencher à propos apparemment de foutaises, il faut avoir un système explicatif extrêmement complexe et rigoureux dans lequel l'État a un rôle fondamental. Ce qui est en question, c'est une des choses les plus importantes sociologiquement, à savoir les passions sociales, c'est-à-dire des sentiments très violents, pathétiques, d'amour, de haine, que la sociologie ordinaire a tendance à exclure comme étant de l'ordre de l'irrationnel, de l'incompréhensible. Certaines guerres linguistiques prennent la forme de guerres de religion, certaines guerres scolaires sont des guerres de religion, qui n'ont rien à voir avec l'opposition entre le public et le privé, ce serait trop facile.

Pour donner le principe de l'analyse, l'orthographe c'est *ortho graphia*, l'écriture droite, la manière d'écrire conforme, correcte, comme on dit, corrigée - comme la langue. L'orthographe est évidemment le produit d'un processus historique. La langue française est un artefact, mais l'orthographe est un artefact de quatrième ordre, produit d'une série de décisions historiques plus ou moins arbitraires, depuis les moines du Moyen Âge jusqu'aux interventions de toutes les commissions, de tous les comités, mais qui sont toujours des commissions et des comités d'État. Dès qu'il s'agit de réformer l'orthographe, on assiste à une levée de boucliers de gens qui, souvent, sont des hommes de lettres d'État, des académiciens. S'ils se sont fait prendre au piège, c'est parce que répondre à ce genre de questions relève de leur état. Ils étaient devant un *double bind*. Le premier mouvement est de dire : « L'État nous demande de ratifier une mesure d'État concernant une orthographe d'État. » Il y a une série de décisions d'État, mais ces décisions d'État sont devenues des structures mentales par la médiation de l'institution scolaire qui a inculqué le respect de l'orthographe.

Parmi les arguments les plus intéressants, qui font rire les journalistes, ce sont les arguments esthétiques : un nénuphar avec « ph », c'est plus beau qu'avec un « f » ; ça fait rire, mais c'est vrai : c'est vrai que c'est plus beau pour quelqu'un qui est un produit d'État ajusté à une orthographe d'État. Ça pose le problème de l'esthétique, je n'en dis pas plus, je vous laisse réfléchir là-dessus... Ici, l'État communique avec lui-même et si l'orthographe peut devenir une affaire d'État, c'est que c'est l'impensé d'État qui se pense à travers des écrivains. Nous avons fait une enquête, il y a quelques années, sur les défenseurs du latin. C'est homologue : les défenseurs du latin les plus acharnés se trouvaient parmi les gens qui avaient fait un peu de latin, qui enseignaient dans [la filière] technique, parce que pour eux c'était le lieu de la dernière différence, la *diacrisis* [distinction] ultime, alors que ceux qui avaient fait beaucoup de latin n'étaient pas à ça près. Si l'orthographe est actuellement un lieu de différence extrêmement sensible, c'est que, entre autres, il y a des problèmes générationnels. Dans *La Distinction*, il y a une photographie où l'on voit un jeune homme à cheveux longs et un vieux monsieur à petite moustache. C'est une situation très fréquente dans la bureaucratie, le vieux monsieur à petite moustache a appris l'orthographe, je dirais qu'il ne sait que ça, et le jeune homme à cheveux longs lit *Libé*, sait l'informatique... mais il ne sait pas l'orthographe, il fait plein de fautes. C'est un des lieux de la dernière différence et, évidemment, il y a des gens pour qui tout leur capital culturel, qui existe de façon relationnelle, est lié à cette dernière différence.

J'ai dit « capital culturel », mais il faut que je dise le lien qu'il entretient avec l'État. L'orthographe est un très bon exemple, la langue française en est un autre. La genèse de l'État, selon moi, c'est la genèse d'espaces à l'intérieur desquels, par exemple, un mode d'expression symbolique s'impose de manière monopolistique : il faut parler de manière correcte et de cette manière seulement. Cette unification du marché linguistique, cette unification du marché de l'écriture qui est coextensive à l'État, c'est l'État qui la fait en se faisant. C'est une des manières pour l'État de se faire que de faire l'orthographe normalisée, que de faire les poids et mesures normalisés, que de faire le droit normalisé, de remplacer les droits féodaux par un droit unifié... Ce processus d'unification, de centralisation, de standardisation, d'homogénéisation, qui est le fait de se faire État, s'accompagne d'un processus qui se reproduit ; c'est la phylogenèse qui se reproduit dans l'ontogenèse à chaque génération à travers le système scolaire, un processus par lequel on fait aussi des individus normalisés qui sont homogénéisés du point de vue de l'écriture, de l'orthographe, de la manière de parler... Ce double processus devient totalement inconscient (l'amnésie de la genèse), si bien qu'une chose très arbitraire est oubliée en tant que telle. Prenez le dictionnaire Robert, vous y trouverez dix citations dont une de Valéry sur l'absurdité de l'orthographe française.

Des choses très arbitraires deviennent ainsi très nécessaires, plus que nécessaires : naturelles. Si naturelles que les changer, c'est comme enlever l'atmosphère, c'est rendre la vie impossible à un tas de gens. Pour comprendre ce qu'il advient dans des cas comme celui-là, il faudrait faire une sociologie différentielle des prises de position : qui prend position pour ou contre... C'est une situation expérimentale magnifique. On dit que la sociologie ne fait pas d'expériences: c'est complètement faux, on a là une situation expérimentale qu'il suffit d'observer. Il y aurait évidemment beaucoup plus à faire pour expliquer, mais le principe fondamental de ce qui se passe, c'est cette sorte de rencontre de l'État avec lui-même, l'État qui, en tant qu'institution, a les propriétés de toute institution :

il existe dans l'objectivité sous forme de grammaire, sous forme de dictionnaire, sous forme de code de l'orthographe, de recommandations gouvernementales, sous forme de professeurs de grammaire, sous forme de manuels d'orthographe, etc. et il existe dans les structures mentales sous forme de dispositions à écrire de manière correcte, c'est-à-dire corrigée, ou à penser qu'il faut écrire de manière correcte (parmi ceux qui défendent l'orthographe, il y en a aussi qui font des fautes d'orthographe). Ce qui est important, c'est l'adhésion doxique à la nécessité de l'orthographe. L'État peut à la fois obtenir qu'il existe des professeurs d'orthographe et qu'il y ait des gens prêts à mourir pour l'orthographe.

Session 2013

Consignes à respecter pendant l'épreuve de Français :

- Il sera tenu compte dans la correction de la présentation, de la reformulation, de l'orthographe et de la grammaire.
- Les réponses doivent être rédigées à l'encre bleue effaçable ou noire.
- Les encres de couleur, les feutres, le crayon à papier ou les surligneurs sont autorisés uniquement pour travailler sur le texte, mais interdits dans les cases pour écrire le résumé.
- En cas d'erreur, vous pouvez utiliser l'effaceur, écrire sur les feuillets suivants ou demander un autre feuillet.
- Le résumé doit être écrit sur les feuilles comprenant des cases. Veuillez écrire un mot par case. Toute case vide (sans mot) ou possédant plusieurs mots sera pénalisée.
- Pour indiquer vos changements de paragraphe, laissez une ligne de cases blanches.
- Veuillez indiquer à la fin de chaque paragraphe le nombre de mots utilisés par paragraphe.
- Veuillez indiquer à la fin de votre résumé le nombre total de mots utilisés.

En 1948, excédé et meurtri par l'arrogance de l'intelligentsia hégéliano-marxiste, Albert Camus écrivait : « Le démocrate est modeste. Il avoue une certaine part d'ignorance, il reconnaît en partie le caractère aventureux de son effort et que tout ne lui est pas donné. Et à partir de cet aveu, il reconnaît qu'il a besoin de consulter les autres, de compléter ce qu'il sait par ce qu'ils savent. »

On continue toujours, dans une continuité parfaite, à faire un travail de deuil de toutes les mythologies de la modernité. Qu'est-ce que c'était, en effet, la modernité, dans son noyau ontologique ? C'était le parti pris du temps aux dépens de l'espace.

Qu'est-ce qu'un moderne ? C'est quelqu'un qui avoue que l'espace ne compte plus, que toutes les questions de spatialité sont des fictions réactionnaires et survivantes qui ne peuvent plus nous toucher parce que l'espace est la dimension dévalorisée par la modernisation.

Être moderne, c'est ne vivre que dans le temps et dans des différences concernant le temps. Le temps présent et l'avenir, c'est la dernière différence qui compte. Je suis un projet absolu, je participe à une entreprise catégorique, je me modernise tout en me divisant constamment en un individu qui meurt dans le présent et qui renaît dans son propre projet pour demain.

Bref, la seule dimensionnalité qui nous convienne, c'est une dimensionnalité temporelle. Le mépris de l'espace est un des traits constituants des temps modernes, et par conséquent il y a le mépris du concept de frontière : les frontières ne sont bonnes que pour être franchies. Cela entraîne un mépris parfait du concept d'immunité.

L'immunité implique qu'on reconnaisse les conditions de possibilité d'une vie définie, dans un corps défini, dans des frontières plus ou moins circonscrites.

Donc, tout catalogue des idées dites réactionnaires se réduit à la question du système immunitaire biologique et du système de l'assurance sociale. Ce sont les deux grandes constructions immunitaires dont nous vivons tous.

Il est clair qu'au niveau médical mon système immunitaire ne peut pas directement être remplacé par le vôtre, et notre système d'assurance sociale ne peut pas profiter directement à ceux qui n'y ont pas contribué.

C'est une vérité élémentaire, très peu réfléchie dans ce modernisme absolu, qui veut que nous soyons tous des émigrants vers la dimension temporelle de notre existence: l'homme conçu comme un être qui n'habite pas, qui n'a pas de logement, sauf des logements volatils et échangeables.

La meilleure solution pour l'existence moderne serait de vivre dans une caravane, c'est-à-dire dans une synthèse entre l'appartement et le véhicule. Ça, c'est l'idéologie contemporaine fondamentale: nous sommes tous des véhicules, nous cherchons un parking, mais pas un pays.

Nous n'avons pas un sens de l'appartenance, parce que l'appartenance, c'est le fascisme, de nouveau! C'est toujours la même litanie: le mépris de l'espace et de la spatialité fondamentale de l'existence humaine parcourt tous les stades du conformisme radical. Le mépris de cette dimension conduit directement à toute une série d'attitudes cohérentes, mais qui ont un effet dévastateur sur les conditions positives de la culture et de la civilisation.

Sans un élément de territorialisme positif, il n'y a pas de possibilité de développer la culture de la différence en soi-même. Sans point de départ, on ne peut pas partir.

Et ça mène à la question que vous avez posée : les États-nations modernes ne sont plus vraiment conçus comme des territorialisations positives, mais comme ce que les alpinistes appellent le camp de base. C'est le camp qu'on dresse à une certaine altitude, pour continuer l'ascension vers le sommet.

Veuillez faire un résumé de ce texte au cinquième. Une marge globale de 10% est tolérée.

Session 2014

Avec Manet apparaît la question de la production d'une nouvelle croyance capable de s'opposer à celle dont l'Académie se faisait le garant, la croyance dans une nouvelle forme artistique. La production complète de l'œuvre d'art ne s'achève pas avec la production de l'objet « œuvre d'art » : quand l'œuvre sort de l'atelier, si tant est qu'elle en sorte, elle n'est pas finie, elle ne deviendra une œuvre d'art, au sens du terme, que lorsqu'elle sera connue comme telle par des connaisseurs, c'est-à-dire par des gens capables de reconnaître l'œuvre d'art en tant qu'œuvre d'art, et de ne pas la confondre avec un objet ordinaire.

L'œuvre d'art est produite en quelque sorte deux fois (c'est une formule un peu simpliste) : elle est produite par le producteur et aussi par le récepteur, qui est un terme très vague. Si je ne suis pas très favorable à ce concept, c'est qu'il est mou et apoplectique : il ne dit pas grand-chose, alors que la réception est produite par la collaboration dans la lutte, dans le conflit, de tous les agents engagés dans le champ artistique. Par exemple, les critiques les plus violentes peuvent contribuer paradoxalement à la production de l'œuvre d'art, d'où un des problèmes qui se posent aux gens désireux de détruire une œuvre dans quelque champ que ce soit : faut-il se taire ou faut-il en parler pour en dire du mal ? Par exemple, dans les critiques faites à Manet, certains silences sont plus significatifs que les insultes. Si on faisait, ce que j'ai fait, un tableau systématique de la réception de l'œuvre de Manet, par années, avec en ligne tous les critiques et en colonne les années, on verrait qu'il y a des trous, des silences qui parlent, et qui sont une façon de s'opposer. Ne pas rendre compte d'une œuvre, c'est une manière assez radicale de la tuer, jusqu'à un certain point, c'est-à-dire jusqu'au moment où tout le monde en parle et où on ne peut pas ne pas en parler.

On est passé du système de l'Académie au système « artistes et critiques », le critique devenant un agent déterminant de la production de l'œuvre d'art. Mais évidemment, pour comprendre ce nouveau système, j'ajoute une toute petite chose qui ne semble rien. Si on dit simplement : « le critique apparaît », c'est un fait. Or il est important de comprendre que, pour que le critique ait ce rôle-là, il faut que l'œuvre ait un statut ontologique d'un type très particulier : il faut que l'œuvre soit un produit symbolique coproduit par le producteur de la chose matérielle et par le producteur du discours à propos de l'œuvre, avec lequel d'ailleurs le producteur de la chose matérielle doit de plus en plus compter. L'artiste doit anticiper, dans sa production, la réception qui sera faite de sa production par les récepteurs, et en particulier par ceux qui légifèrent en la matière, c'est-à-dire les critiques qui vont dire si ça vaut la peine d'être regardé ou pas. Un des enjeux sera alors de dire : « c'est de l'art » ou « ce n'est pas l'art ». Dans les années 1863 et avant, il y a des actes d'excommunication – c'est là que l'analogie avec la religion s'impose. Il y a des gens qui refusent purement et simplement aux œuvres proposées au Salon, ou au Salon des refusés, le statut même d'œuvre d'art, qui les déclarent absurdes, c'est-à-dire dépourvues de sens tout court. Ces œuvres ne représentent rien selon les critères du sens commun ; elles n'ont pas de sens commun : on dit que *Le Torero mort* de Manet est trop court et ne respecte pas la perspective.

A l'époque de Manet, la critique d'art intervient dans cette production, à l'intersection du champ littéraire et du champ artistique naissant. Les gens qui occupent cette intersection obéissent à des « intérêts » - « intérêt » doit être mis entre guillemets parce qu'il s'agit d'intérêts spécifiques, et pas nécessairement d'intérêts économiques : ce sont plus des intérêts de notoriété. Les gens qui occupent cette intersection entre deux univers différents obéissent à divers « intérêts » qui peuvent être convergents ou divergents et contradictoires. Pour comprendre les prises de position d'un artiste, il faut les interroger deux fois : premièrement, sur la position du champ dans lequel ils sont dans la hiérarchie des champs littéraire et artistique ; deuxièmement, sur leur position dans le champ considéré.

J'ai parlé de la critique en général alors qu'en fait, quand on pense avec une notion comme celle de champ, on ne peut pas parler de « la » critique – de même qu'on ne peut pas parler « du » journalisme. Il faut penser à l'univers diversifié des critiques qui n'ont comme principe unificateur que l'appartenance au même champ, c'est-à-dire la participation aux mêmes enjeux qui les unissent principalement dans la division et par la division. Nous avons tous des schémas simplistes en tête, et la notion de champ, sous des apparences très simples, est difficile à comprendre, parce qu'elle surmonte *de facto* toute une série d'antinomies que nous avons en tête, comme consensus/conflit, alors qu'il faut qu'il y ait consensus pour qu'il y ait conflit, il faut qu'il y ait consensus sur les enjeux et qu'on joue tous au même jeu pour être en concurrence. Bref, il existe toute une série d'alternatives que nous avons en tête qui font obstacle à l'utilisation de cette notion. Il faut rompre avec les descriptions globales et indifférenciées du style « les réactions de la critique à l'œuvre de Manet » : ces analyses mêlent tout, elles mettent sur le même plan les caricatures, les articles de journaux, les articles de revues spécialisées, les réactions des journalistes, les interventions des écrivains, les foucades de caricaturistes aigris, les analyses d'écrivains inspirés, etc. Cela se pratique beaucoup, c'est même monnaie courante, en particulier chez les gens qui s'occupent de l'œuvre dans sa réalité intrinsèque sans trop s'intéresser au contexte, et quand il arrive qu'ils parlent du contexte, ils ont tendance à en parler en bloc pour une raison que je rappelle souvent, un peu méchamment, mais c'est important : c'est qu'il est beaucoup plus économique de dire « la critique » que de parler des critiques dans le détail.

Veuillez faire un résumé de ce texte entre le sixième et le cinquième.

<u>Session 2015</u>

Je crois que j'ai découvert Jules Verne et Hergé en même temps, vers 7-8 ans. Si l'écrivain a été mon grand instituteur pour les sciences dures, l'astronomie, les sciences physiques, le dessinateur l'a été pour l'ethnologie. D'une certaine manière, il avait endossé l'habit d'un Jules Verne des sciences humaines. Tintin nous emmenait sur le chemin d'une double découverte : sur le terrain, au Congo ou en Chine par exemple, mais aussi au musée ethnographique, comme dans *L'Oreille cassée*, où l'on découvre des civilisations inconnues grâce à leurs œuvres d'art, à leurs fétiches. On a beaucoup reproché à Hergé ses engagements d'avant la guerre, en particulier sa représentation de l'Afrique. Et de fait *Tintin au Congo* est un document à la fois naïf et effrayant sur l'entreprise coloniale. Cependant, on oublie de dire que l'ethnologie elle aussi est une enfant du colonialisme, une rebelle qui s'est retournée contre ses missionnaires, mais une enfant tout de même. Les ethnologues de l'école anglaise, comme James George Frazer, l'auteur du fameux *Rameau d'Or*, ou de l'école française, tels Émile Durkheim ou Marcel Mauss, ont tous commencé dans les musées comme celui des Colonies de la porte Dorée à Paris, simplement parce que les premières collections d'objets venus d'Afrique ou d'Océanie étaient réunies là.

La trajectoire de ces ethnologues suit une courbe qui n'est pas si éloignée de celle d'Hergé : d'abord voisins des coloniaux, ce qui leur permettait de collecter leurs informations, ils ont opéré en chemin un retour critique sur leurs propres pratiques et renversé la mentalité de leurs lecteurs par leurs leçons d'anticolonialisme. Hergé, lui aussi, a commencé au Musée ethnographique ; et pourtant, Tintin nous apprend à être ami avec Tchang, avec Zorrino, à approcher les autres cultures d'une manière différente, opérant ainsi le basculement du mépris à l'admiration de l'autre. Hergé fut notre instituteur, nous invitant à considérer les autres cultures comme équivalentes à la nôtre. Ce qui est, au fond, la grande révolution philosophique du siècle : la mise sur un pied d'égalité de toutes les civilisations. Les autres ne sont plus des primitifs qui doivent nous rejoindre sur le chemin du progrès et de la civilisation, mais des semblables en qui nous avons à nous reconnaître. Dans *L'Oreille cassée*, la recherche d'un objet volé, une statuette, se transforme en voyage au cœur de la forêt amazonienne pour comprendre le fétichisme. En remontant l'Amazone, Tintin remonte vers l'origine des sociétés humaines. Et il comprend ce que tous les ethnologues de l'époque ont eu le sentiment de comprendre : sous leurs étranges coutumes, c'est le secret de l'humanité que les « primitifs » ont gardé enfoui.

Enfant, lisant et relisant *L'Oreille cassée*, je ne cessais de me demander ce qu'était ce fétiche que tout le monde s'arrachait. Toute ma vie je n'ai eu de cesse d'y revenir. Aujourd'hui, je crois que j'ai compris. Selon moi, le fétiche incarne trois choses. La première est biologique. En règle générale, on s'imagine que les organismes vivants sont des systèmes parfaits. En réalité, ce sont des trucs de quelques millions d'années arrangés selon les circonstances. Le cerveau, par exemple, c'est du bricolage entre des organes à peine dégrossis et des neurones hypersophistiqués, comme une brouette sur laquelle on aurait mis un ordinateur. Voilà ce que nous révèle, dans la dernière scène de *L'Oreille cassée*, le fétiche rapetassé avec des éclisses et du fil de fer : la vie, c'est du rafistolage. Nous sommes des êtres brisés, et ce n'est pas seulement notre oreille qui est cassée, mais tous nos membres et notre cœur même. Et c'est très bien ainsi. Car il n'y a de bon système qu'un système cassé. Le vivant est un bricolage dont l'unité de fonctionnement nous échappe… comme le diamant qui est caché dans le fétiche.

La deuxième chose, c'est que le fétiche est un objet d'échange. La statuette est en bois, elle a peu de valeur. Mais, comme Marx l'explique, dès lors que la valeur d'échange l'emporte sur la valeur d'usage, la valeur de la marchandise devient beaucoup plus élevée que son prix réel : le diamant dans le fétiche n'est rien d'autre que le signe de cette toute nouvelle et très haute valeur d'échange. Ce n'est pas la pierre précieuse qui attise les convoitises, mais la convoitise de l'échange qui fait le diamant. Marx appelait d'ailleurs le processus mystérieux qui, dans une société capitaliste, fait de l'échange des biens le support de l'échange entre les personnes, le « fétichisme de la marchandise ».

La troisième dimension du fétiche, c'est le sacrifice. Dans cet album, les figurations en sont nombreuses : quand les Bibaros se rassemblent autour de Tintin pour le mettre à mort, quand les Arumbayas se rassemblent autour du sorcier, quand les piranhas se rassemblent en cercle autour de Tintin immergé, etc. Qu'est-ce que cela signifie ? Qu'à l'origine des sociétés humaines, il y a, comme le dit le philosophe René Girard, le sacrifice du bouc émissaire qui permet à une communauté de se rassembler. Or le fétiche, c'est ce qui permet de surmonter le sacrifice fondateur, de ne pas le répéter à l'infini, en fabriquant un objet symbolique représentant le cadavre de la victime, qui en tient lieu. Comme le bélier dans l'Évangile qui se substitue au fils d'Abraham. Il s'agit d'un substitut du corps sacrifié. Une statuette cadavre. Au lieu de couper des têtes, on fait des sculptures. Mais il faut savoir que ce sont des corps morts. Nous collectionnons les défunts. Nous jouons avec des cadavres.

Dans cet album, Hergé nous fait parcourir en quelques cases toute l'histoire des différents stades du sacrifice : humain, animal, puis judiciaire, quand le bourreau prend la place de la victime. C'est d'abord Tintin que l'on veut sacrifier et qui s'en sort grâce au ventriloque de Ridgewell parlant à la place du fétiche ; c'est ensuite Milou à qui le sorcier veut arracher le cœur ; c'est ce même sorcier, le bourreau, qui prend la place de sa victime et est pourchassé par des fléchettes ; et, stade ultime et symbolique du sacrifice, le jeu. Tintin, à peine délivré des Bibaros, reçoit une balle de golf sur la tête. Il se fait littéralement casser l'oreille. Comment se fait-il que les Arumbayas jouent au golf ? C'est Ridgewell qui leur a appris. Or son personnage est directement inspiré de la nouvelle de Rudyard Kipling, *L'Homme qui voulut être roi*. On y joue au golf avec une canne et une tête humaine réduite. Les hommes ne parviennent jamais à surmonter totalement le sacrifice.

<u>Veuillez faire un résumé de ce texte entre le neuvième et le huitième.</u>

FICHE ERGOTHÉRAPIE

✓ LE MÉTIER

Le métier d'ergothérapeute contribue au traitement des troubles et des handicaps de nature psychique, somatique ou intellectuelle créant une désadaptation ou une altération de l'identité. L'ergothérapeute vise à la réinsertion des personnes atteintes de ces troubles dans leur environnement (privé ou professionnel). L'ergothérapie sollicite les fonctions déficitaires et les capacités résiduelles des personnes traitées pour leur permettre de maintenir, récupérer ou acquérir la meilleure autonomie individuelle possible. Après avoir examiné la personne, l'ergothérapeute propose les solutions techniques nécessaires : aménagement du mobilier, communication, habillage, hygiène... Il travaille avec tous les publics : enfants, adultes, personnes âgées.

L'ergothérapeute est un professionnel de la santé. Membre d'équipes pluridisciplinaires, il est l'intervenant central dans le processus de réadaptation, d'adaptation et d'intégration sociale des personnes aux prises avec des problèmes de fonctionnement dans leur quotidien. Les ergothérapeutes croient dans le fait que vos activités sont le reflet de ce que vous êtes et qu'elles donnent du sens à la vie. Si vous êtes incapable d'accomplir les choses que vous souhaitez ou devez réaliser, votre bien-être général et donc votre santé en seront affectés. Les occupations d'une personne se retrouvent ainsi étroitement liées à sa qualité de vie et au sens qu'elle donne à son existence !

L'ergothérapie vous permet de résoudre les problèmes qui vous empêchent d'accomplir les choses qui vous tiennent à cœur. Si une blessure, une maladie, une déficience ou un autre problème limite vos capacités :

- d'effectuer vos soins personnels
- de vous déplacer, de communiquer, de vous divertir
- de travailler
- de réaliser toutes les tâches qui vous sont propres

Alors un ergothérapeute peut trouver avec vous des solutions pour relever le défi du quotidien, faire disparaître les barrières et vous permettre d'agir, de retrouver votre rôle social et ainsi de mener une vie satisfaisante.

L'ergothérapeute examine non seulement les effets physiques d'une lésion ou d'une maladie, mais ils se penchent également sur les facteurs psychosociaux et environnementaux qui influencent votre capacité d'agir.

Par le biais d'entrevues, d'évaluations et de mises en situations concrètes, l'ergothérapeute obtient des informations au niveau de vos forces et de vos déficits. Il recueille également des renseignements sur la manière dont vos activités se déroulent et sur le contexte environnemental dans lequel elles s'exercent. Enfin, il s'enquiert de vos rôles sociaux et tâches particulières en ce qui concerne les soins personnels, la vie domestique, l'école, les loisirs, la famille et le travail.

C'est dans le cadre d'une relation thérapeutique et par l'intermédiaire d'activités adaptées, d'enseignements et d'apprentissages, que l'ergothérapeute intervient. Il vous guidera vers l'identification de vos difficultés, la récupération optimale de vos capacités fonctionnelles physiques et psychiques, l'adaptation à vos limites et à votre potentiel, ainsi que vers le réinvestissement de vos activités et rôles sociaux antérieurs. Cette démarche permettra également l'identification de vos besoins en tierce personne.

L'intervention en ergothérapie peut aussi impliquer des conseils au niveau de l'aménagement des tâches ou de l'environnement. Ces recommandations ont pour but d'atténuer ou d'éliminer les obstacles et de rétablir l'équilibre avec votre environnement.

L'ergothérapie peut aussi permettre de prévenir un problème ou d'en réduire les effets. Il participe aussi aux actions de promotion de la santé, de prévention ou d'enseignement concernant les populations à risque de perte d'autonomie.

✓ PROFIL DE L'ERGOTHÉRAPEUTE

Un bon ergothérapeute doit posséder :

- Des aptitudes en sciences médicales et sociales.
- Une bonne écoute et empathie.
- Une connaissance et un goût des techniques nouvelles.
- Une bonne dextérité manuelle.
- Une grande capacité d'observation et créativité.
- Savoir écouter, rassurer et comprendre.

✓ LES SALAIRES

Ergothérapeute	Début de carrière	Fin de carrière
De classe normale	1410 €	2180 €
De classe supérieure	1865 €	2415 €
Cadre de santé	1799 €	2825 €
Cadre supérieur de santé	2505 €	3035 €

✓ LES INSTITUTS DE FORMATION

Les informations, non exhaustives, sur les écoles, instituts, UFR ou facultés présentés ci-dessous sont données à titre indicatif.

Le recrutement se fait :

- soit par un examen de sélection, à tout candidat possédant le baccalauréat,
- soit par classement de candidats ayant suivi, auparavant un cursus universitaire (Paces, Staps, L1 Sciences et Technologies… ou titulaires de certains diplômes d'état…),
- soit par combinaison des deux cas précédents.

INSTITUT	ADRESSE	TELEPHONE	MAIL
IFE ADERE	52, Rue de Vitruve 75020 PARIS	01.43.67.15.70	http://www.ifeader.com
IFE MARSEILLE	Faculté de Médecine – Secteur Nord – 51 boulevard Pierre Dramard – 13916 MARSEILLE Cedex 20		http://www.univ-amu.fr
IFE de L'Hôpital La Musse ST SEBASTIEN DE MORSENT	Allée Louis Martin – BP 119 – 27180 Saint Sébastien de Morsent	02.32.29.30.10	http://www.larenaissancesanitaire.fr
IFE TOURS – IRFSS Centre – IFE de la Croix Rouge Française	130 rue du colombier – BP 27362 – 37073 TOURS cedex 02	02.47.88.43.43	http://www.irfss-centre.croix-rouge.fr
IFE du Centre hospitalier de LAVAL	33 rue du haut rocher – BP 1525 – 53015 LAVAL cedex	02.43.91.65.10	http://www.chlaval.fr
IFE de l'Institut de Formation aux Métiers de la Santé - MULHOUSE	2 Rue du docteur Léon Mangeney – BP 1370 – 68070 MULHOUSE cedex	03.89.64.64.64	http://www.ch-mulhouse.fr
IFE TOULON (HYERES)	32 avenue Antoine Becquerel – BP 74 – ZI Toulon Est – 83000 TOULON 09	04.94.14.72.17	http://www.ifpvps.fr
IFE ALENÇON	25, Rue de Balzac BP 56 61002 ALENÇON	02.33.80.08.80	http://www.ifnk-alencon.com
IFE BERCK-SUR-MER	Avenue du Phare BP 62 62602 BERCK-SUR-MER	03.21.84.86.39	http://www.ifergo-berck.com
IFE MONTPELLIER	Hôpital Saint Eloi 20, Rue Bertin Sans 34295 Montpellier cedex	04.67.10.79.99	http://www.ergotherapiemontpellier.com

IFE CRETEIL	Université Paris XII 61, Avenue Général de Gaulle 94010 CRETEIL	01.45.17.16.05	http://www.univ-paris12.fr
IFE RENNES	12, Rue Jean-Louis Bertrand 35000 RENNES	02.99.59.30.57	http://www.ifpek.org
IFE MEULAN-LES MUREAUX	1, Rue Baptiste Marcet 78130 LES MUREAUX	01.30.91.85.10	http://www. Chimm.fr/ife
IFE D'AUVERGNE	28, pace Henri Dunant – B.P. 38 63001 CLERMONT-FERRAND	04.73.17.79.79	http://medecine.u-clermont1.fr
IFE BORDEAUX	Rue Francisco Ferrer 33076 Bordeaux Cedex	05.56.79.54.39	http://www.chu-bordeaux.fr
IFE LYON	Université Claude Bernard 8 Avenue Rockefeller 69373 Lyon Cedex	04.78.77.70.83	http://istr.univ-lyon1.fr
IFE NANCY	4, Rue des sables 54000 NANCY	03.83.22.24.60	http://www.ergo-nancy.com
IFE LIMOGES	ILFOMER – Campus universitaire de Vanteaux – 39, Rue Camille Guérin – 87036 LIMOGES cedex	05.55.43.58.51	http://unilim.fr
IRFE ST DENIS (La Réunion)	60 Rue Bertin – BP 840 – 97476 SAINT DENIS Cedex	0262.40.94.00	http://asfa.re

LIENS UTILES

- Association Nationale Française des Ergothérapeutes : http://www.anfe.fr
- Le site des ergothérapeutes : http://www.ergotherapie.fr
- Ministère de la santé : http://www.sante.gouv.fr

FICHE
PSYCHOMOTRICITÉ

✓ LE MÉTIER

Le psychomotricien rééduque les personnes confrontées à des difficultés psychologiques vécues et exprimées de façon corporelle, en agissant sur leurs fonctions psychomotrices. Il traite des troubles du mouvement et du geste dont peuvent souffrir les enfants, les adolescents, les adultes et personnes âgées : bégaiement, tic, trouble de l'orientation et du comportement. Les actes qu'il est autorisé à pratiquer sont réglementés par un décret. Il intervient en séances de rééducation individuelles ou collectives sur prescription médicale.

A l'heure actuelle, 5894 psychomotriciens dont 85,5 % de femmes exercent en France.
En tant que salarié, il travaille surtout dans le domaine de l'enfance ou de l'adolescence inadaptée, dans des centres spécialisés, des établissements hospitaliers, des services médico-pédagogiques ou des hôpitaux psychiatriques.

En libéral le psychomotricien a sa propre clientèle et travaille en collaboration avec les psychiatres, pédiatres, psychologues et les enseignants (l'exercice libéral ne concerne que 9 % des psychomotriciens).

Peuvent accomplir les actes professionnels suivants, les personnes titulaires du D.E. du Psychomotricien, et sur prescription médicale :

- Actes de diagnostic psychomoteur contribuant au diagnostic médical :
- Observation, examen psychomoteur et diagnostic psychomoteur du patient dans ses capacités, compétences et performances en rapport avec ses aptitudes d'investissement corporel et psychique
- Appréciation du développement et la maturation, dépistage
- Actes relatifs au traitement préventif, curatif et palliatif :
- Actes de prévention des troubles psychomoteurs
- Actes de stimulations psychomotrices dans les interactions précoces et aux divers moments de l'évolution de la personne
- Actes de soin auprès de patients présentant des retards, troubles et détériorations de leur organisation psychomotrice ou de leur équilibre psychosomatique.

Le psychomotricien est habilité à prendre en charge les manifestations symptomatiques suivantes, qu'elles qu'en soient les origines ou étiologie :

- troubles du développement psychomoteur ou des désordres psychomoteurs
- retards du développement psychomoteur
- troubles de la maturation, de la régulation tonique
- troubles du schéma corporel et de l'image du corps
- troubles de la latéralisation ou de la latéralité
- troubles de l'organisation spatio-temporelle
- dysharmonies psychomotrices
- troubles tonico-émotionnels
- maladresses motrices et gestuelles, apraxies, dyspraxies
- débilité motrice

- inhibition psychomotrice
- instabilité psychomotrice
- troubles de la graphomotricité à l'exclusion de la rééducation du langage écrit
- troubles de la conduite et du comportement

Le psychomotricien contribue à la prise en charge du patient dans le traitement :

- de la douleur
- des perturbations des niveaux de vigilance
- des conséquences de traumatismes occasionnant un ressenti corporel pénible ou insupportable pour le patient
- des manifestations symptomatiques en lien avec :
- des troubles ou des pathologies de la personnalité
- des conduites addictives
- des déficits intellectuel, sensoriel ou moteur
- des pathologies immunodépressives ou immunosuppressives.

Le psychomotricien intervient auprès des nourrissons, enfants, adolescents, adultes, et personnes âgées. Il peut associer à son travail, dans l'intérêt du patient, les parents proches, ou autres intervenants.

Il préférera, selon la nature des manifestations présentes chez le patient, une prise en charge en séances individuelles ou en groupe.

✓ PROFIL DU PSYCHOMOTRICIEN

Un bon psychomotricien doit posséder :

- Des aptitudes en sciences médicales et sociales.
- Une bonne écoute et empathie.
- Une connaissance et un goût des techniques nouvelles.
- Une bonne dextérité manuelle.
- Une grande capacité d'observation et créativité.
- Savoir écouter, rassurer et comprendre.

✓ LES SALAIRES

Psychomotricien	Début de carrière	Fin de carrière
De classe normale	1410 €	2180 €
De classe supérieure	1865 €	2415 €
Cadre de santé	1799 €	2825 €
Cadre supérieur de santé	2505 €	3035 €

✓ LES INSTITUTS OU ECOLES DE FORMATION

Les informations, non exhaustives, sur les écoles, instituts, UFR ou facultés présentés ci-dessous sont données à titre indicatif.

Le recrutement se fait :

- soit par un examen de sélection, à tout candidat possédant le baccalauréat,
- soit par classement de candidats ayant suivi, auparavant un cursus universitaire (Paces, Staps, L1 Sciences et Technologies… ou titulaires de certains diplômes d'état…),
- soit par combinaison des deux cas précédents.

INSTITUT	ADRESSE	TELEPHONE	MAIL
UFR de Médecine Pitié Salpêtrière Ecole de Psychomotricité	91 Boulevard de l'hôpital 75013 PARIS	01.40.77.95.37	http://www.chups.jussieu.fr
Université Claude Bernard Ecole de Psychomotricien de Lyon	8 Avenue Rockefeller 69373 Lyon Cedex	04.78.77.75.39	http://istr.univ-lyon1.fr
Université Paul Sabatier Toulouse	Techniques de Réadaptation Université P. Sabatier Hôtel Dieu 133 route de Narbonne 31062 Toulouse Ponsan cedex	05.62.88.90.42	http://www.ups-tlse.fr
ISRP PARIS/ ISRP MARSEILLE	9bis Rue du Bouquet de Longchamp 75116 PARIS	01.47.04.22.03	http://www.isrp.fr

IFP LILLE	"Caducée" - Parc Eurasanté - Bât E - 57, rue Salvador Allende 59120 LOOS	03.20.17.21.40	http://www.institutpsychomot-nord.com
IFP LES MUREAUX	1, Rue Baptiste Marcet 78130 LES MUREAUX	01.30.91.85.00	http:// www.chimm.fr/ifp
IFP Varois	32 Avenue Becquerel ZI TOULON EST – BP 074 83079 TOULON Cedex 9	04.94.14.72.17	http://www.ifpvps.fr
Université de Bordeaux II	146, Rue Léo Saignat 33076 Bordeaux	05.57.57.10.10	http://www.u-bordeaux2.fr
Ecole des métiers de l'accompagnement de la personne – Saint-Pierre (LA REUNION)	Chemin Vélia – Bois d'olives – 97410 SAINT-PIERRE cedex	02.62.96.95.30	http://www.emap.re
ILFOMER (LIMOGES)	ILFOMER – Campus universitaire de Vanteaux – 39, Rue Camille Guérin – 87036 LIMOGES cedex	05.55.43.58.51	http://unilim.fr

✓ **LIENS UTILES**

- Syndicat national d'union des psychomotriciens, 84, Boulevard Masséna, 75013 PARIS, Tél : 01.44.24.11.06
- Association des étudiants et professionnels en psychomotricité, 91, boulevard de l'Hôpital, 75013 PARIS, Tél : 01.45.86.20.52
- Le site de service des psychomotriciens http://www.psychomotweb.com
- Ministère de la santé : http://www.sante-sports.gouv.fr